医药高等职业教育创新教材

YILIAOQIXIEJIANDUGUANLI

医疗器械监督管理

主　编　陈仿富
副主编　王俊起
编　者　（按姓氏笔画排序）
　　　　王俊起　邱　宇
　　　　陈仿富　景维斌

中国医药科技出版社

内 容 提 要

本书从监管的角度系统阐述了医疗器械研发、生产、经营、使用、质量管理等寿命周期的全过程中各个环节的监督和管理。详细地介绍了医疗器械行业的现状、发展和医疗器械的立法管理；阐述了医疗器械产品管理，包括医疗器械的标准管理、注册管理和信息管理；书中还重点介绍了 GB9706.1 – 2007《医用电气设备 第1部分：安全通用要求》的内容以及检测方法。

本书可作为高等院校本科、专科、高职高专医疗器械类相关专业的教学用书，也可作为从事医疗器械生产、经营、使用、教学、监督管理人员的培训教材和工作参考书。

图书在版编目（CIP）数据

医疗器械监督管理/陈仿富主编. —北京：中国医药科技出版社，2013.8
医药高等职业教育创新教材
ISBN 978 – 7 – 5067 – 6225 – 0

Ⅰ . ①医… Ⅱ . ①陈… Ⅲ . ①医疗器械 – 监管制度 – 高等职业教育 – 教材 Ⅳ . ①R197. 39

中国版本图书馆 CIP 数据核字（2013）第 123645 号

美术编辑　陈君杞
版式设计　郭小平

出版　中国医药科技出版社
地址　北京市海淀区文慧园北路甲 22 号
邮编　100082
电话　发行：010 – 62227427　邮购：010 – 62236938
网址　www. cmstp. com
规格　787 × 1092mm $\frac{1}{16}$
印张　21 ¾
字数　432 千字
版次　2013 年 8 月第 1 版
印次　2013 年 8 月第 1 次印刷
印刷　北京印刷一厂
经销　全国各地新华书店
书号　ISBN 978 – 7 – 5067 – 6225 – 0
定价　**49. 00 元**

本社图书如存在印装质量问题请与本社联系调换

近几年来，中国医药高等职业教育发展迅速，成为医药高等教育的半壁河山，为医药行业培养了大批实用性人才，得到了社会的认可。

医药高等职业教育承担着培养高素质技术技能型人才的任务，为了实现高等职业教育服务地方经济的功能，贯彻理论必需、够用，突出职业能力培养的方针，就必须具有先进的职业教育理念和培养模式。因此，形成各个专业先进的课程体系是办好医药高等职业教育的关键环节之一。

江苏联合职业技术学院徐州医药分院十分注重课程改革与建设。在对工作过程系统化课程理论学习、研究的基础上，按照培养方案规定的课程，组织了一批具有丰富教学经验和第一线实际工作经历的教师及企业的技术人员，编写了《中药制药专门技术》、《药物分析技术基础》、《药物分析综合实训》、《分析化学实验》、《药学综合实训》、《仪器分析实训》、《药物合成技术》、《药物分析基础实训》、《医疗器械监督管理》、《常见病用药指导》、《医药应用数学》、《物理》等高职教材。

江苏联合职业技术学院徐州医药分院教育定位是培养拥护党的基本路线，适应生产、管理、服务第一线需要的德、智、体、美各方面全面发展的医药技术技能型人才。紧扣地方经济、社会发展的脉搏，根据行业对人才的需求设计专业培养方案，针对职业要求设置课程体系。在课程改革过程中，组织者、参与者认真研究了工作过程系统化课程和其他课程模式开发理论，并在这批教材编写中进行了初步尝试，因此，这批教材有如下几个特点。

1. 以完整职业工作为主线构建教材体系，按照医药职业工作领域不同确定教材种类，根据职业工作领域包含的工作任务选择教材内容，对应各个工作任务的内容既保持相对独立，又蕴涵着相互之间的内在联系；

2. 教材内容的范围与深度与职业的岗位群相适应，选择生产、服务中的典型工作过程作为范例，安排理论与实践相结合的教学内容，并注意知识、能力的拓展，力求贴近生产、服务实际，反映新知识、新设备与新技术，并将 SOP 对生产操作的规范、《中国药典》2010 年版对药品质量要求、GMP、GSP 等法规对生产与服务工作质量要求引入教材内容中。项目教学、案例教学将是本套教材较为适用的教学方法；

3. 参加专业课教材编写的人员多数具有生产或服务第一线的经历，并且从事多年教学工作，使教材既真实反映实际生产、服务过程，又符合教学规律；

4. 教材体系模块化，各种教材既是各个专业选学的模块，又具有良好的衔接性；每种教材内容的各个单元也形成相对独立的模块，每个模块一般由一个典型工作任务构成；

5. 此批教材即适合于职业教育使用，又可作为职业培训教材，同时还可做为医药行业职工自学读物。

此批教材虽然具有以上特点，但由于时间仓促和其他主、客观原因，尚有种种不足之处，需要经过教学实践锤炼之后加以改进。

医药高等职业教育创新教材编写委员会
2013 年 3 月

医疗器械和药品一样是人们用来防病、治病、康复、保健的特殊商品；医疗器械是医学科学发展的重要技术支持工具，是开展医疗技术工作必不可少的物质基础，是医院现代化的重要标志。

随着我国医疗卫生体制改革不断深入，医疗器械行业得到了突飞猛进的发展，高新产品不断涌现。医院装备不断增加和更新，新产品、新技术不断被临床应用。为适应这一形势，不少医药职业高等学校开设了医疗器械专业，旨在培养一批既有专业知识，又懂管理，更晓行业法规的复合性人才。

我们在总结多年工作经验和教学实践的基础上，编写了《医疗器械监督管理》。本书从监管的角度系统阐述了医疗器械研发、生产、经营、使用、质量管理等寿命周期的全过程中各个环节的监督和管理。全书分四部分阐述：一、医疗器械概述，包括医疗器械行业现状和发展、医疗器械监管机制和立法管理；二、涉械单位的监督管理，包括医疗器械生产企业监督管理、医疗器械经营企业监督管理、医疗器械使用单位监督管理等；三、医疗器械产品监督管理，包括医疗器械产品的设计和开发管理、医疗器械的标准管理、医疗器械注册管理、医疗器械质量检测管理、医疗器械信息管理、医疗器械不良事件监测、再评价和召回管理等；四、附则和附录。

通过对本书的学习，读者能系统掌握医疗器械监管的相关法规和规章；熟悉医疗器械监管的基本知识以及医疗器械研制、生产、经营、使用和监督管理等环节的监管要点；树立依法从业的观点；具备运用医疗器械监管法规分析解决实际工作问题的能力；培养从事医疗器械研制、生产、经营、使用和监督管理人员规范从业能力。

本书第三章"医疗器械生产管理"由王俊起编写，第四章"医疗器械经营管理"由景维斌编写，第五章"医疗器械使用管理"由邱宇编写，其余章节由陈仿富编写。在本书编写过程中得到了江苏联合职业技术学院徐州医药分院各级领导和老师大力支持与帮助，对此表示衷心感谢！

由于编写时间仓促，书中难免存在不妥之处，敬请批评指正。

编　者
2013 年 1 月

M目录
ULU

第一章

绪　论

📖 **知识要点**

　　本章介绍医疗器械监督管理的定义、性质和研究内容，介绍了医疗器械监督管理的基础理论、基本知识、基本技能和我国医疗器械监督管理体制以及各级监督管理机构的职责。

📖 **学习目标**

掌握：1. 医疗器械监督管理的定义、性质和研究内容；2. 医疗器械监督管理的基础理论、基本知识、基本技能。

熟悉：我国医疗器械监督管理体制以及各级监督管理机构的职责。

了解：我国医疗器械现状的发展以及国家医疗器械"十二·五"规划主要内容。

第一节　概　述

一、医疗器械监督管理的概念

　　医疗器械监督管理是指对医疗器械的综合管理。是运用管理科学的基本原理和研究方法对医疗器械各环节的活动进行研究，总结其管理活动的规律，并用以指导医疗器械行业的健康发展的社会活动。医疗器械监督管理工作有宏观管理和微观管理之分。宏观管理是指国家对医疗器械的监督管理；微观管理系指医疗器械各部门内部的管理工作，包括人员管理、财务管理、物资管理、质量管理、技术管理、信息管理和服务管理等。

二、医疗器械监督管理的性质、特点

（一）医疗器械监督管理的性质

医疗器械监督管理可以看成一门学科，他是医药学的分支学科，是一个知识领域，

他的理论基础与研究方法与医药学的其他分支学科不相同，具有社会科学性质；他应用社会学、经济学、法学、管理学与行为科学的原理和方法，研究医械活动中非专业技术方面，包括医疗器械、药品生产、分配、使用等方面的行政、经济、政策、行为、法律、心理、经营管理的问题；研究医械活动的环境因素和管理因素的性质和影响；探索医疗器械监督管理活动规律，以实现医药卫生的社会目标。

（二）医疗器械监督管理的特点

医疗器械监督管理的特点表现在专业性、政策性、实践性三个方面。

1．专业性

管理人员应掌握医疗器械和社会学的基础理论、专业知识和基本方法，运用管理学、法学、社会学、经济学的原理和方法研究医疗器械各部门的活动，总结其管理规律，指导其健康发展。

2．政策性

按照国家的法律法规和行政规章，行使国家权力对医疗器械的管理。主管部门代表国家、政府对医疗器械进行管理，需要与不同的部门、人员打交道，处事要有政策、法律依据，公平、公正、科学与严谨。

3．实践性

医疗器械监督管理离不开实践活动。医疗器械的管理法规、管理办法、行政规章的制定 来自医疗器械生产、经营、使用的实践，经过总结、升华而成的，反过来用于指导实践工作，并接受实践的检验。对不适应的部分适时予以修订、完善，使医疗器械监督管理工作不断改进、提高和发展。

（三）医疗器械监督管理工作采用的手段

国家运用行政的手段、法律的手段、技术与媒体监督的手段，来实现对医疗器械的监督管理。

1．运用行政的手段

依法行政，加强管理。国家主管部门采用严格审批等有效的管理措施，引导和规范医疗器械生产、经营企业增强质量责任意识，完善质量管理制度。如，履行审批、发放许可证、认证证书，审批新的医疗器械、颁发新产品证书，发给医疗器械产品注册证、医疗器械进口产品注册证、发布质量公告等。

2．运用法律的手段

制定和颁布法律法规和规章，规范行为，明确责任，依法办事。通过严厉打击制假、售假行为，依法严惩违法者，增强对制假售假行为的威慑力，增强对医疗器械生产企业的约束力。坚决查处违法案件，决不手软，对触犯刑律的，必须依法予以严惩。

3．运用先进的技术手段

通过采用先进的质量检验仪器，运用新的检验方法，提高技术监督水平，以实现对医疗器械质量的有效控制，提高监督效率。

4．发挥媒体的监督作用

充分发挥与论的力量，监督医疗器械生产经营行为，强化人民群众的自我保护意识，维护使用者的合法权益，让假、劣器械无处藏身。

三、医疗器械监督管理学科的研究内容

医疗器械监督管理是研究医疗器械事业的活动和管理问题。该学科和医学、药学学科一起，为社会提供安全、有效的医疗器械产品、医疗器械信息和有关服务，从而保障人体用械安全、维护人民身体健康和用械的合法权益。根据教学、科研和实践情况，医疗器械监督管理科研究内容主要有：

（一）管理体制

研究医疗器械工作的组织方式、制度和管理方法，国家权力机关关于医疗器械监督管理的组织机构的设置、职能配置及运行机制等方面的制度。运用社会科学和理论，进行分析、比较、设计和建立健全组织机构及制度，优化职能配备，减少行业、部门之间重叠的职责设置，提高管理水平。

（二）医疗器械法制管理

用法律的方法管理医疗器械及其一切管理活动，是大多数国家和政府的基本做法和有效措施。医疗器械监督管理立法与执法是该学科的一项重要内容，要根据社会和医疗器械行业的发展，完善医疗器械监督管理的法律体系，对不适应社会需求的法律、法规、规章要适时进行修订。医疗器械法规是从事医疗器械实践工作的基础，医疗器械行业的所有工作人员都应在实践工作中能够辨别合法与不合法，做到依法办事。同时具备运用这些法规的基本知识和有关规定，分析和解决医疗器械生产、经营、使用以及管理等环节实际问题的能力。

（三）医疗器械注册管理

主要对医疗器械注册制度进行探讨，包括医疗器械新、老产品的注册管理；注册产品标准管理；新产品的临床试验管理；医疗器械产品注册的程序，努力使医疗器械注册管理规范化、科学化；努力建立一个公平、合理、高效的医疗器械评审机制，提高我国上市医疗器械产品在国际市场的竞争能力。

（四）医疗器械生产、经营管理

运用管理科学的原理和方法，研究国家对医疗器械生产、经营的管理和医疗器械生产经营企业自身的科学管理。

（五）医疗器械使用管理

医疗器械使用管理的核心问题是向患者提供优质的医疗服务，保证合理用械，提高医疗质量。研究的内容，包括医疗机构的组织形式；医护人员的职责以及医护人员与患者之间关系和信息的沟通与交流等。随着临床药学、医疗服务工作的普及和深入开展，如何正确、合理地使用医疗器械；按时、定期、科学地维护、保养在用的医疗器械是目前医疗机构亟待解决的一项重要内容。

（六）医疗器械信息管理

医疗器械信息管理包括对医疗器械信息活动的管理和国家对医疗器械信息的监督管理。从管理的角度上讲，主要讨论国家对医疗器械信息的监督管理，以保证医疗器械信息的真实性、准确性、全面性，以保证人们用械的安全、有效，维护人们健康的基本任务。国家对医疗器械信息监督管理包括：医疗器械说明书和标签管理、广告管

理和互联网上信息服务管理等等。

（七）医疗器械监督管理

研究医疗器械特殊性及其管理方法，制定注册产品标准，制定影响产品质量标准的工作标准、制度，实施医疗器械分类管理制度和不良反应报告制度，实施医疗器械质量公告制度，对上市医疗器械产品进行再评价，提出整顿与淘汰的医疗器械品种，对医疗器械产品质量监督、检验进行研究。

（八）医疗器械风险管理

医疗器械作为用于预防、诊断、治疗人体疾病的特殊产品，普遍存在着可能造成不同程度的风险，这种风险存在于医疗器械设计开发、生产、流通、使用等各个环节。用科学的方法研究、探讨医疗器械风险管理，使产品的风险—获益平衡达到最优化的过程，是保障产品安全、有效的重要措施。

四、医疗器械监督管理的基本理论、基础知识和基本技能

（一）医疗器械监督管理的基本理论

医疗器械监督管理是医药科学的一个分支学科，是一门综合性的应用学科，支撑该学科发展的基础理论来自于社会科学。

1. 管理学

管理学是研究管理活动及其基本规律和一般方法的科学。管理学的理论和方法对医疗器械监督管理具有普遍的指导意义，是医疗器械监督管理的基础。在医疗器械监督管理工作中，涉及管理对象（医疗器械生产企业、医疗器械经营企业、医疗机构等）、管理过程和管理方法等。管理的核心是对现有资源的有效整合，而实现这一整合的手段和方法是计划、组织、用人、指导和控制。在医疗器械监督管理过程中运用管理学原理、方法分析环境，探索以最少量的经费、时间、人力和物质的投入来实现组织目标，提高工作效率。

2. 法学

法学又称法律学、法律科学。是研究法律这一特定社会现象及其发展规律的科学。法学的理论、原则和基本知识直接指导着医疗器械法规的建设以及法律的实施，医疗器械法规的框架、制定程序、实施要求、法律责任都是遵循法学的原理。依法管械离不开法学。

3. 社会学

社会学是以人类的社会生活和发展为研究对象，揭示存在于人类各历史阶段的各种社会形态的结构以及发展过程和规律。医疗器械监督管理工作是社会中有关医疗器械活动的管理。医疗器械监督管理的许多名词术语如功能、职业、社会群体、社会制度、社会任务等及研究的方法均来自于社会学。因此，社会学是医疗器械监督管理的重要理论基础之一，应用社会学的原理和方法来研究医疗器械监督管理活动，必将促进医疗器械事业的发展。

4. 经济学

经济学是研究社会物质资料的生产、交换、分配与消费等经济活动规律及其应用

的科学总称。由于医疗器械的商品属性，医疗器械的生产、经营与其他商品一样必须遵循经济规律，医疗器械的研制、使用和价格管理都有经济承受能力和效益的问题。用经济学的原理和方法来研究医械活动中的经济问题，解决以最少的人力、财力和物力取得最好的经济效益及优质的医疗器械产品，在医疗活动中尤其重视经济学研究，降低治疗成本，提高医疗质量。

5．卫生管理学

卫生管理学是研究卫生事业的计划、组织、控制和管理的过程，研究预测、决策、用人、领导、指挥、协调等管理活动的一般规律。医疗器械监督管理和药事管理学都是卫生管理学的重要分支，它们在学科方面有极为密切的关系，相辅相成相互依存。卫生学原理对医疗器械监督管理的发展起着重要的作用。

（二）医疗器械监督管理基本知识

医疗器械监督管理基本知识主要有以下 10 个方面：

1．医疗器械监督管理的定义、性质、研究内容；

2．我国医疗器械监督管理的体制，各类医械组织机构及职能

3．我国现行医疗器械监督管理的法律法规

4．医疗器械的质量管理

5．医疗器械的生产

6．医疗器械经营

7．医疗器械的使用

8．医疗器械注册管理

9．医疗器械的包装和标签的管理

10．医疗器械价格管理和广告管理

（三）医疗器械监督管理培养的基本技能

1．调查研究的基本能力

掌握调查研究的基本方法、技能、能设计调查表格，进行现场调研，具有召开座谈会、个别采访交谈的能力，能整理资料撰写调查报告。

2．利用文献资料的能力

具有利用文献资料的技能，能查阅、收集、整理、评价、利用资料信息，具有熟练使用计算机进行统计、分析、数据处理的技能。

3．具有进行本学科学术交流的能力

具有口头和书面学术交流的技能，口头表达清楚、准确、逻辑性强，具有和他人沟通对话的技巧，能进行课题设计、撰写开题报告、拟定学术论文，具有学术答辩的能力。

4．具有初步的组织管理能力

能主持召开一些会议，担任活动的主持人，如主持经验交流会、知识竞赛等。

5．具有自觉遵守医疗器械行业法规的能力

能综合运用医疗器械监督管理的理论、方法、知识、法规分析解决实际问题。

第二节　医疗器械行业的现状和发展

一、医疗器械行业的现状

医疗器械是一个涉及面极为广泛的概念，从简单但必不可少的产品（如压舌板、轮椅）到复杂的高科技产品（如有源植入器械心脏起搏器）。根据世界卫生组织（WHO）的报告，2001 年约有 500000 种不同的医疗器械投入市场，总价值为 1450 亿美元；随着科技的发展和创新，医疗器械工业是目前增长最快的行业之一，2006 年全球医疗器械市场总价值超过 2600 亿美元。当前，建立有效的医疗器械监督管理机制已被各国政府作为健康领域首要的工作之一。

医疗器械行业涉及到医药、机械、电子、塑料等多个行业，是一个多学科交叉、知识密集、资金密集的高技术产业。医疗器械产品是多学科、跨领域的现代高科技的结晶。技术含量高、利润高，投入高、介入门槛高是医疗器械一大特点。

二、我国的医疗器械行业的发展

我国的医疗器械发展经历了从无到有、从小到大的发展过程。截至 2011 年底，全国实有医疗器械生产企业 14603 家，其中：一类 4051 家，二类 8147 家，三类 2405 家。国家及省级重点监管企业 1893 家。全国持有《医疗器械经营企业许可证》的医疗器械经营企业 168596 家。

2011 年全国共批准 I 类医疗器械首次注册 3583 件，重新注册 2095 件，II 类医疗器械首次注册 3350 件，重新注册 3441 件。批准国产III类医疗器械首次注册 388 件，重新注册 701 件、港澳台器械首次注册 44 件，重新注册 110 件。进口器械首次注册 1654 件，重新注册 1336 件。

近年来我国医疗器械的发展速度令世界侧目

2005 年，中国已成为仅次于美国和日本的世界第三大医疗器械市场。在 2006 年，中国医疗器械进出口额首超百亿美元大关，进出口总值为 105.52 亿美元，同比增长 17.57%，累计顺差额 31.90 亿美元。

2007 年中国医疗器械进出口总额为 126.97 亿美元，同比增长 20.33%，全年贸易顺差 41.33 亿美元。

目前，中国医疗器械行业同发达国家相比虽然存在差距，但是中国医疗器械的发展速度令世界都为之侧目。中国最新研发的医疗器械产品不少达到了国际医疗器械行业的先进水平。

未来几年内，中国将超过日本，成为全球第二大医疗设备市场。

2010 年中国医疗器械总产值达 1100 亿元，在世界医疗器械市场上的份额将占到 5%。预计，到 2050 年这一份额将达到 25%。

随着国内企业研发力量的快速提高，以及市场重心从高科技向普及型转移，国内产品的竞争力正逐步增强，为国内厂商拓展市场提供了难得的机遇。可以预见，未来中国医疗器械行业的发展空间十分巨大。

另外，在世界金融危机日趋严峻的背景下，为抵御国际经济环境对我国的不利影响，2008 年 11 月 5 日召开的国务院常务会议提出实行积极的财政政策和适度宽松的货币政策，出台十项更加有力的扩大国内需求的措施。

2008 年 11 月 23 日，卫生部发布通报，在国家的新增 1000 亿元中央投资安排里，安排专项投资 48 亿元，用于支持农村卫生服务体系建设。"2008 年 48 亿新增投入"新增农村医械投资 15 亿，加上"2006 年《规划》"新增农村医械投资 67.71 亿，两部分增量合计 82.71 亿。这增量的 82.71 亿主要投向农村医疗器械的采购。低端医疗设备将面临巨大需求，成为率先受益的行业。

截止到 2010 年，国家在农村卫生服务体系建设项目中总投资额将达 200 多亿元人民币，其中用于设备配置的投资额约占 30%。

由于庞大的消费群体和政府的积极支持，我国医疗器械市场发展空间极为广阔，主要表现在几个方面：①经济发展加速，人民生活水平提高，人口逐步老龄化，医疗服务需求升级，促进了医疗消费的增长和医疗器械的需求；②医院信息化引发了医疗器械需求增长。随着计算机和网络技术的发展，医疗领域的信息化和网络化引发了对影像化、数字化等高、精、尖医疗设备的需求增长，给医疗器械生产企业带来巨大的市场空间；③国家政策变化带动医疗器械需求增长。国家新的医改方案出台，总的目标是：到 2011 年，基本医疗保障制度全面覆盖城乡居民，基本药物制度初步建立，城乡基层医疗卫生服务体系进一步健全，基本公共卫生服务得到普及，公立医院改革试点取得突破，明显提高基本医疗卫生服务可及性，有效减轻居民就医费用负担，切实缓解"看病难、看病贵"问题。到 2020 年，覆盖城乡居民的基本医疗卫生制度基本建立。普遍建立比较完善的公共卫生服务体系和医疗服务体系，比较健全的医疗保障体系，比较规范的药品供应保障体系，比较科学的医疗卫生机构管理体制和运行机制，形成多元办医格局，人人享有基本医疗卫生服务，基本适应人民群众多层次的医疗卫生需求，人民群众健康水平进一步提高。为此，今后 3 年内各级政府预计投入 8500 亿元。可以预见，城乡医疗机构的不断扩容将为医疗器械厂商开辟越来越广阔的市场，因此，医疗器械生产企业将从中受益，尤其是中、低端医疗器械产品需求率先铺开，相关优势企业获得我国卫生系统升级的大单。药品集中招标采购制度逐步降低了医院对药品收入的依赖程度，提高医疗服务收入是医院减少对药品收入依赖程度的重要途径，由此产生的对中高档医疗设备的需求将构成医疗器械行业发展的一个持续动力；④加入 WTO 后，我国医疗器械出口的外向度加大，加入国际市场的空间更为广阔；"中国制造"的崛起也让人们看到了中国医疗器械市场的潜力。不少国家专家深有感触地说，"十年前，整个医疗器械市场基本上看不到什么中国制造的设备，而现在，在高端设备领域，像 CTM、DSA 等，都能看到中国生产的设备了。"特别是在一些低端设备的市场上，国产设备质量已经达到了很高的水平。⑤医疗卫生事业的发展将促进医疗器械消费的增加，据卫生部发布的《2005 年中国卫生事业发展情况统计公报》披露，到 2005 年底，全国卫生机构总数为 29 万 9 千个，比 2004 年增加了 1457 个。其中县级以上的医院只有 1.6 万家，其余的为乡镇医院和城市社区医疗机构。这些医院和医疗机构的医疗器械和设备中，有15%左右是20世纪70年代前后的产品，有60%是20世纪80年代中期以前的产品，它们更新换代的过程又是一个需求释放的过程，将会保证未来10年甚至更长一段时间中国医疗器械市场的快速增长。随着改革开放的深入，国家支持力度的不断加大以及全球一体化进程的加快，中国医疗器械行业更是得到了突飞猛进的发展。

三、医疗器械科技产业"十二·五"专项规划

"十二·五"是我国全面建设小康社会的关键时期，是提高自主创新能力、培育战略性新兴产业、建设创新型国家的重要阶段，也是进一步深化医药卫生体制改革的攻坚时期。医疗器械是医疗卫生体系建设的重要基础，具有高度的战略性、带动性和成长性，其战略地位受到了世界各国的普遍重视，已成为一个国家科技进步和国民经济现代化水平的重要标志。

为加快推进医疗器械产业发展，更好地满足广大人民群众健康需求，支撑我国医疗卫生服务体系建设，促进医疗卫生体制改革的顺利实施，按照《国家中长期科学和技术发展规划纲要（2006－2020年）》、《中华人民共和国国民经济和社会发展第十二个五年规划纲要》、《国务院关于加快培育和发展战略性新兴产业的决定》与《中共中央、国务院关于深化医药卫生体制改革的意见》等相关要求，科学技术部于二〇一一年十一月十八日制定并公布了《医疗器械科技产业"十二·五"专项规划》。

（一）形势与需求

1. 医疗卫生体系建设的重要基础

医疗器械是医疗服务体系、公共卫生体系建设中最为重要的基础装备。近年来，在国家财政的支持下，我国医疗装备的整体水平有了很大提高，但是我国基层医疗机构设备配置水平偏低的总体格局尚未改变，还存在功能少、性能低、不好用、不适用等问题。在大城市、大医院，尤其是三级甲等医院的装备，已经达到或接近发达国家一般医院的装备水平，但是大中型医疗装备、中高端医疗器械和高值医用材料主要以进口为主，价格昂贵，给国家和患者带来了沉重的负担。

2. 医学诊疗技术发展的重大需求

医疗器械领域的创新发展，革命性地解决了许多以往诊疗手段无法解决的问题，促进疾病诊治和医学服务水平不断提高。当前，现代医学加快向早期发现、精确定量诊断、微无创治疗、个体化诊疗、智能化服务等方向发展，对医疗器械领域的创新发展不断提出新的需求。在以疾病为中心向以健康为中心的医学模式转变过程中，面向基层、家庭和个人的健康状态辨识和调控、疾病预警、健康管理、康复保健等方向正在成为新的研究热点，进一步对医疗器械领域的创新发展提出了新的需求。

3. 科技创新的前沿高地

医疗器械是典型的高新技术产业，具有高新技术应用密集、学科交叉广泛、技术集成融合等显著特点，是一个国家前沿技术发展水平和技术集成应用能力的集中体现，是带动和引领多学科技术发展的重要引擎。当前，国际医疗器械领域的科技创新高度活跃，电子、信息、网络、材料、制造、纳米等先进技术的创新成果向医疗器械领域

的渗透日益加快,创新产品不断涌现。但是,由于创新能力薄弱,创新体系不完善,产学研医结合不紧密,我国医疗器械科技发展水平与发达国家存在较大差距。

4．产业竞争的焦点领域

近年来,全球医疗器械产业快速发展,贸易往来活跃,平均增速达7%左右,是同期国民经济增长速度的两倍左右。医疗器械产业作为全球高新技术产业竞争的焦点领域,其竞争正在向技术、人才、管理、服务、资本、标准等多维度、全方位拓展。与发达国家相比,我国医疗器械产业基础薄弱,产业链条不完整,整体竞争力弱,基础产品综合性能和可靠性存在一定差距,部分核心关键技术尚未掌握,在产业竞争中处于不利地位。

5．我国战略性新兴产业的发展重点

近年来,我国医疗器械产业平均增速在25%左右,远高于同期国民经济平均增长水平。我国已初步建立了多学科交叉的医疗器械研发体系,产业发展初具规模,一些地区呈现集群发展态势。随着新医改政策和扩大内需政策的实施,尤其是对基层卫生体系建设投入的大幅增加,我国医疗器械产业市场前景非常广阔。2010年,先进医疗设备、医用材料等生物医学工程产品的研发和产业化列入我国战略性新兴产业的发展重点,我国医疗器械产业迎来了前所未有的重要战略发展机遇。

（二）指导思想和发展原则

1．指导思想

贯彻落实科学发展观,按照《国家中长期科学和技术发展规划纲要（2006－2020年)》确定的发展重点,落实《国务院关于加快培育和发展战略性新兴产业的决定》,紧密围绕全民健康保障需求和医疗卫生体制改革需要,以需求为导向,以企业为主体,以创新为动力,以整合为手段,统筹项目、人才、基地、联盟、平台和示范的布局,加强多学科交叉,大力推进产学研医结合,积极探索市场机制下的优化组织模式,高效推进医疗器械领域的关键技术、核心部件和重大产品创新,大幅提高医疗器械产业核心竞争力,有效支撑医疗卫生服务体系建设。

2．发展原则

（1）政府推进和市场机制相结合。

突出市场需求,以企业为主体,加强引导性科技投入支持和组织模式优化,加快推进技术创新、产品开发和产业发展。对于基础研究、共性关键技术、核心部件和重大产品的创新开发,予以重点投入支持。

（2）系统布局和重点突破相结合。

系统布局医疗器械创新链、产品链、产业链和人才链,整体优化创新体系和发展环境;着力突破一批严重制约产业发展的共性关键技术和核心部件,重点开发一批配置需求迫切、市场容量大、临床价值突出的基础装备和创新产品。

（3）当前急需和未来发展相结合。

重点发展基层卫生体系建设急需的普及型先进实用产品,以及临床诊疗必需、严重依赖进口的中高端医疗器械。把握前沿技术发展趋势,加强技术储备,加快发展围绕疾病早期发现与预警、精确/智能诊断、微/无创治疗以及与未来医学模式变革相适应的创新医疗器械产品。

（4）创新驱动和需求拉动相结合。

立足自主创新，着力突破一批重大技术瓶颈，创制一批重大产品，改变以仿为主的局面，让创新真正成为产业发展的重要驱动力；大力优化应用环境和完善配套政策，加强创新产品的示范应用，积极扩大内需市场，以基本配置、基层医疗和基础装备的需求为牵引，促进医疗器械产业快速发展。

（5）立足国内与面向国际相结合。统筹国内国际两种资源、两个市场，加强国际科技合作和开放创新，在全球范围内配置研发资源，加快重大产品的创新突破；积极开拓国际市场，加快把中国制造、中国创新的产品推向全球，促进医疗器械产品的国际化发展。

（三）发展目标

1．总体目标

到 2015 年，初步建立医疗器械研发创新链，医疗器械产业技术创新能力显著提升；突破一批共性关键技术和核心部件，重点开发一批具有自主知识产权的、高性能、高品质、低成本和主要依赖进口的基本医疗器械产品，满足我国基层医疗卫生体系建设需要和临床常规诊疗需求；进一步完善科技创新和产业发展的政策环境，培育一批创新品牌，大幅提高产业竞争力，医疗器械科技产业发展实现快速跨越。

2．具体目标

（1）技术目标

突破 20～30 项关键技术和核心部件，形成核心专利 200 项；在若干前沿技术领域取得重要突破，并形成产业优势。

（2）产品目标

创制 50～80 项临床急需的新型预防、诊断、治疗、康复、急救医疗器械产品，重点开发需求量大、应用面广以及主要依赖进口的基础装备和医用材料，积极发展慢病筛查、微创诊疗、再生修复、数字医疗、康复护理等新型医疗器械产品。

（3）产业目标

重点支持 10～15 家大型医疗器械企业集团，扶持 40～50 家创新型高技术企业，建立 8～10 个医疗器械科技产业基地和 10 个国家级创新医疗器械产品示范应用基地，完善产业链条，优化产业结构，提高市场占有率，显著提升医疗器械产业的国际竞争力。

（4）能力目标

大幅提升我国医疗器械创新和产业化能力，培育和引进一批学科带头人和创新团队，建立 20～30 个技术研发平台，新建 10 个国家工程技术研究中心和国家重点实验室，完善我国医疗器械标准、测试和评价体系，发挥产业技术创新战略联盟的作用，推动产学研医深度结合，切实保障我国医疗器械产业的可持续发展。

四、为实现十二五规划的目标，国家将采取的措施

（一）加快结构调整

进一步加快企业结构调整，淘汰不合格及落后企业，打造具有国际竞争能力的龙

头企业，使医疗器械行业朝多元化方向发展。同时，企业间要加强沟通与协作，减少产能过剩、重复生产；做好产业分工，使原料、试剂，工艺、装备，生产、配套，整机、部件，工业、流通平衡发展；努力朝着研发、生产、流通、使用、维修等一条龙产业化方向发展，向规模化、系统化、实力化方向转变。

（二）加强人才培养

强大的专业人才队伍是一个行业最具力量的资源。医疗器械行业要建立强大的市场竞争力就必须拥有强大的研发、生产、销售、维修专业人才队伍。为此，不仅国家要调整高校招生计划，加大医疗器械人才培养力度，企业也要加强员工专业知识培训，包括科研、生产、销售、维修等方面，要注重培养创新精神，使医疗器械行业向"新、高、全"（新材料、高科技、全方位）方向发展。

（三）规范化管理

进一步规范医疗器械市场，加强标准建设、检测机构建设和企业日常生产管理，如为诚信等级高的企业提供良好的发展环境；把有限的监管力量集中到诚信等级低的企业上，加大监督管理力度，督促企业整改。

（四）建立核心竞争力

近年来，政府部门设立了医疗器械创新专项和持续资助机制，旨在鼓励发展中小创新型企业，加强中高端医疗器械自主研发。例如，2011 年科技部发布了《医疗器械科技产业发展专项规划》，对医疗器械产业的重大前沿技术、共性关键技术以及基础支撑技术的研发一一作出规划部署。发改委为推进医疗器械创新推出《加快医疗设备创新发展的项目》，对十多项需要实现技术突破的医疗器械产品进行专项扶持。国内企业在获得政策支持的同时，要建立自身的核心竞争力，构建高效、低耗、灵活、准时的生产模式，提高产品质量，提供令客户满意的产品和服务，以获得竞争优势。

（五）向高附加值转化

未来 5~10 年，我国医疗器械产业与世界医疗器械市场的关联度将愈加紧密，这将使医疗器械制造工艺、新材料应用、研发水平、营销网络发生显著变化，我国医疗器械产品将从中低端向高附加值的高端产品转化。广东、浙江、江苏、上海、北京将继续引领行业并成为产业优势集群区。重点产品领域（如影像、免疫、生化、血透、监护、高端耗材、植入物及家庭康复等）的研发将突破投入"瓶颈"制约。优势企业顺势跨越"拐点"完成重组或整合，初步形成一家超 500 亿元、10 家超 100 亿元、50 家步入 50 亿元、100 家实现 20 亿元销售额的核心企业"俱乐部"。国内市场销售额也将突破万亿元，占据医药市场 40% 以上的份额。企业需要从国际市场环境、国内行业政策及自身发展战略三者联动中抢占先机，成为行业中的佼佼者。

（六）增加中高端产品出口

未来 5 年，我国医疗器械产品出口额将超过 315 亿美元。其中，次高端医疗设备和高附加值产品出口额在医疗器械出口总额中所占比重将达 2/3 以上。我国将在国际市场上建立 20 多个医疗器械自主品牌，诊疗设备领域将有超过 10 个品种出口额超过 1 亿美元，高附加值医用耗材和医用敷料类产品将成为主流产品。

第三节 我国的医疗器械监督管理体制

"体制"，从管理学角度来说，指的是国家机关、企事业单位的机构设置和管理权限划分及其相应关系的制度，指的是有关组织形式的制度，限于上下之间有层级关系的国家机关、企事业单位。如：学校体制、领导体制、政治体制等。体制是国家基本制度的重要体现形式。它为基本制度服务。基本制度具有相对稳定性和单一性，而体制则具有多样性和灵活性。

"体制改革"，在我国，是指克服现有体制中的弊端，使各种体制适应社会主义现代化建设的需要。包括经济体制改革、政治体制改革、科技体制改革、文化体制改革等。是我国坚持社会主义道路的重要保证。深化体制改革，着力推进行政管理体制改革。按照精简、统一、效能的原则和决策、执行、监督相协调的要求，加快建设服务政府、责任政府、法制政府。推进政府职能转变。按照政企分开、政资分开、政事分开以及政府与市场中介组织分开的原则，合理界定政府职责范围，加强各级政府的社会管理和公共服务职能。健全政府决策机制。健全科学民主决策机制，完善重大事项集体决策、专家咨询、社会公示和听证以及决策失误责任追究制度。

我国的医疗器械监督机构的设置，分行政监督机构和技术支持机构两种。

一、行政监督管理机构有：各级的食品药品监督管理局

国家食品药品监督管理总局（CFDA）

省级食品药品监督管理局（省级 SFDA）

地市级食品药品监督管理局（地市级 SFDA）

县级食品药品监督管理局（县级 SFDA）

（一）我国的医疗器械监督管理机构设置演变

1998 年国务院机构改革，国家组建了国务院药品监督管理机构——国家药品监督管理局（SDA）将卫生部的药政药检职能以及分散在其他部门的药品监管职能，统一划归到国家药品监督管理局，由其对所有药品的研制、生产、流通、使用等环节进行行政监督和技术监督；

同时明确国家药品监督管理局负责全国的医疗器械监督管理工作。

2000 年 6 月国务院批准了国家药品监督管理局的体制改革方案，实行省以下药品监督管理体系垂直管理，以消除地方保护主义，加大了药品监管力度。

2003 年 3 月根据《国务院关于机构设置的通知 [国发（2003）8 号]》精神，在国家药品监督管理局的基础上组建食品药品监督管理局，为国务院的直属单位，继续行使原国家药品监督管理局的职能，负责对食品、保健品、化妆品安全管理的综合监督和组织协调，依法组织开展对重大事故的查处。

2009 年第十一届全国人大一次会议审议并通过的国务院机构改革方案，国家食品药品监督管理局改由卫生部管理，并理顺食品药品监督管理体制。

2013 年第十二届全国人大一次会议审议并通过的国务院机构改革方案，国家食品

药品监督管理局从卫生部剥离出来，与国务院食品安全委员会办公室合并，同时撤销其他部门食品、药品安全监管职能，成立正部级国家食品药品监督管理总局，主要职责是，对生产、流通、消费环节的食品安全和药品的安全性、有效性实施统一监督管理等。

国家食品药品监督管理总局负责全国的医疗器械监督管理工作。

（二）国家食品药品监督管理总局主要职责

1. 负责起草食品（含食品添加剂、保健食品，下同）安全、药品（含中药、民族药，下同）、医疗器械、化妆品监督管理的法律法规草案，拟订政策规划，制定部门规章，推动建立落实食品安全企业主体责任、地方人民政府负总责的机制，建立食品药品重大信息直报制度，并组织实施和监督检查，着力防范区域性、系统性食品药品安全风险。

2. 负责制定食品行政许可的实施办法并监督实施。建立食品安全隐患排查治理机制，制定全国食品安全检查年度计划、重大整顿治理方案并组织落实。负责建立食品安全信息统一公布制度，公布重大食品安全信息。参与制定食品安全风险监测计划、食品安全标准，根据食品安全风险监测计划开展食品安全风险监测工作。

3. 负责组织制定、公布国家药典等药品和医疗器械标准、分类管理制度并监督实施。负责制定药品和医疗器械研制、生产、经营、使用质量管理规范并监督实施。负责药品、医疗器械注册并监督检查。建立药品不良反应、医疗器械不良事件监测体系，并开展监测和处置工作。拟订并完善执业药师资格准入制度，指导监督执业药师注册工作。参与制定国家基本药物目录，配合实施国家基本药物制度。制定化妆品监督管理办法并监督实施。

4. 负责制定食品、药品、医疗器械、化妆品监督管理的稽查制度并组织实施，组织查处重大违法行为。建立问题产品召回和处置制度并监督实施。

5. 负责食品药品安全事故应急体系建设，组织和指导食品药品安全事故应急处置和调查处理工作，监督事故查处落实情况。

6. 负责制定食品药品安全科技发展规划并组织实施，推动食品药品检验检测体系、电子监管追溯体系和信息化建设。

7. 负责开展食品药品安全宣传、教育培训、国际交流与合作。推进诚信体系建设。

8. 指导地方食品药品监督管理工作，规范行政执法行为，完善行政执法与刑事司法衔接机制。

9. 承担国务院食品安全委员会日常工作。负责食品安全监督管理综合协调，推动健全协调联动机制。督促检查省级人民政府履行食品安全监督管理职责并负责考核评价。

10. 承办国务院以及国务院食品安全委员会交办的其他事项。

（三）医疗器械注册管理司的主要工作职责

1. 组织拟订医疗器械注册管理制度并监督实施。

2. 组织拟订医疗器械标准、分类规则、命名规则和编码规则。

3. 严格依照法律法规规定的条件和程序办理境内第三类、进口医疗器械产品注册、高风险医疗器械临床试验审批并承担相应责任，优化注册管理流程，组织实施分类管理。

4. 组织开展医疗器械临床试验机构资质认定，监督实施医疗器械临床试验质量管理规范，监督检查临床试验活动。

5. 指导督促医疗器械注册工作相关的受理、审评、检测、检查、备案等工作。

6. 拟订医疗器械注册许可工作规范及技术支撑能力建设要求并监督实施。督促下级行政机关严格依法实施第一、二类医疗器械产品注册、境内第三类医疗器械不改变产品内在质量的变更申请许可等工作，履行监督管理责任，及时发现、纠正违法和不当行为。

7. 承办总局交办的其他事项。

（四）医疗器械监管司的主要工作职责

1. 掌握分析医疗器械安全形势、存在问题并提出完善制度机制和改进工作的建议。

2. 组织拟订医疗器械生产、经营、使用管理制度并监督实施，组织拟订医疗器械生产、经营、使用质量管理规范并监督实施。拟订医疗器械互联网销售监督管理制度并监督实施。

3. 组织开展对医疗器械生产经营企业和使用环节的监督检查，组织开展医疗器械不良事件监测和再评价、监督抽验及安全风险评估，对发现的问题及时采取处理措施。

4. 拟订境外医疗器械生产企业检查等管理制度并监督实施。组织开展有关医疗器械产品出口监督管理事项。

5. 拟订问题医疗器械召回和处置制度，指导督促地方相关工作。

6. 拟订医疗器械监督管理工作规范及技术支撑能力建设要求，督促下级行政机关严格依法实施行政许可、履行监督管理责任，及时发现、纠正违法和不当行为。

7. 承办总局交办的其他事项。

（五）县级以上的食品药品监督管理局负责本辖区内的药品和医疗器械的监督管理工作

1. 省级食品药品监督管理局主要职责

（1）组织实施药品、医疗器械、保健食品、化妆品和餐饮服务环节食品安全监督管理的法律法规，起草相关地方性法规、规章草案，制定药品、医疗器械、保健食品、化妆品和餐饮服务环节食品安全监督管理的政策、规划并监督实施。

（2）负责餐饮服务许可监督管理和餐饮服务环节食品安全监督管理，监督实施餐饮服务环节食品安全管理规范，开展餐饮服务环节食品安全状况调查和监测，发布餐饮服务环节食品安全监管有关信息。

（3）负责保健食品生产、经营许可和监督管理，负责保健食品注册审核，监督实施保健食品生产经营质量管理规范，组织开展保健食品安全监测和评价，发布保健食品安全监管有关信息。

（4）负责化妆品卫生许可、卫生监督管理和有关化妆品的审核工作。

（5）负责药品、医疗器械行政监督和技术监督，监督实施药品和医疗器械研制、生产、流通、使用及医疗机构制剂生产的质量管理规范，负责药品、医疗器械生产、经营许可和医疗机构制剂许可。

（6）负责药品、医疗器械注册相关工作和监督管理，监督实施国家药品、医疗器械标准，组织开展药品不良反应、医疗器械不良事件和药物滥用监测，负责药品、医疗器械再评价和淘汰的相关工作，配合有关部门实施国家基本药物制度，组织实施处方药和非处方药分类管理制度。

（7）组织实施中药、民族药监督管理规范和质量标准及中药品种保护制度，监督实施中药材生产质量管理规范、中药饮片炮制规范。

（8）监督管理药品、医疗器械质量安全，监督管理放射性药品、麻醉药品、毒性药品、精神药品，发布药品、医疗器械质量安全信息。

（9）组织查处餐饮服务环节食品安全和药品、医疗器械、保健食品、化妆品等在研制、生产、流通、使用方面的违法行为，审批、检查药品、医疗器械及保健食品广告。

（10）指导市县食品药品的监督管理、应急、稽查和信息化建设工作。

（11）贯彻实施执业药师资格准入制度，负责执业药师注册工作。

（12）开展食品药品监督管理的对外交流与合作。

（13）承办省政府、省卫生厅交办的其他事项。

省局一般下设 14 个处室：

其中医疗器械监管处工作职责：监督实施医疗器械标准；监督实施医疗器械临床试验、生产、经营质量管理规范和分类管理；负责医疗器械注册和生产、经营许可及日常监管；组织开展医疗器械不良事件监测；承担医疗器械再评价和淘汰的相关工作。

2. 设区的市级食品药品监督管理局为市政府工作部门，其主要职责有

（1）贯彻执行国家、省、市药品、医疗器械、保健食品、化妆品和餐饮服务环节食品安全监督管理的方针、政策、法律、法规和规章，起草相关地方性法规、规章草案，拟订药品、医疗器械、保健食品、化妆品和餐饮服务环节食品安全监督管理的政策、规划并监督实施。

（2）负责餐饮服务许可监督管理和餐饮服务环节食品安全监督管理，监督实施餐饮服务环节食品安全管理规范，开展餐饮服务环节食品安全状况调查和监测，发布餐饮服务环节食品安全监管有关信息。

（3）负责保健食品经营许可和监督管理，监督实施保健食品生产经营质量管理规范，组织开展保健食品安全监测，发布保健食品安全监管有关信息。

（4）负责化妆品卫生监督管理，监督实施化妆品卫生许可有关规范、化妆品卫生标准和技术规范。

（5）监督实施药品、医疗器械、药品包装材料法定标准；监督实施处方药和非处方药以及医疗器械产品分类管理制度；监督实施药品不良反应监测制度；参与管理医疗器械不良事件监测工作；发布药品、医疗器械质量安全信息。

（6）负责药品、医疗器械行政监督和技术监督，监督实施药品和医疗器械研制、生产、流通、使用及医疗机构制剂生产的质量管理规范，依法负责药品、医疗器械生产、经营许可。

（7）组织查处餐饮服务环节食品安全和药品、医疗器械、保健食品、化妆品等在研制、生产、流通、使用方面的违法行为。

（8）组织实施执业药师资格制度。

（9）指导县（市）、区食品药品的监督管理工作。

（10）承办市政府交办的其他事项。

设区的市食品药品监督管理局一般设10个科室，其中医疗器械处（科）的主要职责为：① 监督实施医疗器械标准及质量管理规范；② 负责辖区内医疗器械生产、经营企业的日常监管；③ 配合实施医疗器械不良事件监测。

二、医疗器械监督管理的技术支持机构

我国医疗器械监督管理的技术支持机构为各级的医疗器械检测机构。直属国家局的医疗器械检测中心有十个，国家局认可的省级医疗器械检测所的有十二个和国家食品药品监督管理局直属的技术审评中心。

国家医疗器械技术审评中心职责为：

1. 负责对申请注册的首次进口医疗器械产品进行技术审评。

2. 负责对医疗器械新产品和申请注册的境内医疗器械第三类产品试产和准产进行技术审评。

3. 负责对医疗器械临床试验申报材料进行技术审查，接受临床试验方案的备案，组织起草专项临床试验方案规定。

4. 组织开展相关的业务培训及咨询服务。

5. 承办国家食品药品监督管理局交办的其他事项。

------------------------------ 目 标 检 测 题 ------------------------------

一、选择题

（一）最佳选择题

1. 国家食品药品监督管理总局负责医疗器械行政监管部门是（   ）。
   A. 医疗器械监管司　　　　　　　B. 医疗器械技术审评中心
   C. 医疗器械检测中心　　　　　　D. 医疗器械行业协会

2. 负责医疗器械检测机构资格认定和监督管理的部门是（   ）。
   A. 国务院工商行政部门　　　　　B. 医疗器械行业协会
   C. 医疗器械检测中心　　　　　　D. 国家食品药品监督管理总局医疗器械监管司

3. 负责拟定医疗器械分类管理目录的部门是（   ）。
   A. 国家食品药品监督管理总局医疗器械监管司
   B. 国务院卫生行政部门

C. 国务院质量技术监管部门

D. 中国医疗器械行业协会

4. 承担全国医疗器械不良事件检测工作的机构是（ ）。

    A. 医疗器械检测中心　　　　　B. 医疗器械技术评审中心

    C. 国家药品不良反应检测中心　D. 医疗器械行业协会

（二）多项选择题

1. 医疗器械技术支持机构包括（ ）。

    A. 医疗器械检测中心　　　　　B. 医疗器械技术审评中心

    C. 医疗器械行业协会　　　　　D. 国家食品药品监督管理总局稽查局

2. 国家对医疗器械管理工作采用的手段是（ ）。

    A. 行政的手段　　　　　　　　B. 法律的手段

    C. 先进技术手段　　　　　　　D. 媒体监督手段

3. 学习医疗器械监督管理课旨在培养（ ）基本技能。

    A. 调查研究的基本能力　　　　B. 具有进行本学科学术交流的能力

    C. 具有初步的组织管理能力　　D. 具有自觉遵守医疗器械行业法规的能力

4. 医疗器械行政监督部门有（ ）。

    A. 国家食品药品监督管理总局　B. 省级食品药品监督管理局

    C. 卫生部　　　　　　　　　　D. 医疗器械行业协会

二、思考题

1. 简述医疗器械监督管理、医疗器械监督管理的概念。

2. 医疗器械监督管理工作有哪些特点？国家采取哪些手段进行医疗器械监督管理?

3. 简述国家食品药品监督管理总局医疗器械司的职责。

第二章

医疗器械法制管理

知识要点

　　本章对法学的基本知识、我国医疗器械管理立法的发展和医疗器械监督管理条例进行了介绍，旨在使学生熟悉、掌握医疗器械监督管理条例的主要内容，并能自觉遵守这一法规。在此基础上具备运用法规的基本知识和有关规定分析、解决实践中的具体问题的能力。

学习目标

1. 掌握：（1）医疗器械监督管理条例的立法目的、适用范围；（2）医疗器械监督管理条例的主要内容；
2. 熟悉：（1）医疗器械立法机关的权限、程序和原则；（2）我国法律渊源、效力与地位
3. 了解：医疗器械立法的基本特征

第一节　法的基本概念

一、法的基本概念

1. 法的定义

　　法律是一定的经济基础之上的上层建筑。是由国家制定和认可的行为规范及其体系，它通过设定某种权利和义务，规范人们的行为，从而确认、保护和发展一定的社会关系和社会秩序。

2. 法的关系

　　法的关系，又称法律关系，是以现行法律的存在为前提，受国家强制力保证，其内容是根据法律规定在人们之间形成的权利和义务的关系。

　　法律的关系由主体、客体和内容三要素构成。

　　（1）法律的关系主体

　　法律关系主体，又称权利主体，或权义主体。是指参与法律的关系并依法享受权

利并承担义务的人。

在《医疗器械监督管理条例》中法律关系的主体就是依法享有监督管理权利和责任的行政执法主体——食品药品监督管理部门和医疗器械检验机构；以及监督管理权利的相对人——从事医疗器械研制、生产、经营、使用、广告的企、事业单位和个人。

（2）法律关系的客体，又称权利客体，是指法律的关系主体权利、义务所指向的对象。通常包括物、行为和智力成果三类。

《医疗器械监督管理条例》中法律关系的客体以医疗器械为主。

（3）法律关系的内容 是指法律的关系主体之间的权利和义务。如《医疗器械监督管理条例》中规定，药品监督管理部门的权利和责任是依法进行对医疗器械监督管理；医疗器械生产企业的义务是在取得《医疗器械生产许可证》后，按照法律规定的要求组织生产。

（4）法律关系的发生、变更和消灭

在法律规定的前提下，能够引起法律关系发生、变更和消灭的条件，称为法律事实。

法律事实可分为两类：法律事件（客观现象如自然灾害、人的死亡等）和法律行为（人的某种实际活动如作为和不作为）。

3. 法的规范作用和社会作用

法的作用体现在法对社会的影响方面，包括规范作用和社会作用

法的规范作用是指法律作为一种行为规范，使人们按照法律规范的要求行事。法律的规范作用包括指引、评价、教育、强制和预测 5 个方面。

法的社会作用是指法律作为一种社会规范，在调节社会关系方面的作用。它包括两方面的内容：确认和维护以生产资料所有制为基础的社会经济制度和政治制度，以及执行包括发展经济、文化教育、科学技术，维护基本社会秩序在内的社会公共事务。

二、法的效力体系

1. 法的效力体系的含义

法的效力体系是指由不同的国家机关制定或认可的，以不同的形式表现的具有不同的法律效力的规范性文件所构成的等级体系。又称为法律渊源或法律形式。

法律效力实际上是指法律适用范围，也就是法律在什么领域、什么时期和对谁有效的问题。

2. 我国的法律渊源

序号	法律形式及定义	制定或颁布机关	法律效力和地位
1	宪法 国家的根本大法	全国人民代表大会	具有最高法律地位，任何法律、法规不得与之抵触
2	法律 全国人大及其常务委员会制定的规范性文件	全国人大及其常务委员会	仅次于宪法

续表

序号	法律形式及定义	制定或颁布机关	法律效力和地位
3	行政法规 国务院制定或颁布的各种规范性文件	国务院	在宪法和法律之下
4	行政规章 国务院下属的部、委、办发布的决定、命令、规章等规范性文件	国务院下属的部、委、办	比行政法规低
5	地方性法规 由省级人大及其常委会制定的规范性文件	省级人大及其常委会、省会城市与较大城市的人大及其常委会	不得与宪法、法律、行政法规、行政规章相抵触，仅在本行政辖区适用
6	地方性规章 由省级人民政府制定的规范性文件	省政府或省会城市和较大城市人民政府	

3. 法律效力的层次

从上表我们可以看出法律效力层次，概括起来就是：

上位法优于下位法；

特别规定优于一般规定

新规定优于旧规定。

三、法的制定、实施和遵守

（一）法的制定

1. 立法体制

立法体制是一个国家立法权归属和配置的制度。

立法，是指由特定的国家机关，依据法定的权限和程序，制定、认可、修订、补充和废除监督管理法律规范的活动。

2. 立法程序

立法程序是指国家机关在制定、修改和废止法律和其他规范性法律文件的活动中必须履行的法定步骤或阶段。

立法要依据一定的程序进行，才能保证立法具有严肃性、权威性和稳定性。一般可分四个阶段：法律草案提出；法律草案审议；法律草案通过；法律公布。

（二）法的实施

法的实施是指使已经公布生效的法律在社会生活中具体运用，产生实效的过程。它包括国家机关及其公职人员执行和适用法律两个方面，即执法和司法。

1. 法律的适用

广义的法律适用是指国家机关及其公职人员依照其职权运用法律处理案件和具体事项的活动，包括了执法和司法两种行为。狭义上法律的适用是指拥有司法权的机关及其司法人员按法定职权和程序运用法律处理案件的专门活动，通常称为"司法"。

法律适用的基本要求是：正确、合法、及时。

法律适用须遵循以下原则：

（1）法律面前人人平等；

（2）司法机关依法独立行使职权；

（3）以事实为依据，以法律为准绳；

（4）实事求是，有错必纠。

2. 法的效力，法律的效力即法律的约束力。是指法律的适用范围，即对什么人，在什么地方和什么时间适用的效力。

（三）法的遵守

法的遵守，即守法是指一切国家机关、社会组织和个人都必须遵守国家法律，在宪法和法律的范围内活动。

国家法律保护和鼓励守法的行为。禁止和制裁违法的行为。

1. 违法和法律责任

违法是指违反法律和法规的规定，给社会造成某些危害有过错的行为。违法分一般违法和犯罪。

违法有4个要件：

（1）违法的客体 违法活动必须是人的行为，而不是思想问题。

（2）违法的客观要件 违法活动的行为人必须是侵害了法律所保护的社会关系的行为。

（3）违法的主体 行为人必须是具有责任能力或行为能力的自然人或法人。

（4）违法的主观要件 必须是行为者出于故意或过失。

违法依其性质和危害程度可分为：①刑事违法：即违反刑事法规，构成犯罪的；②民事违法：即违反民事法规，给国家机关干部、社会组织或公民个人造成某些利害损失的行为；③行政违法：即违反行政法规规定的行为，包括公民、企事业单位违反国家行政管理法规的行为以及国家机关公职人员运用行政法规时的渎职行为。

2. 法律责任

违法必须承担法律责任。

法律责任是指违法者所要承担的具有强制性的法律的后果。

法律责任有三种：行政责任 民事责任 刑事责任

（1）行政责任，是指违反行政管理法的规定，应该承担行政法律所规定的责任。行政责任分为行政处分和行政处罚。行政处分系指国家行政机关或企事业单位对其所属工作人员或职工违反规章制度时进行的处分。形式有警告、记过、记大过、降级、撤职、开除等。行政处罚系指国家特定行政机关对单位或个人违反国家法规进行的处罚。如药品监督管理部门对违反《医疗器械监督管理条例》的单位和个人进行的处罚。行政处罚的形式有：警告、罚款、拘留、没收等。

（2）民事责任，是指违反民事法规侵害他人权益在民事上应当承担的法律责任，在我国公民、法人侵害社会公共财产、或者侵害他人的人身、财产以及违反合同造成的损害的都应承担民事责任。

（3）刑事责任，是指因实施刑事法律禁止的行为所必须承担的刑事法律规定的责任。

3. 法律制裁及其种类

法律制裁是指由特定的国家机关，对违法者依其应负的法律责任所采取的强制性的惩罚措施。法律制裁有 4 种：刑事制裁、民事制裁、行政制裁、违宪制裁。

第二节　我国医疗器械监督管理法制体系建设

一、我国医疗器械监督管理立法的概念和特征

1. 监督管理立法概念

监督管理立法 是指国家特定机关，依据法定的权限和程序，制定、认可、修订、补充和废除医疗器械监督管理法律规范的活动。

2. 医疗器械监督管理法规的概念

医疗器械监督管理法规是指由国家制定或认可，并由国家强制力保证实施，具有普遍效力和严格程序的行为规范体系，是调整与医疗器械活动相关的行为和社会关系的法律规范的总和。

3. 医疗器械立法的特征

（1）医疗器械立法的目的是维护人民健康

《中华人民共和国宪法》第二十一条规定："国家发展医疗卫生事业……保护人民健康"。我国医药卫生立法依据宪法的这一精神而建立。医疗器械是关系到人们身体健康和生命安全的特殊商品，医疗器械立法是医药卫生立法的重要内容，其最终是通过对医疗器械的监督管理，保证产品质量，从而维护人民健康。

（2）医疗器械立法的核心是保证产品质量

医疗器械立法的目的是通过立法的形式规范医疗器械管理。我国的医疗器械的管理是通过国家药品监督管理部门和医疗器械检测机构对从事医疗器械活动的企事业单位进行产品质量的监督管理，以及这些单位自身进行的全面质量管理来实现的。其管理的核心都是确保产品质量安全、有效。因此，医疗器械立法是以医疗器械产品质量为核心的行为规范。

（3）医疗器械立法的形式向系统化发展

医疗器械的研制、生产、经营、广告、价格、使用等活动涉及到工业、商业、服务业的各个部门，关系经济、行政、质量管理等各方面因素，各部门之间通过各种因素的相互协作、影响而形成的一个复杂而有序的系统。医疗器械立法必须针对各个环节，根据实际情况，由各相关国家机关制定各种形式的法律法规，进行系统的法制管理。

（4）医疗器械立法的内容要和国际接轨

医疗器械作为一种预防、治疗、诊断人的疾病，有目的地调节人的生理机能的特殊商品其本质是没有国界的。随着世界经济一体化的发展，国际贸易和技术交流日益

频繁，为促进本国科学技术的发展，增进医疗器械产品国际市场竞争力，医疗器械立法的内容必须走向国际化轨道。

4. 医疗器械监督管理立法原则

实事求是，从实际出发；

规律性与意志性相结合；

统一与协调性相结合；

原则性与灵活性相结合；

现实性与前瞻性相结合；

保持法的稳定性、连续性与适时立、改、废相结合；

总结本国经验与借鉴外国立法相结合。

二、我国医疗器械管理法律制度的演变和发展

《医疗器械监督管理条例》（国务院 276 号令）自 2000 年 4 月 1 日正式施行。这是我国医疗器械领域内第一部法规。《医疗器械监督管理条例》（以下简称《条例》）的颁布和实施，为医疗器械的监督管理奠定了法律地位，是中国医疗器械管理发展史上的里程碑。它标志着我国医疗器械监督管理真正进入了一个依法行政、依法监督的新时期。

《条例》实施以后，国家食品药品监督管理局围绕《条例》不断完善法规体系，先后发布了《医疗器械注册管理办法》、《医疗器械分类规则》、《医疗器械生产企业监督管理办法》、《医疗器械经营企业监督管理办法》、《医疗器械新产品审批规定》等局令。同时，起草发布了以《进口医疗器械注册检测规定》和《境外医疗器械生产企业质量体系审查实施规定》等为代表的一批规范性文件，对条例和规章进行了细化。到目前已初步形成"条例"、"配套规章"和"规范性文件"三个层次的、比较完整的法规体系。

三、我国医疗器械监督管理机制

以医疗器械产品为主线，将我国的医疗器械监督管理机制可归纳为三点：一是对医疗器械产品上市前的管理，分为三层次，实施强制许可制度（即对医疗器械产品注册要求、对医疗器械生产企业许可要求和对医疗器械经营企业许可与监管要求）。二是对医疗器械上市后的管理与控制，主要手段有：①加大对产品质量监督抽查和许可检查的力度；②加强对医疗器械生产、经营企业质量体系建立和上市后的医疗器械生产现场的监督管理。三是采用了集权和分权相结合的监管模式，对低风险产品采用分权模式管理，高风险产品实行集权管理。第一类医疗器械主要由设区的市级食品药品监督管理部门监督管理，第二类医疗器械主要由省级食品药品监督管理部门监督管理，第三类医疗器械主要由国家食品药品监督管理局监督管理。

第三节 《医疗器械监督管理条例》的主要内容

一、总则

1．立法宗旨

加强对医疗器械的监督管理，保证医疗器械的安全、有效，保障人体健康和生命安全。

2．适用范围

在中华人民共和国境内从事医疗器械的研制、生产、经营、使用、监督管理的单位或者个人。

3．医疗器械定义

医疗器械是指单独或者组合使用于人体的仪器、设备、器具、材料或者其他物品，包括所需要的软件；其用于人体体表及体内的作用不是用药理学、免疫学或者代谢的手段获得，但是可能有这些手段参与并起一定的辅助作用；其使用旨在达到下列预期目的：

（1）对疾病的预防、诊断、治疗、监护、缓解；

（2）对损伤或者残疾的诊断、治疗、监护、缓解、补偿；

（3）对解剖或者生理过程的研究、替代、调节；

（4）妊娠控制。

4．各级药品监督管理部门的职责

国务院药品监督管理部门负责全国的医疗器械监督管理工作。

县级以上地方人民政府药品监督管理部门负责本行政区域内的医疗器械监督管理工作。

国务院药品监督管理部门应当配合国务院经济综合管理部门，贯彻实施国家医疗器械产业政策。

生产和使用以提供具体量值为目的的医疗器械，应当符合计量法的规定。具体产品目录由国务院药品监督管理部门会同国务院计量行政管理部门制定并公布。

5．国家对医疗器械实行分类管理

二、医疗器械的管理

1．国家鼓励研制医疗器械新产品。医疗器械新产品，是指国内市场尚未出现过的或者安全性、有效性及产品机理未得到国内认可的全新的品种。

2．国家对医疗器械实行产品生产注册制度。

生产第一类医疗器械，由设区的市级人民政府药品监督管理部门审查批准，并发给产品生产注册证书。

生产第二类医疗器械，由省、自治区、直辖市人民政府药品监督管理部门审查批准，并发给产品生产注册证书。

生产第三类医疗器械，由国务院药品监督管理部门审查批准，并发给产品生产注册证书。

生产第二类、第三类医疗器械，应当通过临床验证。

进行临床试用或者临床验证的医疗机构的资格，由国务院药品监督管理部门会同国务院卫生行政部门认定。

3. 对进口的医疗器械的要求：首次进口的医疗器械，进口单位应当提供该医疗器械的说明书、质量标准、检验方法等有关资料和样品以及出口国（地区）批准生产、销售的证明文件，经国务院药品监督管理部门审批注册，领取进口注册证书后，方可向海关申请办理进口手续。

4. 申报注册医疗器械，应当按照国务院药品监督管理部门的规定提交技术指标、检测报告和其它有关资料。

符合规定的发给医疗器械产品注册证书。

5. 医疗器械产品注册证书有效期四年。持证单位应当在产品注册证书有效期届满前6个月内，申请重新注册。

6. 生产医疗器械，应当符合医疗器械国家标准；没有国家标准的，应当符合医疗器械行业标准。

7. 医疗器械的使用说明书、标签、包装应当符合国家有关标准或者规定。

医疗器械及其外包装上应当按照国务院药品监督管理部门的规定，标明产品注册证书编号。

8. 国家对医疗器械实施再评价及淘汰制度。具体办法由国务院药品监督管理部门商国务院有关部门制定。

三、医疗器械生产的管理

1. 医疗器械生产企业应当符合下列条件：

（1）具有与其生产的医疗器械相适应的专业技术人员；

（2）具有与其生产的医疗器械相适应的生产场地、设施和设备；

（3）具有对其生产的医疗器械产品进行质量检验的机构或人员及检验设备。

（4）具有保证产品质量的管理制度。

2.《医疗器械生产企业许可证》申办程序

开办第一类医疗器械生产企业，应当向省、自治区、直辖市人民政府药品监督管理部门备案。

开办第二类、第三类医疗器械生产企业，应当经省、自治区、直辖市人民政府药品监督管理部门审查批准，并发给《医疗器械生产企业许可证》。无《医疗器械生产企业许可证》的，工商行政管理部门不得发给营业执照。

3.《医疗器械生产企业许可证》有效期5年，有效期届满应当重新审查发证。具体办法由国务院药品监督管理部门制定。

4. 取得《医疗器械生产企业许可证》的医疗器械生产企业在取得医疗器械产品生产注册证书后，方可生产医疗器械。

四、医疗器械经营和使用的管理

1．医疗器械经营企业应当符合下列条件：

（1）具有与其经营的医疗器械相适应的经营场地及环境；

（2）具有与其经营的医疗器械相适应的质量检验人员；

（3）具有与其经营的医疗器械产品相适应的技术培训、维修等售后服务能力。

2．《医疗器械经营企业许可证》申办程序

（1）开办第一类医疗器械经营企业，应当向省、自治区、直辖市人民政府药品监督管理部门备案。

（2）开办第二类、第三类医疗器械经营企业，应当经省、自治区、直辖市人民政府药品监督管理部门审查批准，并发给《医疗器械经营企业许可证》。无《医疗器械经营企业许可证》的，工商行政管理部门不得发给营业执照。

3．《医疗器械经营企业许可证》有效期5年，有效期届满应当重新审查发证。

五、医疗器械的监督

医疗器械的监督概念是指医疗器械监督管理部门按照法律授权、对报经其审批的医疗器械研制和医疗器械的生产、经营以及医疗机构使用医疗器械的事项进行监督检查。医疗器械监督工作是药品管理的重要内容，是法律授予医疗器械监督管理部门的神圣职责。任何医疗器械生产、经营及使用的单位和个人，必须接受药品监督管理部门的监督检查，不得拒绝和隐瞒。

1．有保密义务

（1）县级以上人民政府药品监督管理部门设医疗器械监督员。医疗器械监督员对本行政区域内的医疗器械生产企业、经营企业和医疗机构进行监督、检查；必要时，可以按照国务院药品监督管理部门的规定抽取样品和索取有关资料，有关单位、人员不得拒绝和隐瞒。监督员对所取得的样品、资料负有保密义务。

（2）医疗器械检测机构及其人员对被检测单位的技术资料负有保密义务。

2．国家对医疗器械检测机构实行资格认可制度

国家对医疗器械检测机构实行资格认可制度。经国务院药品监督管理部门会同国务院质量技术监督部门认可的检测机构，方可对医疗器械实施检测。

3．医疗器械检测机构及其人员不得从事或者参与同检测有关的医疗器械的研制、生产、经营和技术咨询等活动。

4．医疗器械监督人员的权利

（1）有查封、扣押问题医疗器械的权利

对已经造成医疗器械质量事故或者可能造成医疗器械质量事故的产品及有关资料，县级以上地方人民政府药品监督管理部门可以予以查封、扣押。

（2）有撤销问题产品注册证书的权利

对不能保证安全、有效的医疗器械，由省级以上人民政府药品监督管理部门撤销其产品注册证书。被撤销产品注册证书的医疗器械不得生产、销售和使用，已经生产或者进口的，由县级以上地方人民政府药品监督管理部门负责监督处理。

5．对违规药品监督管理部门和人员的处罚

设区的市级以上地方人民政府药品监督管理部门违反本条例规定实施的产品注册，由国务院药品监督管理部门责令限期改正；逾期不改正的，可以撤销其违法注册的医疗器械产品注册证书，并予以公告。

6．广告管理

（1）医疗器械广告应当经省级以上人民政府药品监督管理部门审查批准；未经批准的，不得刊登、播放、散发和张贴。

（2）医疗器械广告的内容应当以国务院药品监督管理部门或者省、自治区、直辖市人民政府药品监督管理部门批准的使用说明书为准。

六、对违规行为的处罚

对违反《医疗器械监督管理条例》的单位和个人行为明确规定了处罚措施。共11种情形。

（1）未取得医疗器械产品生产注册证书进行生产的，由县级以上人民政府药品监督管理部门责令停止生产，没收违法生产的产品和违法所得，违法所得1万元以上的，并处违法所得3倍以上5倍以下的罚款；没有违法所得或者违法所得不足1万元的，并处1万元以上3万元以下的罚款；情节严重的，由省、自治区、直辖市人民政府药品监督管理部门吊销其《医疗器械生产企业许可证》；构成犯罪的，依法追究刑事责任。

（2）未取得《医疗器械生产企业许可证》生产第二类、第三类医疗器械的，由县级以上人民政府药品监督管理部门责令停止生产，没收违法生产的产品和违法所得，违法所得1万元以上的，并处违法所得3倍以上5倍以下的罚款；没有违法所得或者违法所得不足1万元的，并处1万元以上3万元以下的罚款；构成犯罪的，依法追究刑事责任。

（3）生产不符合医疗器械国家标准或者行业标准的医疗器械的，由县级以上人民政府药品监督管理部门予以警告，责令停止生产，没收违法生产的产品和违法所得，违法所得5000元以上的，并处违法所得2倍以上5倍以下的罚款；没有违法所得或者违法所得不足5000元的，并处5000元以上2万元以下的罚款；情节严重的，由原发证部门吊销产品生产注册证书；构成犯罪的，依法追究刑事责任。

（4）未取得《医疗器械经营企业许可证》经营第二类、第三类医疗器械的，由县级以上人民政府药品监督管理部门责令停止经营，没收违法经营的产品和违法所得，违法所得5000元以上的，并处违法所得2倍以上5倍以下的罚款；没有违法所得或者违法所得不足5000元的，并处5000元以上2万元以下的罚款；构成犯罪的，依法追究刑事责任。

（5）经营无产品注册证书、无合格证明、过期、失效、淘汰的医疗器械的，或者从无《医疗器械生产企业许可证》、《医疗器械经营企业许可证》的企业购进医疗器械的，由县级以上人民政府药品监督管理部门责令停止经营，没收违法经营的产品和违法所得，违法所得5000元以上的，并处违法所得2倍以上5倍以下的罚款；没有违法所得或者违法所得不足 5000 元的,并处 5000 元以上 2 万元以下的罚款;情节严重的,由原发证部门吊销《医疗器械经营企业许可证》;构成犯罪的,依法追究刑事责任。

(6) 办理医疗器械注册申报时,提供虚假证明、文件资料、样品,或者采取其他欺骗手段,骗取医疗器械产品注册证书的,由原发证部门撤销产品注册证书,两年内不受理其产品注册申请,并处 1 万元以上 3 万元以下的罚款;对已经进行生产的,并没收违法生产的产品和违法所得,违法所得 1 万元以上的,并处违法所得 3 倍以上 5 倍以下的罚款;没有违法所得或者违法所得不足 1 万元的,并处 1 万元以上 3 万元以下的罚款;构成犯罪的,依法追究刑事责任。

(7) 违反本条例第三十四条有关医疗器械广告规定的,由工商行政管理部门依照国家有关法律、法规进行处理。

(8) 医疗机构使用无产品注册证书、无合格证明、过期、失效、淘汰的医疗器械的,或者从无《医疗器械生产企业许可证》、《医疗器械经营企业许可证》的企业购进医疗器械的,由县级以上人民政府药品监督管理部门责令改正,给予警告,没收违法使用的产品和违法所得,违法所得 5000 元以上的,并处违法所得 2 倍以上 5 倍以下的罚款;没有违法所得或者违法所得不足 5000 元的,并处 5000 元以上 2 万元以下的罚款;对主管人员和其他直接责任人员依法给予纪律处分;构成犯罪的,依法追究刑事责任。

医疗机构重复使用一次性使用的医疗器械的,或者对应当销毁未进行销毁的,由县级以上人民政府药品监督管理部门责令改正,给予警告,可以处 5000 元以上 3 万元以下的罚款;情节严重的,可以对医疗机构处 3 万元以上 5 万元以下的罚款,对主管人员和其他直接责任人员依法给予纪律处分;构成犯罪的,依法追究刑事责任。

(9) 承担医疗器械临床试用或者临床验证的医疗机构提供虚假报告的,由省级以上人民政府药品监督管理部门责令改正,给予警告,可以处 1 万元以上 3 万元以下罚款;情节严重的,撤销其临床试用或者临床验证资格,对主管人员和其他直接责任人员依法给予纪律处分;构成犯罪的,依法追究刑事责任。

(10) 医疗器械检测机构及其人员从事或者参与同检测有关的医疗器械的研制、生产、经营、技术咨询的,或者出具虚假检测报告的,由省级以上人民政府药品监督管理部门责令改正,给予警告,并处 1 万元以上 3 万元以下的罚款;情节严重的,由国务院药品监督管理部门撤销该检测机构的检测资格,对主管人员和其他直接责任人员依法给予纪律处分;构成犯罪的,依法追究刑事责任。

(11) 医疗器械监督管理人员滥用职权、徇私舞弊、玩忽职守,构成犯罪的,依法追究刑事责任;尚不构成犯罪的,依法给予行政处分。

知识链接

美国医疗器械管理的法律法规

1938 年:美国国会通过了《联邦食品、药品和化妆品法》 (FEDERAL FOOD,

DRUG，AND COSMETIC〔FDC〕ACT）。该法将 FDA 的管理范围扩大至化妆品（cosmetics）和医疗器械（therapeutic devices）。

1966 年：《正确包装和标识法》（FAIR PACKAGING AND LABELING ACT），与 FDA 对食品、药品、化妆品和医疗器械（medical devices）的强制执行条款一起，要求州间贸易中的所有消费品有诚实和内容详细的标示（honestly and informatively labeled）。

1976 年：通过《医疗器械修正案》（MEDICAL DEVICE AMENDMENTS）以保证医疗器械（medical devices），包括诊断产品（diagnostic products）的安全性和有效性。该法案要求制造商向 FDA 注册并遵守质量控制程序。某些产品在上市前必须经过 FDA 的批准，其他产品在上市前必须符合性能标准（performance standards）。

1990 年：通过《安全医疗器械法》（SAFE MEDICAL DEVICES ACT），要求老年福利院（nursing homes）、医院和其他使用医疗器械的机构，向 FDA 报告显示医疗器械可能引起或促使患者死亡、重病或严重伤害的事件。要求制造商对其障碍可能引起严重伤害或死亡的永久性植入器械（permanently implanted devices）进行上市后的监视，并建立跟踪和定位依赖此种器械的患者的方法。该法授权 FDA 命令医疗器械产品的撤回和其他行动。

1997 年：《食品和药品管理局现代化法》（FOOD AND DRUG ADMINISTRATION MODERNIZATION ACT）重新批准 1992 年的《处方药使用者费用法》（Prescription Drug User Fee Act），要求进行自 1938 年以来机构活动的最大范围的改革。条款包括加速医疗器械审评，监管已批准的药品和医疗器械的未批准的使用的广告，以及监管对食品的健康声称的办法。

------------------------------ 目标检测题 ------------------------------

一、选择题

（一）最佳选择题

1. 2000 年 1 月 4 日由国务院颁布的，自 2000 年 4 月 1 日起施行的《医疗器械监督管理条例》是：

  A. 法律   B. 行政法规   C. 行政规章

  D. 地方性法规   E. 地方性规章

2. 《医疗器械监督管理条例》适用范围为中华人民共和国境内从事

  A. 医疗器械生产、经营的单位和个人

  B. 医疗器械生产、经营和使用的单位和个人

  C. 医疗器械研制、检验和监督管理的单位和个人

  D. 医疗器械研制、生产、经营、使用、监督管理的单位和个人

  E. 所有从事医疗器械信息咨询服务的单位和个人

（二）多项选择题

1. 法律适用须遵循的原则是：
   A. 法律面前人人平等
   B. 司法机关依法独立行使职权
   C. 以事实为依据，以法律为准绳
   D. 实事求是，有错必纠
   E. 当事人要承认并签字画押

2. 公民违反《医疗器械监督管理条例》应承担法律责任有：
   A. 行政责任
   B. 民事责任
   C. 刑事责任
   D. 被罚款
   E. 被拘留

3. 制定《医疗器械监督管理条例》的目的是：
   A. 加强对医疗器械的监督管理
   B. 保证医疗器械的安全、有效
   C. 保障人体健康和生命安全
   D. 保证医疗器械产品质量
   E. 防止假冒伪劣

（三）配伍选择题

国家对医疗器械实行产品生产注册制度

   A. 由设区的市级人民政府药品监督管理部门审查批准，并发给产品生产注册证书
   B. 由省、自治区、直辖市人民政府药品监督管理部门审查批准，并发给产品生产注册证书
   C. 由国务院药品监督管理部门审查批准，并发给产品生产注册证书
   D. 由国务院药品监督管理部门审查批准，并发给进口产品注册证书

1. 境内生产第一类医疗器械
2. 境内生产第二类医疗器械
3. 境内生产第三类医疗器械
4. 首次进口的医疗器械

二、问答题

1. 什么叫违法？
2. 开办医疗器械生产企业、医疗器械经营企业应具备哪些条件？
3. 违反医疗器械监督管理条例应承担什么责任？
4. 未取得《许可证》生产、经营医疗器械的应当承担什么法律责任？

第三章

医疗器械生产管理

本章介绍了医疗器械生产和生产企业的概念、特点；开办医疗器械生产企业的条件、申请报批程序，生产许可证的管理以及违规的法律责任；同时还介绍了医疗器械生产质量管理规范及其检查的有关要求。旨在使学生对医疗器械生产企业、生产管理有一个全面的认识。

学习目标

掌握：（1）医疗器械生产及生产企业特点；（2）医疗器械生产质量管理规范及其检查要求。

熟悉：（1）开办医疗器械生产企业的条件、申报程序、要求；（2）医疗器械生产质量管理规范自查的过程。

第一节 医疗器械生产管理的特点

一、医疗器械生产的概念

医疗器械生产是指将原材料加工制备成能供医疗用器械、仪器、设备的过程。

二、医疗器械生产的特点

1. 严格的法律控制

医疗器械用来防病、治病、康复、保健的特殊商品，由于人命关天，各国政府对医疗器械生产都实行了严格的法律、法规控制，从开办医疗器械生产企业到产品生产全过程都有严格的法规规定。我国的《医疗器械监督管理条例》等法规和规章充分体现了国家对医疗器械生产严格的法规要求。

2. 可靠的质量要求

作为特殊商品，医疗器械不能只以产品检验合格与否作为衡量产品质量好坏的标准，还要有良好的质量管理体系，使其生产的全过程都在可控制之中。从而达到生产出的医疗器械产品不但适用于预定的用途、符合法定的标准，也不使消费者承担不应有的安全、质量和疗效方面的风险。

3. 产品的技术跨度大、种类、规格、型号繁多

随着科学技术的快速发展，目前现代医学、药学、机械、电子、光学、声学、信息技术等许多高科技领域正以日新月异的速度向人们显示医疗器械制造业中现代科技的神奇魅力。

医疗器械是一个涉及面广，从简单但必不可少的产品（如压舌板、轮椅）到复杂的高科技产品（如有源植入器械心脏起搏器）。根据世界卫生组织（WHO）的报告，2001 年约有 500,000 种不同的医疗器械投入市场。

三、医疗器械生产企业的概念、性质和特点

（一）医疗器械生产企业的概念

医疗器械生产企业，是指生产医疗器械的专营企业或者兼营企业。

（二）医疗器械生产企业的特点

1. 医疗器械生产企业在讲究经济效益的同时必须更加讲究社会效益；
2. 医疗器械生产企业开办的条件及生产要求等方面受到严格的监督和管理；
3. 负有质量自检的责任和不合格品不得出厂的义务；
4. 对产品不良反应进行监测与报告的义务。

四、医疗器械生产管理的特点

1. 质量第一、预防为主；
2. 企业内部管理和外部监督检查相结合；
3. 有源器械必须执行强制性的安全标准。

五、我国医疗器械生产企业的现状

我国医疗器械工业是在建国后逐步发展起来的，期间经历了一个从无到有、从小到 大的发展过程，其特点是起点低，发展快。经过 30 多年发展，我国医疗器械行业已经有 了相当的规模，并且一直保持较快的增长速度。2005～2010 年间，我国医疗器械行业销售收入增幅均为 27.4%。2010 年医疗器械行业销售收入达到 1100 亿元左右，预计到 2015 年中国医疗器械行业将达到 1900 亿元左右的产业销售规模。

截至 2011 年底，全国实有医疗器械生产企业 14603 家，其中：一类 4051 家，二类 8147 家，三类 2405 家。国家及省级重点监管企业 1893 家。

第二节　医疗器械生产的监督管理

医疗器械是人们用来防病、治病、康复、保健的特殊产品，为了确保医疗器械产品的质量安全有效，国家制定了一系列的法规和规章来控制医疗器械的生产条件。

2000 年 1 月 4 日国务院颁发的《医疗器械监督管理条例》第二十条规定，开办第一类医疗器械生产企业，应当向省、自治区、直辖市人民政府药品监督管理部门备案。

开办第二类、第三类医疗器械生产企业，应当经省、自治区、直辖市人民政府药品监督管理部门审查批准，并发给《医疗器械生产企业许可证》。无《医疗器械生产企业许可证》的，工商行政管理部门不得发给营业执照。

2004 年 6 月 25 日经国家食品药品监督管理局应当依照《医疗器械监督管理条例》的规定，下发了《医疗器械生产监督管理办法》，对医疗器械生产企业的开办条件作出具体规定，针对不同类别医疗器械制定相应的医疗器械生产质量管理规范，并组织实施。

一、医疗器械生产监督管理概述

医疗器械生产监督管理是指食品药品监督管理部门依法对医疗器械生产条件和生产过程进行审查、许可和监督检查等管理活动。

国家食品药品监督管理局主管全国医疗器械生产监督管理工作；县级以上地方食品药品监督管理部门负责本行政区域内医疗器械生产监督管理工作。

二、开办医疗器械生产企业的申请与审批

（一）开办医疗器械生产企业应当符合国家医疗器械行业发展规划和产业政策。

（二）开办医疗器械生产企业的条件

1. 开办第一类医疗器械生产企业，应当具备与所生产产品相适应的生产条件，并应当在领取营业执照后 30 日内，填写《第一类医疗器械生产企业登记表》（见本办法附件 1），向所在地省、自治区、直辖市食品药品监督管理部门备案。

（1）备案的流程

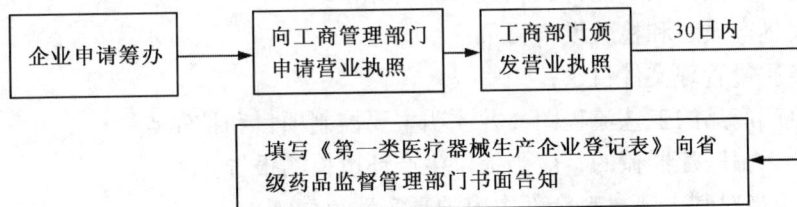

图 3-1　第一类医疗器械生产企业开办流程

（2）登记事项变更程序　第一类医疗器械生产一些企业承包告知登记事项变更的，应在领取新的营业执照后 30 日内或在登记事项变更后 30 日内按照《医疗器械生产监督管理办法》第六条的规定动作，向所在地的省级药品监督管理部门书面告知。

2. 开办第二类、第三类医疗器械生产企业必须具备以下条件：

（1）企业的生产、质量和技术负责人应当具有与所生产医疗器械相适应的专业能力，并掌握国家有关医疗器械监督管理的法律、法规和规章以及相关产品质量、技术的规定。质量负责人不得同时兼任生产负责人；

（2）企业内初级以上职称或者中专以上学历的技术人员占职工总数的比例应当与所生产产品的要求相适应；

（3）企业应当具有与所生产产品及生产规模相适应的生产设备，生产、仓储场地和环境。企业生产对环境和设备等有特殊要求的医疗器械的，应当符合国家标准、行业标准和国家有关规定；

（4）企业应当设立质量检验机构，并具备与所生产品种和生产规模相适应的质量检验能力；

（5）企业应当保存与医疗器械生产和经营有关的法律、法规、规章和有关技术标准。

（6）开办第三类医疗器械生产企业，除应当符合上述要求外，还应当同时具备以下条件：

a）符合质量管理体系要求的内审员不少于两名；

b）相关专业中级以上职称或者大专以上学历的专职技术人员不少于两名。

（三）开办第二类、第三类医疗器械生产企业应提交的材料

开办第二类、第三类医疗器械生产企业，应当向企业所在地省、自治区、直辖市食品药品监督管理部门提出申请，填写《医疗器械生产企业许可证（开办）申请表》（见本办法附件2），并提交以下材料：

1. 法定代表人、企业负责人的基本情况及资质证明；

2. 工商行政管理部门出具的拟办企业名称预先核准通知书；

3. 生产场地证明文件；

4. 企业生产、质量和技术负责人的简历、学历或者职称证书；相关专业技术人员、技术工人登记表，并标明所在部门和岗位；高级、中级、初级技术人员的比例情况表；

5. 拟生产产品范围、品种和相关产品简介；

6. 主要生产设备和检验设备目录；

7. 生产质量管理文件目录；

8. 拟生产产品的工艺流程图，并注明主要控制项目和控制点；

9. 生产无菌医疗器械的，应当提供生产环境检测报告。

申请人应当对其申请材料全部内容的真实性负责。

（四）《医疗器械生产企业许可证》审批程序

《医疗器械生产企业许可证》严格按照，受理、审查、复查、审定、告知、发证的程序办理。

一）受理

1. 总体要求

省级药品监督管理部门收到申请后，应当根据下列情况分别作出处理：

（1）申请事项依法不属于本部门职权范围的，应当即时作出不予受理的决定，并告知申请人向有关行政机关申请；

（2）申请材料存在可以当场更正的错误的，应当允许申请人当场更正；

（3）申请材料不齐全或者不符合形式审查要求的，应当当场或者在5个工作日内发给申请人《补正材料通知书》，一次性告知申请人需要补正的全部内容，逾期不告知的，自收到申请材料之日起即为受理；

（4）申请材料齐全、符合形式审查要求的，或者申请人按照要求提交全部补正申请材料的，予以受理。

2. 材料要求（申请表一式三份，其他申报材料一式两份）

（1）《医疗器械生产企业许可证》（开办）申请表；

（2）法定代表人、企业负责人的基本情况及资质证明，包括身份证明，学历证明，职称证明，任命文件的复印件，工作简历；

（3）工商行政管理部门出具的企业名称核准通知书或营业执照原件和复印件；

（4）生产场地证明文件，包括房产证明或租赁协议和被租赁方的房产证明的复印件，厂区总平面图，主要生产车间布置图。有洁净要求的车间，须标明功能间及人物流走向；

（5）企业的生产、技术、质量部门负责人简历，学历和职称证书的复印件；相关专业技术人员、技术工人登记表、证书复印件，并标明所在部门及岗位；高、中、初级技术人员的比例情况表；内审员证书复印件；

（6）拟生产产品范围、品种和相关产品简介。产品简介至少包括对产品的结构组成、原理、预期用途的说明及产品标准；

（7）主要生产设备及检验仪器清单；

（8）生产质量管理规范文件目录：

包括采购、验收、生产过程、产品检验、入库、出库、质量跟踪、用户反馈、不良事件监测和质量事故报告制度等文件、企业组织机构图；

（9）拟生产产品的工艺流程图，并注明主要控制项目和控制点。包括关键和特殊工序的设备、人员及工艺参数控制的说明；

（10）拟生产无菌医疗器械的，需提供洁净室的合格检测报告。由省级食品药品监督管理部门认可的检测机构出具的一年内的符合《无菌医疗器具生产管理规范》（YY0033）的合格检验报告；

（11）申请材料真实性的自我保证声明。列出申报材料目录，并对材料作出如有虚假承担法律责任的承诺。

3. 形式审查要求

（1）申报材料应完整、清晰，有签字或盖章，并使用A4纸打印，按照申报材料目录顺序装订成册；

（2）核对生产企业提交的《医疗器械生产企业许可证》申请表是否有法定代表人或申请人签字或加盖公章，所填写项目是否填写齐全、准确，"生产企业名称"、"注册地址"是否与《工商营业执照》或企业名称核准通知书相同；

（3）核对法定代表人或申请人的身份证、学历/职称证明、任命文件的有效性；

（4）核对工商行政管理部门出具的企业名称核准通知书或《工商营业执照》的有效性。复印件确认留存，原件退回；

（5）核对房屋产权证明、有限期内的房屋租赁证明（出租方要提供产权证明）的有效性；

（6）核对企业生产、质量和技术负责人的简历、学历/职称证书的有效性；

（7）核对生产质量管理规范文件目录，主要包括采购、验收、生产过程、产品检验、入库、出库、质量跟踪、用户反馈、不良事件和质量事故报告制度等文件；

（8）核对无菌医疗器械洁净室检测报告的有效性；

（9）核对申请材料真实性的自我保证声明是否签字或盖章。

符合要求的发给受理通知书

二）审查

1. 资料审查要求

（1）审查企业内初级以上职称或者中专以上学历的技术人员是否占职工总数的10%以上，并与所生产产品的要求相适应；

（2）审查企业是否具有与所生产产品及生产规模相适应的生产设备，生产、仓储场地和环境。企业生产对环境和设备等有特殊要求的医疗器械的，是否符合有关国家标准、行业标准和国家有关规定；

（3）审查企业是否设立质量检验机构，并具备与所生产品种和生产规模相适应的质量检验能力。

2. 现场审查

两名以上的药品监督管理部门工作人员按《医疗器械生产企业许可证》现场审查标准在生产企业现场进行认真核查。写出审查意见。

> 知识链接

《医疗器械生产企业许可证》现场审查标准

一、一般要求

（一）根据《医疗器械监督管理条例》、《医疗器械生产监督管理办法》，结合现场审查的实际情况，特制定本标准。

（二）本标准适用于对新开办企业申办《医疗器械生产企业许可证》、《医疗器械生产企业许可证》生产地址和生产范围变更以及《医疗器械生产企业许可证》换证的现场审查。医疗器械生产企业日常监督管理可参照执行本标准。

（三）生产企业现场审查按《〈医疗器械生产企业许可证〉现场审查评分表》进行，审查评分表分为5个部分，其中否决条款5项。评分条款总分为300分，各部分内容和分值为：

1. 人员资质　　　　　　　　70分
2. 场　　地　　　　　　　　80分
3. 法规及质量管理文件　　　40分
4. 生产能力　　　　　　　　40分

5. 检验能力   70分

（四）合格标准：

"否决条款"一项不合格，即为本次审查不合格；"否决条款"全部合格且各部分的得分率均达到80%以上为合格；

"否决条款"全部合格且各部分的得分率均达到60%以上，但其中一部分或几部分的得分率不足80%的，要求企业整改并对整改情况进行复查，复查仍不合格的，即为本次审查不合格；

"否决条款"全部合格但有一部分或几部分的得分率不足60%的，即为本次审查不合格。

二、评分方法

（一）按审查评分表中审查方法评分。扣分时，最多至本项分数扣完为止。

（二）按评分通则评分。评分不宜量化的条款，

按评分通则打分。实得分等于每项规定满分乘以得分系数。

得分系数及含义：

1.0 全面达到规定要求；

0.8 执行较好，但仍需改进；

0.7 基本达到要求，部分执行较好；

0.6 基本达到要求；

0.5 已执行，但尚有一定差距；

0.0 未开展工作。

（三）缺项（条）的处理：缺项（条）指由于产品管理类别而出现的合理缺项（条）。缺项（条）不记分，计算得分率时，从该项（条）标准总分中减去缺项（条）应得分。计算公式为：

得分率＝实得分／（该部分总和－缺项分）×100%

（四）现场审查记录中的"合计"应包括总实得分及总得分率。总实得分为各部分实得分和，总得分率＝总实得分／总分

三、审查结论

现场审查后，应及时填写现场审查记录。按审查标准判定，现场审查结论为合格或不合格的，审查人员应在现场审查记录的"审查结论"栏中填写审查意见；现场审查结论为整改的，审查人员应在现场审查记录的"整改要求"栏中填写整改要求，待企业完成整改后再填写企业完成整改情况和审查结论。审查人员、企业负责人均应在现场审查记录上签字并加盖企业公章（如有）。

四、其他

（一）国家食品药品监督管理局已颁布医疗器械生产质量管理规范（包括医疗器械生产实施细则）的产品，其生产企业现场审查按相应规定进行。

（二）国家食品药品监督管理局另有规定的，按其规定执行。

（三）现场审查人员不得少于2人。审查人员必须遵守医疗器械审批工作纪律。

三）复审

1. 审核受理和审查工作是否在规定时限内完成；

2. 审核受理和审查程序是否符合规定要求；

3. 确认资料审查和现场审查结果。

四）审定

1. 确认复审意见；

2. 签发审定意见。

五）告知

1. 符合《医疗器械生产监督管理办法》要求的，予以发证，并公告

2. 不符合《医疗器械生产监督管理办法》要求的，不予发证，并书面说明理由。

3. 作出不予发证决定的，应同时告知申请人享有依法申请行政复议或者提起行政诉讼的权利。

4. 需要听证的，应当向社会公告并举行听证。

5. 省级药品监督管理部门受理或者不予受理医疗器械生产企业开办申请的，应当出具加盖本部门受理专用印章并注明日期的《受理通知书》或者《不予受理通知书》。

六）审查发证

省级药品监督管理部门按照规定进行审查，经审查符合规定的，发给《医疗器械生产企业许可证》。

三、医疗器械生产企业许可证管理

（一）《医疗器械生产企业许可证》由国家食品药品监督管理局统一印制。《医疗器械生产企业许可证》分正本和副本，正本、副本具有同等法律效力，有效期为5年。

（二）《医疗器械生产企业许可证》变更

《医疗器械生产企业许可证》变更分为许可事项变更和登记事项变更。

（1）许可事项变更是指法定代表人、企业负责人、注册地址、生产地址、生产范围的变更。

（2）登记事项变更是指除上述事项以外的其他事项的变更。

（三）换证

《医疗器械生产企业许可证》有效期届满需要继续生产的，医疗器械生产企业应当在有效期届满前6个月，向原发证机关提出换发《医疗器械生产企业许可证》的申请，并提交规定材料。

原发证机关结合企业执行法律法规、产品监督抽查和质量体系运行情况等进行审查，作出是否予以换发《医疗器械生产企业许可证》的决定。符合规定的，收回原证，换发新证。

（四）补证

《医疗器械生产企业许可证》遗失的，医疗器械生产企业应当立即向原发证机关申请补发，并在原发证机关指定的媒体上登载遗失声明。原发证机关在企业登载遗失声明之日起满1个月后，按照原核准事项在10个工作日内补发《医疗器械生产企业许可

证》。

（五）任何单位或者个人不得涂改、倒卖、出租、出借或者以其他形式非法转让《医疗器械生产企业许可证》。

（六）《医疗器械生产企业许可证》的格式见图3－2

中华人民共和国

医疗器械生产企业许可证

编号：X1（食）药监械生产许 XXXX1 XXXX3 号

企业名称：　　　　　　　　　　**法定代表人：**

注册地址：　　　　　　　　　　**企业负责人：**

生产地址：

生产范围：

　　　　　　　　　有效期至：　　年　　月　　日
发证机关：　　×× 食品药品监督管理局

　　　　　　　　　　　　　　　年　　月　　日

图3－2　医疗器械生产企业许可证（格式）

注：编号中 X1：代表批准部门所在地（省、直辖市、自治区）的简称；

XXXX 2：代表年份；XXXX 3：审批的顺序号。

如：苏（食）药监械生产许 20080565 号。

代表为2008年江苏省食品药品监督管理局审批的第565个医疗器械生产许可证。

四、医疗器械委托生产的管理

（一）医疗器械委托生产的委托方应当是取得《医疗器械生产企业许可证》或者第一类医疗器械生产企业告知登记证，并且取得医疗器械注册证书的生产企业。

（二）受托方应当是取得《医疗器械生产企业许可证》或者第一类医疗器械生产企业登记证的生产企业，并符合以下条件：

1. 其生产范围应当涵盖受托生产的医疗器械；

2. 生产条件、检测能力、质量管理体系应当与受托生产的医疗器械相适应；

3. 一次性使用的无菌医疗器械以及国家食品药品监督管理局另有规定的其他医疗器械，除应当符合上述规定外，受托方还必须具有涵盖受托生产产品的医疗器械注册证书。

（三）委托方负责委托生产医疗器械的质量和销售。委托方应当对受托方的生产条件、生产技术水平和质量管理状况进行详细考查，应当向受托方提供委托生产医疗器械的技术和质量文件，对生产全过程进行指导和监督。

受托方应当按照委托生产产品医疗器械注册证书规定的产品标准、生产工艺进行生产，并按规定保存所有受托生产文件和记录。

五、医疗器械生产的监督检查

（一）省级药品监督管理部门负责管理本行政区域内医疗器械生产企业的监督检查工作，建立实施监督检查的运行机制，编制本行政区域内医疗器械生产企业年度监督检查计划，明确设区的市级食品药品监督管理机构和县级食品药品监督管理机构的监督检查职责。

国家食品药品监督管理局应当对省、自治区、直辖市食品药品监督管理部门的监督检查工作情况进行指导和检查，并可以根据需要组织对医疗器械生产企业进行抽查。

（二）医疗器械生产监督检查的主要内容是检查医疗器械生产企业执行有关法律、法规、规章和实施医疗器械生产质量管理规范的情况。监督检查包括换发《医疗器械生产企业许可证》的现场检查、生产质量管理规范跟踪检查和日常监督检查等。

（三）在进行监督检查时，药品监督管理部门应当指派两名以上检查人员实施监督检查，检查人员应当向被检查企业出示执法证明文件，药品监督管理部门工作人员对知悉的企业技术秘密和业务秘密应当保密。

（四）县级以上食品药品监督管理部门应当将监督检查中发现的生产企业的以下行为记入生产企业监管档案：

1. 生产不符合国家标准、行业标准和注册产品标准的医疗器械的；

2. 超出许可范围生产医疗器械的；

3. 擅自降低相应生产条件的；

4. 违反医疗器械说明书、标签和包装标识管理要求的；

5. 未按规定建立并有效实施质量跟踪和不良事件监测制度的；

6. 违法发布医疗器械广告的；

7. 擅自委托生产医疗器械或者委托生产医疗器械未备案的；

8. 其他违反法律、法规、规章及国家食品药品监督管理局相关要求的。

（五）医疗器械生产企业生产的医疗器械应当符合国家标准、行业标准和注册产品标准。上市销售的医疗器械应当经检验合格，并附有合格证。

六、法律责任

（一）有《行政许可法》第六十九条情形之一的，国家食品药品监督管理局或者省、自治区、直辖市食品药品监督管理部门根据利害关系人的请求或者依据职权，可以撤销《医疗器械生产企业许可证》。

（二）违反《医疗器械生产监督管理办法》规定，未取得《医疗器械生产企业许可证》生产第二类、第三类医疗器械的，依照《医疗器械监督管理条例》第三十六条处罚。

未取得医疗器械注册证书生产医疗器械的，依照《医疗器械监督管理条例》第三十五条处罚。

（三）违反《医疗器械生产监督管理办法》规定涂改、倒卖、出租、出借或者以其他形式非法转让《医疗器械生产企业许可证》的，由县级以上食品药品监督管理部门责令其改正，可以并处1万元以上3万元以下罚款；对于使用涂改、倒卖、出租、出借或者以其他形式非法转让的《医疗器械生产企业许可证》的，责令其改正，其中属于未取得《医疗器械生产企业许可证》生产第二类、第三类医疗器械的，依照《医疗器械监督管理条例》第三十六条处罚。

（四）申请人隐瞒有关情况或者提供虚假材料申请《医疗器械生产企业许可证》的，省、自治区、直辖市食品药品监督管理部门不予受理或者不予批准，并给予警告，申请人在一年内不得再次申请《医疗器械生产企业许可证》。

以欺骗、贿赂等不正当手段取得《医疗器械生产企业许可证》的，由原发证机关撤销《医疗器械生产企业许可证》；已进行生产的，依照《医疗器械监督管理条例》第三十六条处罚；申请人在三年内不得再次申请该行政许可。

（五）生产不符合国家标准、行业标准和注册产品标准的医疗器械的，依照《医疗器械监督管理条例》第三十七条处罚。

（六）医疗器械生产企业有下列情形之一的，由所在地县级以上食品药品监督管理部门给予警告，责令限期改正，可以并处3万元以下罚款：

（1）第一类医疗器械生产企业未按规定向食品药品监督管理部门书面告知的；

（2）未按标准进行检验或者产品出厂没有合格证的；

（3）未按规定办理《医疗器械生产企业许可证》变更手续的；

（4）违反医疗器械生产质量管理有关要求，擅自降低生产条件的；

（5）未按本办法规定登记备案擅自委托或者受托生产医疗器械的；

（6）在未经许可的生产场地擅自生产医疗器械的；

（7）生产第三类医疗器械未按规定建立上市后跟踪制度的；

（8）未按规定报告所发生的重大医疗器械质量事故的；

（9）上市医疗器械存在重大安全隐患而不予纠正的；

（10）医疗器械生产企业连续停产一年以上，未提前书面告知所在地省、自治区、直辖市食品药品监督管理部门即恢复生产的；

（11）向负责监督检查的食品药品监督管理部门隐瞒有关情况、提供虚假材料或者拒绝提供反映其活动情况的真实材料的。

医疗器械生产企业有前款所列情形，情节严重或者造成危害后果，属于违反《医疗器械监督管理条例》相关规定的，依照《医疗器械监督管理条例》的规定处罚。

（七）在实施《医疗器械生产监督管理办法》规定的行政许可中违反相关法律、法规规定的，按照有关法律、法规处理。

（八）食品药品监督管理部门工作人员滥用职权、徇私舞弊、玩忽职守，构成犯罪的，依据刑法的有关规定由司法部门追究刑事责任；尚不构成犯罪的，由主管部门依法给予行政处分。

第三节　医疗器械生产生产质量管理规范

一、概述

为加强医疗器械生产监督管理，规范医疗器械生产质量管理体系，根据《医疗器械监督管理条例》和相关法规规定，国家食品药品监督管理局于二〇〇九年十二月十六日发布了《医疗器械生产质量管理规范（试行）》于 2011 年 1 月 1 日正式实施，随后又下发了《医疗器械生产质量管理规范植入性医疗器械实施细则（试行）》和《医疗器械生产质量管理规范无菌医疗器械实施细则（试行）》。实施《医疗器械生产质量管理规范》旨在从源头上建立医疗器械生产质量的规范标准和约束机制，统一医疗器械生产企业的准入许可和日常监督的检查标准，强化生产质量管理，严格生产过程控制，降低风险，从而全面提升我国医疗器械生产的整体素质和监管水平，保障医疗器械安全、有效、质量稳定，促进医疗器械事业的健康发展。

《医疗器械生产质量管理规范（试行）》是医疗器械生产质量管理体系的基本准则，适用于医疗器械的设计开发、生产、销售和服务的全过程。

二、《医疗器械生产质量管理规范（试行）》及其实施细则的主要内容

（一）管理职责

1. 医疗器械生产企业应当建立相应的组织机构，规定各机构的职责、权限，明确质量管理职能。生产管理部门和质量管理部门负责人不得互相兼任。

2. 生产企业负责人应当具有并履行以下职责：

（1）组织制定生产企业的质量方针和质量目标；

（2）组织策划并确定产品实现过程，确保满足顾客要求；

（3）确保质量管理体系有效运行所需的人力资源、基础设施和工作环境；

（4）组织实施管理评审并保持记录；

（5）指定专人和部门负责相关法律法规的收集，确保相应法律法规在生产企业内部贯彻执行。

3. 生产企业负责人应当确定一名管理者代表。管理者代表负责建立、实施并保持质量管理体系，报告质量管理体系的运行情况和改进需求，提高员工满足法规和顾客要求的意识。

（二）资源管理

1. 人力资源

（1）生产、技术和质量管理部门的负责人应当熟悉医疗器械的法规，具有质量管

理的实践经验，有能力对生产和质量管理中的实际问题作出正确的判断和处理。

动物源性医疗器械和同种异体医疗器械的生产、技术和质量管理人员应当具有相应的专业知识（生物学、生物化学、微生物学、免疫学等知识），并具有相应的实践经验以确保在其生产、质量管理中履行职责。

（2）从事影响产品质量工作的人员，应当经相应技术和法规培训，具有相关理论知识和实际操作技能。

从事动物源性医疗器械和同种异体医疗器械制造的全体人员（包括清洁人员、维修人员）均应根据其产品和所从事的生产操作进行专业（卫生学、微生物学等）和安全防护培训。

2. 生产环境与设施

（1）生产企业应当具备并维护产品生产所需的生产场地、生产设备、监视和测量装置、仓储场地等基础设施以及工作环境。生产环境应当符合相关法规和技术标准的要求。

（2）若工作环境条件可能对产品质量产生不利影响，生产企业应当建立对工作环境条件要求的控制程序并形成文件或作业指导书，以监视和控制工作环境条件。

（3）生产企业应当有整洁的生产环境。厂区的地面、路面周围环境及运输等不应对生产造成污染。行政区、生活区和辅助区的总体布局合理，不得对生产区有不良影响。厂址应当远离有污染的空气和水质等污染源的区域。

（4）生产企业应当确定产品生产中避免污染、在相应级别洁净室（区）内进行生产的过程。空气洁净级别不同的洁净室（区）的静压差应大于5帕，洁净室（区）与室外大气的静压差应大于10帕，并应有指示压差的装置，相同级别洁净室间的压差梯度要合理。无菌植入性医疗器械生产企业的洁净室（区）级别设置原则见附录，非无菌植入性医疗器械生产企业的工作环境设置应以对产品质量不产生不利影响为原则。

（5）洁净室（区）应当按照医疗器械的生产工艺流程及所要求的空气洁净度级别进行合理布局。同一洁净室（区）内或相邻洁净室（区）间的生产操作不得互相交叉污染。

洁净室（区）的温度和相对湿度应当与产品生产工艺要求相适应。无特殊要求时，温度应当控制在18℃~28℃，相对湿度控制在45%~65%。

（6）生产厂房应当设置防尘、防止昆虫和其他动物进入的设施。洁净室（区）的门、窗及安全门应当密闭。洁净室（区）的内表面应当便于清洁，能耐受清洗和消毒。

（7）洁净室（区）内使用的压缩空气等工艺用气均应经过净化处理。与产品使用表面直接接触的气体，其对产品的影响程度应当进行验证和控制，以适应所生产产品的要求。

（8）生产企业应当制定洁净室（区）的卫生管理文件，按照规定对洁净室（区）进行清洁、清洗和消毒，并做好记录。所用的消毒剂或消毒方法不得对设备、工艺装备、物料和产品造成污染。消毒剂品种应当定期更换，防止产生耐药菌株。

（9）生产企业应当对洁净室（区）的尘粒、浮游菌或沉降菌、换气次数或风速、静压差、温度和相对湿度进行定期检（监）测，并对初始污染菌和微粒污染是否影响产品质量进行定期检（监）测和验证，检（监）测结果应当记录存档。

（10）生产企业应当建立对人员健康的要求，并形成文件。应有人员健康档案。直接接触物料和产品的操作人员每年至少体检一次，患有传染性和感染性疾病的人员不得从事直接接触产品的工作。

（11）生产企业应当建立对人员服装的要求，并形成文件。无菌植入性医疗器械生产企业应当制定洁净和无菌工作服的管理规定。洁净工作服和无菌工作服不得脱落纤维和颗粒性物质，无菌工作服应能包盖全部头发、胡须及脚部，并能阻留人体脱落物。

（12）生产企业应当建立对人员的清洁要求，并形成文件。无菌植入性医疗器械生产企业应当制定洁净室（区）工作人员卫生守则。人员进入洁净室（区）应当按照程序进行净化，并穿戴洁净工作服、工作帽、口罩、工作鞋，裸手接触产品的操作人员每隔一定时间应对手再进行一次消毒。

（13）生产企业应当确定所需要的工艺用水。当生产过程中使用工艺用水时，应当配备相应的制水设备，并有防止污染的措施，用量较大时应通过管道输送至洁净区。工艺用水应当满足产品质量的要求。

（14）生产企业应当制定工艺用水的管理文件，工艺用水的储罐和输送管道应当满足产品要求，并定期清洗、消毒。

（15）对非无菌植入性医疗器械或使用前预期灭菌的医疗器械，如果通过确认的产品清洁、包装过程能将污染降低并保持稳定的控制水平，生产企业需建立一个受控的环境来包含该确认的清洁和包装过程。

（16）在产品生产过程中，为了防止对其他产品、工作环境或人员造成污染，生产企业应当采取特殊措施对受污染或易于污染的产品进行控制，其措施应形成文件予以规定。

表 3 - 1 洁净室（区）空气洁净级别

洁净度 级 别	尘粒最大允许数/立方米		微生物最大允许数	
	≥0.5μm	≥5μm	浮游菌/立方米	沉降菌/皿
100 级	3,500	0	5	1
10,000 级	350,000	2,000	100	3
100,000 级	3,500,000	20,000	500	10
300,000 级	10,500,000	60,000	——	15

（三）文件和记录

1. 生产企业应当建立质量管理体系并形成文件。质量管理体系形成的文件应当包括质量方针和质量目标、质量手册、本规范要求编制的程序文件、技术文件、作业指导书和记录，以及法规要求的其他文件。

质量手册应当对生产企业的质量管理体系作出承诺和规定。

2. 生产企业应当编制和保持所生产医疗器械的技术文档。包括产品规范、生产过程规范、检验和试验规范、安装和服务规范等。

3. 生产企业应当建立文件控制程序并形成文件，规定以下的文件控制要求：

（1）文件发布前应当经过评审和批准，以确保文件的适宜性和充分性，并满足本规范的要求；

（2）文件更新或修改时，应当按照规定对文件进行评审和批准，并能识别文件的更改和修订状态，确保在工作现场可获得适用版本的文件；

（3）生产企业应当确保有关医疗器械法规和其他外来文件得到识别与控制；

（4）生产企业应当对保留的作废文件进行标识，防止不正确使用。

4. 生产企业应当保存作废的技术文档，并确定其保存期限，以满足产品维修和产品质量责任追溯的需要。

5. 生产企业应当建立记录管理程序并形成文件，规定记录的标识、贮存、保护、检索、保存期限、处置的要求。记录应当满足以下要求：

（1）记录清晰、完整、易于识别和检索，并防止破损和丢失；

（2）生产企业保存记录的期限至少相当于生产企业所规定的医疗器械的寿命期，但从生产企业放行产品的日期起不少于2年，或符合相关法规要求，并可追溯。

（四）设计和开发

1. 生产企业应当建立设计控制程序并形成文件，对医疗器械的设计和开发过程实施策划和控制。

2. 生产企业在进行设计和开发策划时，应当确定设计和开发的阶段及对各阶段的评审、验证、确认和设计转换等活动，应当识别和确定各个部门设计和开发的活动和接口，明确职责和分工。

3. 设计和开发输入应当包括预期用途规定的功能、性能和安全要求、法规要求、风险管理控制措施和其他要求。对设计和开发输入应当进行评审并得到批准，保持相关记录。

4. 设计和开发输出应当满足输入要求，提供采购、生产和服务的依据、产品特性和接收准则。设计和开发输出应当得到批准，保持相关记录。

5. 生产企业应当在设计和开发过程中开展设计和开发到生产的转换活动，以使设计和开发的输出在成为最终产品规范前得以验证，确保设计和开发输出适用于生产。

6. 生产企业应当在设计和开发的适宜阶段安排评审，保持评审结果及任何必要措施的记录。

7. 生产企业应当对设计和开发进行验证，以确保设计和开发输出满足输入的要求，并保持验证结果和任何必要措施的记录。

8. 生产企业应当对设计和开发进行确认，以确保产品满足规定的适用要求或预期用途的要求，并保持确认结果和任何必要措施的记录。

确认可采用临床评价或性能评价。进行临床试验时应当符合医疗器械临床试验法规的要求。

9. 生产企业应当对设计和开发的更改进行识别并保持记录。必要时，应当对设计和开发更改进行评审、验证和确认，并在实施前得到批准。

当选用的材料、零件或产品功能的改变可能影响到医疗器械产品安全性、有效性时，应当评价因改动可能带来的风险，必要时采取措施将风险降低到可接受水平，同时应当符合相关法规的要求。

10. 生产企业应当在包括设计和开发在内的产品实现全过程中，制定风险管理的要求并形成文件，保持相关记录。

（五）采购

1. 生产企业应当建立采购控制程序并形成文件，以确保采购的产品符合规定的采购要求。

当采购产品有法律、行政法规和国家强制性标准要求时，采购产品的要求不得低于法律、行政法规的规定和国家强制性标准的要求。

2. 生产企业应当根据采购的产品对随后的产品实现和最终产品的影响，确定对供方和采购的产品实行控制的方式和程度。当产品委托生产时，委托方和受托方应当满足医疗器械生产监督管理有关法规的要求。

生产企业应当对供方满足其采购要求的能力进行评价，并制定对供方进行选择、评价和重新评价的准则。

生产企业应当保持评价结果和评价过程的记录。

3. 采购信息应当清楚地表述采购产品的要求，包括采购产品类别、验收准则、规格型号、规范、图样，必要时包括过程要求、人员资格要求、质量管理体系要求等内容。

生产企业应当根据可追溯性要求的范围和程度，保持相关的采购信息。

4. 生产企业应当对采购的产品进行检验或验证，以确保其满足规定的采购要求，并保持记录。

（六）生产管理

1. 生产企业应当策划并在受控条件下实施所有生产过程。

2. 生产企业应当编制生产工艺规程、作业指导书等，并明确关键工序和特殊过程。

3. 生产企业应当使用适宜的生产设备、工艺装备、监视和测量装置，并确保其得到控制。

4. 在生产过程中必须进行清洁处理或者从产品上去除处理物时，生产企业应当将对产品进行清洁的要求形成文件并加以实施。对无菌医疗器械应当进行污染的控制，并对灭菌过程进行控制。

5. 如果生产过程的结果不能或不易被后续的检验和试验加以验证，应当对该过程进行确认。应当保持确认活动和结果的记录。生产企业应当鉴定过程确认人员的资格。

如生产和服务提供过程中采用的计算机软件对产品质量有影响，则应当编制确认的程序文件，确保在软件的初次应用以及软件的任何更改应用前予以确认并保持记录。

6. 生产企业应当建立和保持每批产品的生产记录。生产记录应当满足医疗器械可追溯性要求，并标明生产数量和入库数量。

7. 生产企业应当建立产品标识的控制程序并形成文件，明确在产品实现的全过程中，以适宜的方法对产品进行标识，以便识别，防止混用和错用。

8. 生产企业应当标识产品的检验和试验状态，以确保在产品形成的全过程中，只有所要求的检验和试验合格的产品才能被放行。

9. 无菌医疗器械生产企业应当建立灭菌过程确认程序并形成文件。灭菌过程应当按照相关标准要求在初次实施前进行确认，必要时再确认，并保持灭菌过程确认记录。

10. 生产企业应当建立可追溯性的程序并形成文件，规定医疗器械可追溯性的范围、程度、唯一性标识和所要求的记录。

生产植入性医疗器械，在规定可追溯性要求时，应当包括可能导致医疗器械不满足其规定要求的所有零件、部件和工作环境条件的记录。同时生产企业应当要求代理商或经销商保持医疗器械的分销记录以便追溯，需要时，可获得此记录。

11. 产品的说明书、标签、包装和标识应当符合医疗器械的相应法规及标准要求。

12. 生产企业应当建立产品防护程序并形成文件，规定产品防护的要求，防护应当包括标识、搬运、包装、贮存和保护，防护也应适用于产品的组成部分。

对有存放期限或特殊贮存条件要求的医疗器械和材料应当按照规定条件贮存，并保存相关记录。

（七）监视和测量

1. 生产企业应当建立监视和测量控制程序并形成文件，确定所需要的监视和测量活动，配置相应的装置，对监视和测量装置进行控制。确保监视和测量活动符合下列规定的要求：

（1）应当定期对测量装置进行校准或检定和予以标识，并保存记录；

（2）应当规定在搬运、维护、贮存期间对监视和测量装置的防护要求，防止检验结果失准；

（3）当发现监视和测量装置不符合要求时，应当对以往监控和测量结果的有效性进行评价和记录。并且应当对装置和受影响的产品采取适当的措施，保存装置的校准和产品验证结果的记录；

（4）对用于监视和测量的计算机软件，在初次使用前应当确认其满足预期要求的能力，必要时再确认。

2. 生产企业在产品实现过程的适当阶段，应当对产品进行监视和测量，验证产品符合规定要求。

3. 生产企业完成产品实现所规定的全部过程后，才能对产品进行放行。生产企业应当对产品放行的程序、条件和放行的批准作出规定，应当保持产品符合规定要求的证据，并记录有权放行产品的人员。放行的产品应当附有合格证明。

4. 生产企业应当建立反馈程序并形成文件，对是否已满足顾客要求的信息进行监视，并确定获得和利用这种信息的方法。

5. 生产企业应当建立质量管理体系内部审核程序并形成文件，规定审核的准则、范围、频次、参加人员、方法、记录要求、纠正措施有效性的评定，以确定质量管理体系是否符合本规范的要求并有效实施。

（八）销售和服务

1. 生产企业应当对与产品有关要求进行评审并保持记录，对确定的产品要求作出规定并形成文件，如合同、标书、订单或产品信息等，以确保生产企业有能力满足这些要求。若产品要求发生变更，应当重新评审并保持评审记录，修改相关文件并通知相关人员。

2. 如本条款适用，生产企业应当确定医疗器械安装要求和安装验证的接收准则并形成文件。

当医疗器械安装活动由生产企业或其授权代理以外的人员完成时，生产企业应当提供安装和验证要求的文件，并对安装和验证活动采取适当的控制措施。

生产企业应当保持由其或其授权代理完成的安装和验证记录。

3. 生产企业在有服务要求的情况下，应当规定服务活动及其验证的要求，并保持所实施服务活动的记录。

4. 生产企业选择医疗器械经营企业，应当符合医疗器械相关法规要求。

5. 生产企业应当建立并保持销售记录，根据销售记录应当能够追查到每批产品的售出情况。

（九）不合格品控制

1. 生产企业应当建立不合格品控制程序并形成文件，规定对不合格品进行控制的部门和人员的职责与权限。

2. 生产企业应当对不合格品进行标识、记录、隔离、评审，根据评审结果，对不合格品采取相应的处置方法。

3. 在产品交付或开始使用后，发现产品不合格时，生产企业应当采取相应的措施。

4. 若产品需要返工，应当编制返工文件，包括作业指导书及不合格品返工后的重新检验和重新评价等内容，并应当经过批准。在批准返工文件前应当确定返工对产品的不利影响。

（十）顾客投诉和不良事件监测

1. 生产企业应当指定相关部门负责接收、调查、评价和处理顾客投诉，并保持记录。

2. 生产企业应当建立忠告性通知发布和实施程序并形成文件，保持发布和实施的记录。

3. 生产企业应当按照医疗器械不良事件监测和再评价管理的要求建立不良事件监测程序并形成文件，明确不良事件管理人员职责，规定不良事件收集方法、报告原则、上报程序和时限。

4. 生产企业应当保持开展医疗器械不良事件监测和再评价工作的记录，并建立相关档案。

（十一）分析和改进

1. 生产企业应当建立数据分析程序并形成文件，规定收集与产品质量、不良事件和质量管理体系运行有关的数据，包括反馈、产品质量、市场信息及供方情况。

2. 生产企业应当采用适当的分析方法，包括应用统计技术等，进行数据分析，以确定产品的符合性、顾客要求得到满足的程度、质量管理体系的有效性，并保持数据分析结果的记录。

3. 生产企业应当建立纠正措施程序并形成文件，以确定并消除不合格的原因，采取防止不合格再发生的措施，并评审所采取纠正措施的有效性。

4. 对于存在安全隐患的医疗器械，生产企业应当采取召回等措施，并按规定向有关部门报告。

5. 生产企业应当建立预防措施程序并形成文件，以确定并消除潜在不合格原因，采取预防措施，并评审所采取预防措施的有效性。

6. 生产企业若对顾客投诉没有采取纠正和（或）预防措施，应当经过批准并记录理由。

知识链接

名词解释

批号：用于识别一批产品的唯一标示符号。

生产批：指在一段时间内，同一工艺条件下连续生产出的具有同一性质和质量的产品确定的数量。

灭菌批：在同一灭菌容器内，同一工艺条件下灭菌的具有相同无菌保证水平的产品确定的数量。

灭菌：用以使产品无任何形式的存活微生物的确认过的过程。

无菌：产品上无存活微生物的状态。

初包装材料：与产品直接接触的包装材料。

洁净室（区）：需要对尘粒及微生物含量进行控制的房间（区域）。其建筑结构、装备及其作用均具有减少该房间（区域）内污染源的介入、产生和滞留的功能。

洁净度：空气的洁净程度，即洁净环境中所含尘粒和活微生物多少和程度。

无菌加工：在受控的环境中进行产品容器和（或）装置的无菌灌装。该环境的空气供应、材料、设备和人员都得到控制，使微生物和微粒污染控制到可接受水平。

顾客投诉：任何以书面、口头、电讯的形式宣称，已经投放市场的医疗器械在其特性、质量、耐用性、可靠性、安全性及性能等方面存在不足的行为。

忠告性通知：在医疗器械交付后，由生产企业发布的通知，旨在以下方面给出补充信息和/或建议采取的措施：

——医疗器械使用；

——医疗器械的改动；

——医疗器械返回生产企业；

——医疗器械的销毁。

标记：书写、印刷或图示物。

——标帖在医疗器械上或其包装箱或包装物上；

——随附于医疗器械；

有关医疗器械的标识、技术说明和使用说明的资料，但不包括货运文件。

验证：通过提供客观证据对规定要求已得到满足的认定。

确认：通过提供客观证据对特定的预期用途或应用要求已得到满足的认定。

监视：确定过程符合性的一组操作，是持续的过程，指观察、监督、使对象处于控制之下。可以包括定期测量或检测。

测量：确定量值的一组操作。

设计和开发输入：是指产品在设计和开发开始阶段，将与产品要求有关的预期用途、功能、性能要求、安全要求、法律法规要求、风险管理和相关信息等，充分、适宜、完整地形成文件的过程。

设计和开发输出：是设计和开发过程的结果，指将产品要求转化为产品安全和性能所必需的产品特性或规范，包括样机、样品、文件、图样、配方、制造、服务和接受准则等。设计和开发输出应能验证并满足设计和开发输入的要求。

关键工序：指对产品质量起决定性作用的工序。如：通过加工形成关键、重要特性的工序，加工难度大、质量不稳定的工序等。

特殊过程：指对形成的产品是否合格难以通过其后的监视和测量加以验证的过程。

第四节　医疗器械生产质量管理规范的监督检查

一、组织机构与责职

1. 国家食品药品监督管理局

国家食品药品监督管理局主管全国医疗器械生产质量管理规范的检查工作，负责制定医疗器械生产质量管理规范、分类实施细则和检查评定标准并监督实施；负责建立医疗器械生产质量管理规范检查员库及其管理工作；负责部分高风险第三类医疗器械生产质量管理规范的检查工作。

2. 国家食品药品监督管理局药品认证中心

国家食品药品监督管理局药品认证中心受国家局的委托负责部分高风险第三类医疗器械生产质量管理规范的检查工作。

3. 省级食品药品监督管理部门

省级食品药品监督管理部门负责本辖区内第二类医疗器械和除部分高风险之外的第三类医疗器械生产质量管理规范的检查工作；负责部分高风险的第三类医疗器械生产质量管理规范检查申报资料的形式审查；负责辖区内医疗器械生产企业质量管理体系是否正常运行的日常监督管理工作。

二、申请和资料审查

1. 第一类医疗器械生产企业应当按照医疗器械生产质量管理规范的要求建立质量管理体系，保持有效运行，并保存相关记录。

第二类、第三类医疗器械生产企业应当按照医疗器械生产质量管理规范的要求建立质量管理体系并组织自查，符合要求后，向所在地省、自治区、直辖市食品药品监督管理部门提出医疗器械生产质量管理规范检查的申请。

2. 申请医疗器械生产质量管理规范检查的生产企业，应当提交以下资料：

（1）《医疗器械生产质量管理规范检查申请表》（附表1），同时附申请表电子文本；

（2）《医疗器械生产企业许可证》副本和营业执照副本复印件；

（3）生产企业组织机构图；

（4）生产企业负责人、生产、技术和质量管理部门负责人简历，学历和职称证书复印件；

（5）申请检查产品的医疗器械注册证书复印件（如有）、拟注册产品标准；

（6）生产企业总平面布置图、工艺流程图、生产区域分布图；

（7）主要生产设备和检验设备目录；

（8）生产无菌医疗器械的，应当提供由有资质的检测机构出具的一年内的生产环境检测报告。

生产企业应当对其申报材料内容的真实性负责。

3. 省、自治区、直辖市食品药品监督管理部门收到生产企业申请后，对申报资料进行形式审查。符合要求的，对于第二类和其他第三类医疗器械生产企业，应当在10个工作日内完成资料审查，并填写《医疗器械生产质量管理规范检查资料审查表》（附表2）；对于部分高风险第三类医疗器械生产企业，应当在《医疗器械生产质量管理规范检查申请表》上签署意见，并在5个工作日内转寄国家局认证管理中心。

对于第二类和其他第三类医疗器械生产企业申请资料不符合要求的，应当一次性要求生产企业进行补充。生产企业未在2个月内提交补充材料并无正当理由的，终止审查。

4. 国家局认证管理中心自收到申请资料之日起10个工作日内对申请资料进行资料审查，并填写《医疗器械生产质量管理规范检查资料审查表》。对于申请资料不符合要求的，应当一次性要求生产企业进行补充。生产企业未在2个月内提交补充材料并无正当理由的，终止审查。

三、现场检查

1. 食品药品监督管理部门在资料审查符合要求后，应当在30个工作日内完成现场检查。在实施现场检查前，应当提前5个工作日通知生产企业。

在实施现场检查前应当制定现场检查方案。现场检查方案内容包括：生产企业基本情况、检查品种、检查目的、检查依据、现场检查时间、日程安排、检查项目、检查组成员及分工等。

2. 现场检查时间一般为 2~3 天，根据生产企业具体情况可适当缩短或延长。检查组应当由 2 名以上检查员组成，检查员在医疗器械生产质量管理规范检查员库中选派。

3. 现场检查实行检查组长负责制。检查组长负责组织召开现场检查首次会议、末次会议以及检查组内部会议，负责现场检查资料汇总，审定现场检查结论。

4. 国家食品药品监督管理局组织现场检查时，生产企业所在地省、自治区、直辖市食品药品监督管理部门应当选派一名观察员，负责协调和联络工作。

5. 现场检查开始时，应当召开首次会议。首次会议应当由检查组成员、观察员、生产企业负责人和相关人员参加。内容包括确认检查范围、落实检查日程、宣布检查纪律和注意事项、确定生产企业联络人员等。

6. 检查员应当按照检查方案进行检查并根据检查评定标准，对检查发现的问题如实记录在《医疗器械生产质量管理规范现场检查记录表》（附表 3）中。

7. 在现场检查期间，检查组应当召开内部会议，交流检查情况，对疑难问题进行研究并提出处理意见，必要时应予取证。检查结束时，检查组应当召开内部会议，进行汇总、评定，填写《医疗器械生产质量管理规范现场检查汇总表》（附表 4）和《医疗器械生产质量管理规范现场检查意见表》（附表 5）。检查组内部会议期间，生产企业人员应当回避。

8. 现场检查结束前，应当召开末次会议。末次会议应当由检查组成员、观察员、生产企业负责人和相关人员参加。内容包括检查组向生产企业通报现场检查情况，生产企业对现场检查情况进行确认。对于检查中发现的问题持有异议的，生产企业应当提供书面说明。

9. 《医疗器械生产质量管理规范现场检查汇总表》应当经检查组人员签字，生产企业负责人签署意见并加盖公章。本表一式两份，其中一份生产企业留存。

10. 在检查工作结束后 5 个工作日内，检查组应当将《医疗器械生产质量管理规范现场检查记录表》、《医疗器械生产质量管理规范现场检查汇总表》、《医疗器械生产质量管理规范现场检查意见表》等资料报送现场检查派出单位。

11. 在现场检查过程中，如发现生产企业存在涉嫌违法违规情形，检查组应当中止检查并及时向生产企业所在地省、自治区、直辖市食品药品监督管理部门和派出单位报告。

四、检查结论

1. 食品药品监督管理部门应当在 10 个工作日内，对检查组提交的现场检查资料进行审核，并提出审核结论。

2. 医疗器械生产质量管理规范检查的结论分为"通过检查"、"整改后复查"、"未通过检查"三种情况。

需要整改后复查的，生产企业应当在 6 个月内提交复查申请及整改报告。整改复查工作由原检查部门进行。复查应当在收到复查申请后 30 个工作日内完成，整改复查后仍达不到"通过检查"标准的，检查结论为"未通过检查"。未在规定期限内提交复查申请和整改报告的，视作"未通过检查"。

未通过检查的生产企业可在 6 个月后按照本办法重新申请医疗器械生产质量管理规范检查。

3. 国家食品药品监督管理局和省、自治区、直辖市食品药品监督管理部门对经过检查的生产企业发放《医疗器械生产质量管理规范检查结果通知书》（附表6）。

4. 通过检查的生产企业，其《医疗器械生产质量管理规范检查结果通知书》有效期为 4 年。《医疗器械生产质量管理规范检查结果通知书》格式由国家食品药品监督管理局统一制订。

五、监督检查

1. 省、自治区、直辖市食品药品监督管理部门应当对本辖区内医疗器械生产企业质量管理体系运行情况进行监督检查，国家食品药品监督管理局应当对全国医疗器械生产企业质量管理体系运行情况进行监督抽查。

2. 省、自治区、直辖市食品药品监督管理部门应当制订医疗器械生产质量管理规范年度监督检查计划，对于列入国家或省、自治区、直辖市食品药品监督管理部门重点监管医疗器械产品目录品种的生产企业应当每年至少监督检查一次。监督检查计划及监督检查情况应报国家食品药品监督管理局。

对于首次获准注册的第二类、第三类医疗器械的生产企业，省、自治区、直辖市食品药品监督管理部门应当在其正式生产后 6 个月内进行医疗器械生产质量管理规范复查。

3. 食品药品监督管理部门在对医疗器械生产企业进行监督检查时应当重点检查以下内容：

（1）以往检查不合格项目的整改情况；

（2）生产企业组织机构、生产企业负责人、关键岗位的人员变动情况；

（3）设计变更和生产工艺变更情况，主要生产设备、检验设备的变更、使用维护情况，以及生产环境变化情况；

（4）产品检验情况，特别是委托检验情况；

（5）食品药品监督管理部门监督抽验不合格产品的整改情况；

（6）委托生产或接受委托生产是否符合有关规定；

（7）顾客投诉、不良事件的报告和处理情况；

（8）医疗器械生产质量管理规范及相关实施细则规定的其他内容。

4. 食品药品监督管理部门在监督检查结束后，应当向生产企业出具《医疗器械生产质量管理规范监督检查意见》（附表7）。

5. 食品药品监督管理部门监督检查中，发现严重违反医疗器械生产质量管理规范规定的，应当责令生产企业限期整改或停产整顿；发现其他违法违规行为的，按有关法规和规定处理。

六、检查员管理

1. 国家食品药品监督管理局负责组织开展医疗器械生产质量管理规范检查员遴选和培训，建立医疗器械生产质量管理规范检查员库。参加第二类、第三类医疗器械生产质量管理规范检查的检查员应当从检查员库中选派。

2. 医疗器械生产质量管理规范检查员应经所在单位推荐，由所在地省、自治区、直辖市食品药品监督管理部门审查后，报国家食品药品监督管理局。经国家食品药品监督管理局培训、考核合格的人员方可进入医疗器械生产质量管理规范检查员库。

3. 医疗器械生产质量管理规范检查员受食品药品监督管理部门的委派，承担医疗器械生产质量管理规范现场检查工作。

4. 医疗器械生产质量管理规范检查员应当具备以下条件：

（1）遵纪守法、廉洁正派、坚持原则、实事求是；

（2）熟悉国家相关法律、法规，掌握并能正确执行医疗器械生产质量管理规范有关规定；

（3）从事医疗器械监督管理工作或技术工作，具有一定医疗器械质量管理体系检查工作经验，身体健康，无传染性疾病，能胜任现场检查工作；

（4）参加医疗器械生产质量管理规范培训并经考核合格。

5. 医疗器械生产质量管理规范检查员应当严格按照《医疗器械生产质量管理规范检查管理办法》的规定，认真履行检查工作职责，不得进行有偿咨询服务活动，存在可能影响公正执行任务的情形时应当申请回避，对生产企业的技术资料及相关情况负保密责任。

6. 食品药品监督管理部门应当加强医疗器械生产质量管理规范检查员的管理，对检查员定期进行考核和再培训。

对违反有关规定的检查人员，食品药品监督管理部门依情节轻重给以批评教育、警告、暂停或者取消检查员资格；情节严重的，按照有关规定处理。

◤ 知识链接 ◢

医疗器械生产质量管理规范无菌医疗器械实施细则和检查评定标准（试行）

按照《医疗器械生产质量管理规范》和《医疗器械生产质量管理规范无菌医疗器械实施细则》的要求，为了规范对无菌医疗器械生产企业的质量管理体系现场检查工作，统一检查要求，制定本评定标准。

一、检查评定方法

（一）无菌医疗器械生产质量管理规范检查，须根据申请检查的范围，按照无菌医疗器械实施细则，确定相应的检查范围和内容。

（二）无菌医疗器械检查项目共254项，其中重点检查项目（条款前加"＊"）31项，一般检查项目223项。

（三）现场检查时，应对所列项目及其涵盖的内容进行全面检查，并对不符合事实做出描述，如实记录。其中：

严重缺陷项：是指重点检查项目不符合要求。

一般缺陷项：是指一般检查项目不符合要求。

不适用项：是指由于产品生产的要求和特点而出现的不适用检查的项目。（该项目企业应当说明理由，检查组予以确认）

一般缺陷率＝一般缺陷项目数／（一般检查项目总数－一般检查项目中不适用项目数）×100%。

（四）结果评定：

项目		结果
严重缺陷（项）	一般缺陷率	
0	<10%	通过检查
0	10－20%	整改后复查
1－3	<10%	
0	>20%	不通过检查
1－3	≥10%	
>3	—	

二、检查项目

条款	检查内容
0401	是否建立了与产品相适应的质量管理机构。
0402	是否用文件的形式明确规定了质量管理机构各职能部门和人员的职责和权限，以及相互沟通的关系。
*0403	生产管理部门和质量管理部门负责人是否没有互相兼任。
*0404	质量管理部门是否具有独立性，是否能独立行使保持企业质量管理体系正常运行和保证产品质量符合性的职能。
0501	企业负责人是否组织制定了质量方针，方针是否表明了在质量方面全部的意图和方向并形成了文件。
0502	企业负责人是否组织制定了质量目标，在相关职能和层次上进行了分解，质量目标是否可测量，可评估。是否把目标转换成可实现的方法或程序。
0503	是否配备了与质量方针、质量目标相适应，能满足质量管理体系运行和生产管理的需要的人力资源、基础设施和工作环境。检查企业所配备资源符合要求的记录。
0504	是否制定了进行管理评审的程序文件，制定了定期进行管理评审的工作计划，并保持了管理评审的记录。由管理评审所引起的质量管理体系的改进是否得到实施并保持。
0505	相关法律、法规是否规定有专人或部门收集，在企业是否得到有效贯彻实施。（检查相关记录或问询以证实贯彻的有效性）
0601	是否在管理层中指定了管理者代表，并规定了其职责和权限。
0701	是否规定了生产、技术和质量管理部门负责人应具备的专业知识水平、工作技能、工作经历的要求.
0702	是否制定了对生产、技术和质量管理部门负责人进行考核、评价和再评价的工作制度。（检查相关评价记录，证明相关管理人员的素质达到了规定的要求）

条款	检查内容
0801	是否规定了对从事影响产品质量的工作人员进行相关的法律法规和基础理论知识及专业操作技能、过程质量控制技能、质量检验技能培训的制度。(检查相关记录证实相关技术人员经过了规定的培训)
0802	是否确定影响医疗器械质量的岗位,规定这些岗位人员所必须具备的专业知识水平(包括学历要求)、工作技能、工作经验。
0803	对关键工序和特殊岗位操作人员和质量检验人员是否制定了评价和再评价制度。检查评价记录证实相关技术人员能够胜任本职工作。
0804	进入洁净区的生产和管理人员是否进行卫生和微生物学基础知识、洁净技术方面的培训及考核。
*0901	企业的厂房的规模与所生产的无菌医疗器械的生产能力、产品质量管理和风险管理的要求是否相适应。(检查相关记录证实达到了相关要求)
*0902	生产设备(包括灭菌设备、工艺装备)的能力(包括生产能力、运行参数范围、运行精度和设备完好状态)是否与产品的生产规模和质量管理要求相符合。
0903	原料库、中间产品存放区(或库)和成品库的储存环境是否能满足产品生产规模和质量控制的要求。
0904	是否具有与所生产的医疗器械相适应的检验室和产品留样室;检验场地是否与生产规模相适应。
*0905	所具备的检验和试验仪器设备及过程监视设备能否满足产品生产质量控制和质量管理体系运行监视和测量的需要,这些仪器或设备的数量是否与生产规模相适应。
0906	上述基础设施(包括生产设备和检验仪器)的维护活动或缺少这种维护活动可影响产品质量时,是否建立对维护活动的文件要求。文件是否至少包括维护的频次、维护的方法、维护的记录等要求。(检查维护活动的记录,证实维护活动的有效性)
1001	是否对工作环境条件提出定量和定性的限制要求,实施控制后是否达到要求。
1002	是否具有监视和保持工作环境所需的设备、设施和文件。是否评价每一个重要参数、指示项或控制项以确定其失控可能增加的在产品使用中造成的风险。
1003	如果结果的输出不能被验证,是否对环境控制系统进行确认,是否进行定期检查以验证该环境系统正确的运行。
1101	生产环境是否整洁,是否无积水和杂草。(检查地面、道路平整情况及减少露土、扬尘的措施和厂区的绿化,以及垃圾、闲置物品等的存放情况)
1102	生活区、行政区和辅助区布局是否合理,是否不会对洁净室(区)造成污染。
1103	是否有空气或水等的污染源,是否远离交通干道、货场等。(检查企业所在地周围的自然环境和卫生条件)
1201	是否根据所生产无菌医疗器械的质量要求,分析、识别并确定了应在相应级别洁净室(区)内进行生产的过程。
*1202	洁净室(区)的洁净度级别是否符合《实施细则》中"附录"的要求。
1203	不同洁净度级别洁净室(区)之间是否有指示压差的装置,压差指示数值是否符合规定要求;相同洁净度级别洁净室间的压差梯度是否合理。
1301	洁净室(区)是否按生产工艺流程合理布局,是否有交叉往复的现象,洁净室(区)空气洁净度是否从高到低由内向外布置,人流、物流走向是否合理。
1302	同一洁净室(区)内或相邻洁净室(区)间的生产操作是否会产生交叉污染;不同级别的洁净室(区)之间是否有气闸室或防污染措施。
1303	洁净室(区)的温度和相对湿度是否符合产品生产工艺的要求。
1401	生产厂房是否有防尘、防止昆虫和其他动物进入的设施。

条款	检查内容
1402	洁净室（区）的墙面、地面、顶棚表面是否平整、光滑、无裂缝，无霉迹，各接口处是否严密，无颗粒物脱落，不易积尘，便于清洁，耐受清洗和消毒。
1403	洁净室（区）内的门、窗和安全门是否密封。
1501	洁净室（区）内使用的压缩空气等工艺用气是否有气体净化处理装置，其原理和结构是否能满足所生产无菌医疗器械的质量要求。
1502	洁净区内与产品使用表面直接接触的工艺用气对产品质量的影响程度是否经过验证，是否按文件规定进行控制并记录。
1601	是否有洁净室（区）区工艺卫生管理文件和记录，工艺卫生管理文件是否包含下列内容： 1. 设备清洁规定； 2. 工装模具清洁规定； 3. 工位器具清洁规定； 4. 物料清洁规定； 5. 操作台、场地、墙壁、顶棚清洁规定； 6. 清洁工具的清洁及存放规定； 7. 洁净室（区）空气消毒规定； 8. 消毒剂选择、使用的管理规定。
1602	洁净室（区）内是否使用无脱落物、易清洗、消毒的清洁卫生工具，不同洁净室的清洁工具是否无跨区使用情况，是否有专用的洁具间，洁具间是否不会对产品造成污染。
1603	是否执行消毒剂管理文件，是否评价其有效性。所用的消毒剂或消毒方法是否不对设备、工艺装备、物料和产品造成污染。消毒剂品种是否定期更换，防止产生耐药菌株。
1701	是否有洁净室（区）检（监）测的文件规定。
1702	对洁净室的检（监）测是否进行了静态或动态测试（监测要求见YY0033《无菌医疗器械器具生产管理规范》等）。
1703	是否有产品微生物污染和微粒污染监视和验证的文件规定和监视记录及趋势分析。
1704	如洁净车间的使用不连续，是否在每次的使用前做全项的监测。
1801	是否建立对人员健康的要求，并形成文件。
1802	是否建立了工作人员健康档案。
1803	直接接触物料和产品的操作人员是否每年至少体检一次。
1804	是否有措施防止传染病、皮肤病患者和体表有伤口者从事直接接触产品的工作。
1901	是否制定了洁净工作服和无菌工作服的管理文件。
1902	洁净工作服和无菌工作服是否选择质地光滑、不产生静电、不脱落纤维和颗粒性物质的材料制作。
1903	洁净工作服和工作帽是否有效遮盖内衣、毛发；对于无菌工作服还能包盖脚部，并能阻留人体脱落物。
1904	不同洁净度级别洁净室（区）使用的洁净工作服是否定期在相应级别洁净环境中分别清洗、干燥和整理，并区别使用。
2001	是否建立对人员清洁的要求，并形成文件。
2002	是否制定了进入洁净室（区）人员的净化程序。
2003	洁净区的净化程序和净化设施是否达到人员净化的目的。
2004	是否制定人员卫生管理文件和洁净室（区）工作守则；洁净室（区）的工作人员是否按规定穿戴洁净工作服、帽、鞋和口罩。

续表

条款	检查内容
2005	洁净室（区）内裸手接触产品的操作人员是否每隔一定时间对手再进行一次消毒。
2101	是否确定了整个生产和辅助过程中所用工艺用水的种类和用量。
*2102	工艺用水的输送或传递是否能防止污染。若产品的加工过程需要工艺用水时，是否配备了工艺用水的制备设备，并且当用量较大时通过管道送到洁净区的用水点。是否按规定对工艺用水进行检测。
*2103	对于直接或间接接触心血管系统、淋巴系统或脑脊髓液或药液的无菌医疗器械，若水是最终产品的组成成分时，是否使用符合《药典》要求的注射用水；若用于末道清洗是否使用符合《药典》要求的注射用水或用超滤等其它方法产生的同等要求的注射用水。与人体组织、骨腔或自然腔体接触的无菌医疗器械，末道清洗用水是否使用符合《药典》要求的纯化水。
2201	是否有工艺用水管理规定和记录。
2202	工艺用水的储罐和输送管道是否是用不锈钢或其他无毒材料制成，工艺用水的储罐和输送管道是否定期清洗、消毒并进行记录。
2301	是否建立质量管理体系并形成文件，并且予以实施和保持。质量管理体系文件是否包括以下内容： 1. 形成文件的质量方针和质量目标； 2. 质量手册； 3. 本细则所要求的形成文件的程序； 4. 为确保质量管理体系过程的有效策划、运行和控制所需的文件； 5. 本细则所要求的记录； 6. 法规规定的其他文件。
2302	质量手册是否对生产企业的质量管理体系作出承诺和规定，质量手册是否包括了以下内容： 1. 对质量管理体系作出的承诺和规定； 2. 质量管理体系的范围，包括任何删减和（或）不适用的细节与合理性； 3. 为质量管理体系编制的形成文件的程序或对其引用； 4. 质量管理体系过程之间的相互作用的表述。 质量手册概括质量管理体系中使用的文件的结构。
2303	质量方针是否满足以下要求： 1. 与企业的宗旨相适应； 2. 是否体现了满足要求和保持质量管理体系有效性； 3. 提供制定和评审质量目标的框架； 4. 在企业内得到沟通和理解； 5. 在持续适宜性方面得到评审。
2304	质量目标是否满足以下要求： 1. 根据企业总的质量目标，在其相关职能和层次上逐次进行分解，建立各职能和层次的质量目标； 2. 质量目标包括满足产品要求所需的内容； 3. 质量目标应是可测量的，并与质量方针保持一致。 4. 质量目标是否有具体的方法和程序来保障。
2401	是否对每一类型或型号的产品建立（或指明出处）完整的技术文档。 技术文档是否包括以下内容： 产品标准、技术图纸、作业指导书（制造、包装、灭菌、检验、服务、设备操作，适用时还包括安装等）、采购要求（包括采购明细和技术规范）和验收准则等。

条款	检查内容
2501	是否已编制形成文件的程序，对质量管理体系所要求的文件实施控制，文件发布前是否得到评审和批准，确保文件的充分与适宜。
2502	文件更新或修改时是否对文件进行再评审和批准。
2503	文件的更改和修订状态是否能够识别，并确保文件的更改得到原审批部门或指定的其他审批部门的评审和批准，被指定的审批部门能获取用于作出决定的相关背景资料。
2504	在工作现场是否可获得适用版本的文件。
2505	文件是否保持清晰、易于识别；
2506	外来文件是否可识别并控制其分发；
2601	是否至少保持一份作废的受控文件，并确定其保持期限。这个期限应确保至少在企业所规定的医疗器械寿命期内，可以得到此医疗器械的制造和试验的文件，但不少于记录或相关法规要求所规定的保存期限。
2602	作废文件的保留期限是否能满足产品维修和产品质量责任追溯的需求。
2701	记录是否保持清晰、完整、易于识别和检索。
2702	所编制的记录控制程序是否规定了记录的标识、贮存、保护、检索、保存期限和处置的方法、规则、途径以及执行人。
2703	程序中是否规定了记录保存的期限至少相当于该企业所规定的医疗器械的寿命期，但从企业放行产品的日期起不少于2年，或符合相关法规要求规定。
2801	是否建立设计和开发控制程序，并形成了文件。
2802	设计和开发控制程序是否确定了以下要求：1. 设计和开发的各个阶段的划分； 2. 适合于每个设计和开发阶段的评审、验证、确认和设计转换活动； 3. 设计和开发各阶段人员和部门的职责、权限和沟通； 4. 风险管理。
2901	是否根据产品的特点，对设计和开发活动进行了策划，并将策划结果形成文件。设计和开发策划输出文件是否符合下述要求： 1. 设计和开发项目的目标和意义的描述，技术和经济指标分析（至少是初步的估计），项目组人员的职责，包括与供方的接口； 2. 确定了设计和开发各阶段，以及适合于每个设计和开发阶段的评审、验证、确认和设计转换活动。各阶段的人员或组织的职责、评审人员的组成，以及各阶段预期的输出结果； 3. 主要任务和阶段性任务的计划安排与整个项目的一致； 4. 确定产品规范（技术标准）的制定、验证、确认和生产活动所需的测量装置； 5. 包括风险管理活动、对供方的选择要求。
3001	设计和开发输入文件是否包括与预期用途有关的规定功能、性能和安全要求、法律法规要求等，以及风险管理的输出结果。
3002	设计开发输入是否完整、清楚，是否有矛盾的地方。
3003	设计和开发输入能否为设计过程、设计验证和设计确认提供统一的基础，是否经过评审和批准。
3101	设计和开发输出是否满足设计和开发输入的要求。

续表

条款	检查内容
3102	设计和开发输出是否包括： 1. 采购信息，如原材料、组件和部件技术要求； 2. 生产和服务所需的信息，如产品图纸（包括零部件图纸）、工艺配方、作业指导书、环境要求等； 3. 产品接收准则（如产品标准）和检验程序； 4. 规定产品的安全和正常使用所必须的产品特性，如产品使用说明书、包装和标签要求等。产品使用说明书是否与注册申报和批准的一致； 5. 标识和可追溯性要求； 6. 提交给注册审批部门的文件； 7. 最终产品（样机或样品）； 8. 生物学评价结果和记录，包括材料的牌号、材料的主要性能要求、供应商的质量体系状况等。 注：参见 GB/T 16886《医疗器械生物学评价》系列标准。
3103	设计和开发输出（文件）是否经过评审和批准。
3201	是否开展了设计转换活动以解决可生产性、部件及材料的可获得性、所需的生产设备、操作人员的培训等。
3202	转换活动是否有效，是否已经将产品的每一技术要求都正确转化成与产品实现相关的具体过程或程序。
3203	转换活动的记录是否表明设计和开发输出在成为最终产品规范前得到验证，以确保设计和开发的产品适于制造。
3301	是否按第二十九条中策划的结果，在适宜的阶段进行设计和开发评审。
3302	是否保持设计和开发评审记录（包括评审结果和评审所引起的措施的记录）。
3401	结合第二十九条中策划的结果，是否在适宜的阶段进行设计和开发验证。
3402	是否保持设计和开发验证记录、验证结果和验证所引起的措施的记录。
3403	若设计和开发验证采用的是可供选择的计算方法或经证实的设计进行比较的方法来进行，是否评审所用的方法的适宜性，确认方法是否科学和有效。
3501	结合第二十九条中策划的结果，是否在适宜的阶段进行设计和开发确认。
3502	设计和开发确认活动是否在产品交付和实施之前进行。
*3503	是否保持设计和开发确认记录（包括临床评价或临床试验）、确认结果和确认所引起的措施的记录。 [注：参见 YY 0279《医疗器械临床（研究）调查》系列标准]
3504	对于按法规要求需进行临床试验的医疗器械，是否能够提供符合法规要求的临床试验的证实材料。
3505	对于需要进行性能评价的医疗器械，是否能够提供试验报告和（或）材料。
3601	是否对因设计和开发改动，包括选用的材料、零件或产品功能的改变可能带来的风险进行了评价，对产品安全性有效性等影响是否进行了评估。
3602	设计和开发更改是否保持记录。
3603	必要时，是否对设计和开发的更改进行评审、验证和确认。设计和开发更改的评审是否包括更改对产品组成部分和已交付产品的影响。
3604	设计和开发更改是否在实施前经过批准。
3605	设计和开发更改的实施是否符合医疗器械产品注册的有关规定。
3701	是否建立对无菌医疗器械进行风险管理的文件。
3702	风险管理是否覆盖了企业开发的每一项产品的产品实现的全过程。检查风险管理文档和记录，以确定实施的证据。

续表

条款	检查内容
3703	是否制定风险的可接受水平准则，并将医疗器械产品的风险控制在可接受水平。（注：风险管理参见 YY/T0316《医疗器械 风险管理对医疗器械的应用》；动物源性医疗器械的风险管理参见 ISO 22442《医疗器械生产用动物组织及其衍生物》）
3801	是否编制了采购程序文件。
3802	采购控制程序文件是否包括以下内容： 1. 企业采购作业流程规定； 2. 对不同的采购产品规定了不同的控制方式； 3. 对采购文件的制定、评审、批准作了明确的规定； 4. 对合格供方的选择、评价和再评价的规定； 5. 对采购产品的符合性的验证方法的规定； 6. 采购过程记录及其保持的规定。
3803	是否按程序文件的规定实施采购和采购管理，并保持记录
*3804	当采购产品有法律、行政法规的规定和国家强制性标准要求时，采购产品的要求是否不低于法律、行政法规的规定和国家强制性标准的要求。
3901	是否确定了采购的产品对最终产品的影响，并根据影响程度确定对供方和采购的产品实行控制的方式和程序。
3902	当产品委托生产时，委托方和受托方是否满足医疗器械生产监督管理有关法规的要求。
3903	是否制定了对供方进行选择、评价和再评价的准则（规范）。
3904	是否保留了供方评价的结果和评价过程的记录。
3905	供方（再）评价过程是否符合规定的要求。
*4001	采购信息是否清楚地表述采购产品的要求，是否包括采购产品类别、验收准则、规格型号、规范、图样，必要时是否包括过程要求、人员资格要求、质量管理体系要求等内容。
*4002	采购文件中（可以在与供方的协议中形成）的表述是否符合采购信息的要求，是否对采购信息可追溯性要求作出了明确的规定。
4003	采购过程记录中的信息是否满足可追溯性要求。
4101	是否按规定的程序和方法实施采购验证。
4102	是否保留采购验证记录。
4103	采购品是否满足采购要求。需进行生物学评价的材料，采购品是否与经生物学评价的材料相同。（结合3102 设计输出条款检查）。
4104	对于来源于动物的原、辅材料是否对去除病毒进行控制。 注：动物源性医疗器械的病毒控制参见 ISO 22442《医疗器械生产用动物组织及其衍生物》。
4105	企业对所用的初包装材料是否进行了选择和/或确认。 注：最终灭菌医疗器械的包装要求参见 GB/T19633《最终灭菌医疗器械的包装》。
4106	所用初包装材料是否会在包装、运输、贮存和使用时对无菌医疗器械造成污染。
4201	在产品生产过程的策划前是否确定了产品的特性。
*4202	是否确定对产品质量有影响的生产过程。
4203	是否对生产过程制定了形成文件的程序、要求、作业指导书以及引用资料和引用的测量程序；
4204	是否策划了监视和测量过程，并实施了监视和测量。
4205	是否策划了放行、交付的过程和交付后活动，并予以实施。

条款	检查内容
*4301	是否确定产品实现过程中的关键工序和特殊过程。
4302	是否制定关键工序、特殊过程的重要工艺参数验证确认的规定，并有效实施。
*4303	是否编制了关键工序和特殊过程的工艺规程或作业指导书，是否执行了工艺规程或作业指导书。
4304	是否能提供实施上述控制的记录，以证实控制的符合性和有效性。
4401	生产过程中产生粉尘、烟雾、毒害物、射线和紫外线等有害物质的厂房、设备，是否安装除尘、排烟雾、除毒害物、防射线和紫外线等防护装置。
4402	是否建立对工作环境条件的要求并形成文件，并监视和控制这些工作环境条件。
4501	在生产过程中必须进行清洁处理或者从产品上去除处理物时（用户或顾客用通常的方法不能有效清除），是否编制对产品进行清洁的要求的文件并加以实施。
4502	是否对无菌医疗器械进行污染的控制，及对灭菌过程进行控制。
4601	洁净室（区）内使用的设备，其结构型式与材料是否对洁净环境产生污染，是否有防止尘埃产生和扩散的措施。
4602	洁净室（区）内使用的设备、工艺装备与管道表面是否光洁、平整、无颗粒物质脱落，并易于清洗和消毒或灭菌。
4603	操作台是否光滑、平整、无缝隙、不脱落尘粒和纤维、不易积尘并便于清洗消毒。
4701	洁净室（区）内使用的与物料或产品直接接触的设备、工艺装备及管道表面是否无毒、耐腐蚀、不与物料或产品发生化学反应和粘连。
4702	洁净室（区）内使用的与物料或产品直接接触的设备、工艺装备及管道表面是否无死角并易于清洗、消毒或灭菌。
4801	洁净室（区）内设备所用的润滑剂、冷却剂、清洗剂是否不会对产品造成污染。
4802	若适用时，在洁净区内通过模具成型后不清洗的零配件所用的脱模剂是否无毒、无腐蚀，不会影响最终产品的质量。
4901	是否制定工位器具的管理文件并保存记录。
4902	是否具有与生产规模相适应的专用工位器具。
4903	工位器具是否能够避免产品存放和搬运中受损和有效防止产品污染。
5001	是否根据产品质量要求和生产过程中的主要污染情况，采取适当的措施对进入到洁净室（区）的零配件、物料或产品进行清洁处理。
5002	是否规定零配件、物料或产品进入洁净室（区）的净化程序并具备设施，净化程序和设施是否能有效去除生产过程中的零配件或产品、外购物料或产品上的污染物。
*5003	末道清洁处理是否在相应级别的洁净室（区）内进行，所用的处理介质是否能满足产品的质量要求。
5101	是否根据生产工艺制定清场的管理规定并保持清场记录。
5102	生产前是否确认无上次生产遗留物。是否能有效防止产品的交叉污染。
5201	是否建立批号管理文件，是否规定批号编制方法、生产批和灭菌批组批方法，并明确生产批号和灭菌批号的关系。
5202	是否规定了每批应形成的记录，内容是否齐全。
5301	企业所用的灭菌方法或无菌加工技术是否经过分析、论证和选择，以适宜于所生产的无菌医疗器械。
5302	在生产过程中是否执行了国家相关法规和标准的规定，如 YY/T 0567《医疗产品的无菌加工》、GB 18279《医疗器械 环氧乙烷灭菌 确认和常规控制》、GB 18280《医疗保健产品的灭菌 确认和常规控制要求 辐射灭菌》、GB 18278《医疗保健产品的灭菌 确认和常规控制要求 工业湿热灭菌》等。

续表

条款	检查内容
5401	除了灭菌过程以外，需确认的过程是否按程序实施，关键工序、特殊过程的重要工艺参数是否经过验证，并经审批后实施。
5402	过程的确认是否至少包括：评价计划的制定、评价的实施、评价的记录和评价的结论（或报告）。
5403	是否对过程确认的人员的资格进行了鉴定。
5404	如生产和服务提供过程中采用的计算机软件对产品质量有影响，是否编制了确认的程序，且在初次应用以及软件的任何更改应用前予以确认并保持记录。
5501	是否编制了产品灭菌过程确认的程序文件。
*5502	在初次对产品进行灭菌前，是否对灭菌过程进行确认。在产品、灭菌器、工艺参数等发生变化时是否对灭菌过程进行再确认。
5503	灭菌过程或无菌加工过程的确认是否符合相关标准的规定，如 GB18278～GB18280《医疗保健产品灭菌确认和常规控制要求》，记录或报告是否经过评审和批准。
5504	若采用无菌加工技术保证产品无菌，是否按有关标准规定，如 YY/T0567《医疗产品的无菌加工》进行了过程模拟试验。
5505	是否保持了灭菌过程确认的记录。
5601	是否制定了灭菌过程控制文件，这些文件是否包括： 1. 灭菌工艺文件； 2. 灭菌设备操作规程； 3. 灭菌设备的维护、保养规定； 4. 适用时，环氧乙烷进货及存放控制； 5. 灭菌过程的确认和再确认。
5602	灭菌过程是否与灭菌工艺文件保持一致。（现场观察）
5603	工作人员是否严格执行灭菌设备操作规程。（现场提问）
5604	是否按规定对灭菌设备进行维护和保养。
5605	灭菌设备是否有自动监测及记录装置，灭菌过程和参数记录是否完整、齐全，有可追溯性。
5701	生产批的划分是否符合企业相关文件的规定。（现场抽查所生产的任意产品的记录）
5702	是否建立并保持了批生产记录。
5703	根据批记录是否能满足原料采购数量、生产数量和批准销售数量的追溯。
5801	是否编制产品标识程序文件。
5802	在产品实现的全过程中是否按规定方法对产品进行标识。
5803	标识是否明显、牢固、唯一，便于区分和识别，能够防止混用并能实现追溯。
5901	是否制定了产品检验和试验状态进行标识的程序文件。
5902	产品检验和试验状态标识的程序文件是否可以确保只有所要求的检验和试验合格的产品才能被放行。
5903	生产过程中的状态标识是否符合程序文件的规定。
6001	是否编制了可追溯性程序文件。
6002	是否规定了可追溯的范围、程度和途径，并能实现追溯。
*6003	对直接或间接接触心血管系统、淋巴系统或脑脊髓液或药液的零配件的材料是否至少能追溯到产品生产所用的原材料、灭菌设备和生产环境。（检查标识和生产批记录）

条款	检查内容
6101	产品说明书、标签和包装标识的内容是否符合《医疗器械说明书、标签和包装标识管理规定》等规定和相关标准要求。
*6102	在用产品说明书的内容是否与申报注册已确认的版本保持一致。
6201	是否制定了产品防护的程序文件。
6202	产品防护的程序文件是否包括了产品标识、搬运、包装、贮存和保护，以及对产品的组成部分防护的内容。
6203	是否根据对产品质量影响的程度规定了所生产的各种无菌医疗器械的贮存条件，是否控制和记录这些条件，并在注册产品标准、包装标识、标签和使用说明书中注明。
6204	企业贮存场所是否具有环境监控设施。
6205	是否对贮存条件进行记录。
6301	是否建立监视和测量装置的控制程序并形成文件，配置相应的装置，以确保监视和测量符合规定的要求。
6302	测量装置的控制程序中是否对测量装置的搬运、维护和贮存过程中防护要求作出规定，以防止检验和试验结果失效。
*6303	是否定期对测量装置进行校准或检定，是否予以标识和保持记录。
6304	测量装置的控制程序中是否对企业自校准测量装置的校准方法作出规定。
6305	当检验和试验装置不符合要求时，是否： 1. 对以往检验和试验的结果的有效性进行评价并记录； 2. 对该设备和任何受影响的产品采取适当的措施； 3. 保持对设备进行校准和验证的记录。
6306	对产品检验中使用的对检测结果有影响的计算机软件： 1. 是否使用前进行确认； 2. 必要时（如软件更改、受计算机病毒侵害等情况）是否再确认。
*6307	无菌检测室是否符合要求，并与生产产品和生产能力相适应。
6401	是否建立产品检验和试验程序文件。
6402	是否在产品实现过程的适当阶段（如进货、关键控制点、出厂等阶段），确定产品检验和试验项目，并制定检验和试验规范。
*6403	是否按照检验和试验的程序文件及规范的规定，对产品进行检验和试验。
*6501	外购、外协零配件、原辅材料和过程产品是否在检验或验证合格后才投入使用或转入下道工序。
*6502	最终产品是否在其全部出厂检验项目合格后放行。
6503	是否保持产品符合要求的证据（如检验或验证记录）。
6504	产品放行是否经有权放行产品的人员的批准，是否保持批准的记录。
6505	最终产品的自测检验报告所代表的产品是否与其生产记录的产品相符。
6601	是否建立了留样观察室，并按规定进行留样。
6602	是否根据产品及生产工艺特点，制定留样管理办法，保持留样观察记录。
6701	是否建立反馈系统程序并形成文件，规定监视的方法、反馈的途径、处理的程序、职责、频次等。
6702	当用数据分析的方法发现产品性能的偏离时，是否按照程序反馈到相应的部门。

续表

条款	检查内容
6801	是否建立了质量体系内部审核程序并形成文件，规定内部审核的职责、范围、频次、方法和记录的要求。
6802	企业的内审记录（如内审计划、审核检查表、审核日程安排、内审报告等）是否与程序文件相符。
6803	是否对内审提出的不符合项采取纠正措施，并跟踪验证纠正措施的有效性。
6901	产品销售或投标前，是否对与产品有关的要求（包括顾客的、法规的和附加的其他要求）进行评审，是否保持评审记录。
6902	与产品有关的要求是否形成文件，如合同、标书、订单或产品信息等。电话订货时，是否保持包含产品要求的电话订货记录。
6903	产品要求发生变更时，是否进行了再评审和保持评审记录，是否将变更后的信息通知相关人员。
7001	如有安装活动，是否编制了医疗器械安装的作业指导书和安装验证的接收准则。
7002	是否按照医疗器械安装的作业指导书和安装验证的接收准则的要求实施并保存记录。
7101	有服务要求的情况，是否规定了服务活动的内容和对服务活动的验证要求。
7102	有服务要求的情况，是否保持服务活动的记录。
7201	是否按照《医疗器械经营企业许可证管理办法》等规定，选择具有本类医疗器械经营资质的经营企业。（查看《医疗器械经营许可证》及其他资质证明并查看销售记录）
*7301	销售记录的数量与生产记录是否一致，是否能追查到每批产品的售出情况。
*7401	是否建立不合格品控制程序并形成文件。
7402	程序文件是否规定了对不合格品的控制要求（包括不合格品的标识、隔离、评审、处置和记录的控制）。
7403	程序文件是否规定了不合格品处置的相关人员的职责和权限。
7501	是否按照不合格品控制程序文件的规定对不合格品进行标识、隔离和记录。
*7502	是否按照不合格品控制程序文件的规定对不合格品进行评审和处置。（查阅对不合格品的处置记录）？（注：有评审权限的人根据程序文件的规定做出返工、报废、销毁或降级使用等处置意见的决定可视为评审）
*7601	对交付或开始使用后发现的不合格品，是否根据调查分析的结果采取相应的措施。
7602	若对不合格品采取了纠正，是否对其进行再次检验（查看检验报告和记录）。
7701	若产品需要返工，是否编制了返工文件，包括作业指导书及不合格品返工后的重新检验和重新评价等内容，并经过批准。（注："返工文件"可以是任何形式，但须包含如何返工的规定，其复杂程度应与返工过程的复杂程度相适应。）
7702	在批准返工文件前是否确定返工对产品的不利影响。
*7703	是否对返工后的产品进行重新检验或重新评价。
7801	是否制定了顾客投诉接收和处理程序文件。
7802	顾客投诉接收和处理程序文件中是否规定： 1. 接收和处理的职责； 2. 评价并确定投诉的主要原因； 3. 采取纠正及纠正措施； 4. 识别、处置顾客返回的产品； 5. 转入纠正措施路径。

续表

条款	检查内容
7803	是否执行顾客投诉接收和处理程序，保持顾客抱怨处理的记录。
7901	是否已建立了关于起草、批准和发布忠告性通知的程序并形成文件。
7902	是否按程序实施并保持发布和实施的记录。
*8001	是否规定了可疑不良事件管理人员的职责、报告原则、上报程序、上报时限，制定了启动实施医疗器械再评价的程序和文件等，并符合法规要求。
*8101	是否按照程序文件和相关法规的规定，开展了不良事件监测和再评价工作。
8102	是否保持了不良事件监测和再评价工作记录和相关档案。
8201	是否建立了数据分析程序并形成文件。
8202	程序文件是否对与产品质量和质量管理体系运行有关信息（包括顾客反馈、产品质量的符合性、过程和产品的特性及趋势，采取预防措施的机会、供方情况）收集数据的来源、统计技术和分析结果的利用作出了规定。
8203	是否有能力发现产品性能的偏离和不合格的趋势。
8301	是否采用适当的分析方法，包括应用统计技术等，进行数据分析，并保持数据分析结果的记录。
8302	是否对产品符合性的趋势、顾客反馈信息、供方供货业绩等信息进行充分分析。
8401	是否建立纠正措施程序并形成文件。文件是否规定了： 1. 评审不合格条件； 2. 确定不合格的原因； 3. 评价确保不合格不再发生的措施的需求； 4. 确定和实施所需的措施，包括更新文件（适当时）； 5. 保持采取措施的记录； 6. 评审所采取措施的有效性。
8501	是否已制定了发布忠告性通知和对于存在安全隐患的医疗器械采取召回等措施的程序文件，并符合相关法规的要求。
8502	是否按程序实施并保持记录。
8601	是否建立预防措施程序并形成文件。
8602	程序文件是否对如下要求作出规定。 1. 潜在不合格的原因分析； 2. 预防措施的有效性验证。（注：所采取的预防措施应取决于潜在不合格事项的风险程度、本质和其对产品质量的影响程度）
8701	企业若对顾客投诉没有采取纠正和（或）预防措施，是否按企业文件要求经批准并记录理由。

案　　例

　　接举报，某市药监局执法人员对一地下加工生产固定义齿窝点进行查处，当场查到义齿生产设备、仪器、工艺资料和生产的原辅料。经查证，涉案当事人王某，其在未取得《医疗器械生产企业许可证》和《医疗器械产品注册证》的情况下，租用民房，雇佣工人，自购原辅材料以及相应的仪器设备、生产工具等，事先到牙科诊所等使用单位联系加工业务，然后进行非法生产加工固定义齿活动。部药监部门如何处理？

案例中的固定义齿属必须经省级药品监督管理部门许可才能生产的医疗器械，根据《定制式义齿注册暂行规定》（国食药监械［2003］365号）规定；使用已注册的义齿材料生产的定制式义齿产品为二类医疗器械，使用未注册的义齿材料生产的定制式义齿产品为三类医疗器械。由此可见，王某生产的义齿是二类以上的医疗器械，根据〈医疗器械监督管理条例〉第二十条第二款规定（开办第二类、第三类医疗器械生产企业，应当经省、自治区、直辖市人民政府药品监督管理部门审查批准，并发给《医疗器械生产企业许可证》。无《医疗器械生产企业许可证》的，工商行政管理部门不得发给营业执照。）王某未取得《医疗器械生产企业许可证》进行生产，属无证生产医疗器械。依据〈医疗器械监督管理条例〉第三十六条规定，未取得《医疗器械生产企业许可证》生产第二类、第三类医疗器械的，由县级以上人民政府药品监督管理部门责令停止生产，没收违法生产的产品和违法所得，违法所得1万元以上的，并处违法所得3倍以上5倍以下的罚款；没有违法所得或者违法所得不足1万元的，并处1万元以上3万元以下的罚款；构成犯罪的，依法追究刑事责任。

目标检测题

一、选择题

（一）单项选择题

1. 《医疗器械生产企业许可证》分正本和副本，正本、副本具有同等法律效力，其有效期为（ ）
   A. 2年   B. 3年   C. 4年   D. 5年

2. 开办第一类医疗器械生产企业，需向哪一部门备案（ ）
   A. 县级食品药品监督管理局   B. 地、市级食品药品监督管理局
   C. 省级食品药品监督管理局   D. 国家食品药品监督管理局

3. 开办第三医疗器械生产企业由哪一部门审查批准书（ ）
   A. 县级食品药品监督管理局   B. 地、市级食品药品监督管理局
   C. 省级食品药品监督管理局   D. 国家食品药品监督管理局

4. 《医疗器械生产质量管理规范》（试行）中规定洁净室（区）的温度应控制在（ ）
   A. 2~10℃   B. 10~20℃   C. 18~26℃   D. 25~30℃

5. 委托生产医疗器械，其说明书、标签和包装标识应包括（ ）
   A. 标明委托方企业名称
   B. 标明委托方企业名称，受托方企业名称
   C. 标明委托方企业名称，受托方企业名称和生产地址
   D. 标明委托方企业名称，受托方企业名称和委托方企业生产地址

（二）多项选择题

1. 开办第二类、第三类医疗器械生产企业必须具备以下条件（　　）

A. 企业的生产、质量和技术负责人应当具有与所生产医疗器械相适应的专业能力，并掌握国家有关医疗器械监督管理的法律、法规和规章以及相关产品质量、技术的规定。质量负责人不得同时兼任生产负责人

B. 企业内初级以上职称或者中专以上学历的技术人员占职工总数的比例应当与所生产产品的要求相适应

C. 企业应当具有与所生产产品及生产规模相适应的生产设备，生产、仓储场地和环境。企业生产对环境和设备等有特殊要求的医疗器械的，应当符合国家标准、行业标准和国家有关规定

D. 企业应当设立质量检验机构，并具备与所生产品种和生产规模相适应的质量检验能力

E. 企业应当保存与医疗器械生产和经营有关的法律、法规、规章和有关技术标准

2. 《医疗器械生产企业许可证》应当载明（　　）

A. 许可证编号、企业名称、法定代表人、企业负责人

B. 注册地址、生产地址　　　　C. 生产范围

D. 发证机关、发证日期　　　　E. 有效期限等事项

3. 委托方负责委托生产医疗器械的（　　）

A. 质量　　　　B. 销售　　　　C. 生产　　　　D. 生产过程记录

4. 医疗器械生产质量管理规范要求生产企业应当建立文件控制程序并形成文件，文件控制要（　　）

A. 文件发布前应当经过评审和批准，以确保文件的适宜性和充分性，并满足本规范的要求

B. 文件更新或修改时，应当按照规定对文件进行评审和批准，并能识别文件的更改和修订状态，确保在工作现场可获得适用版本的文件

C. 生产企业应当确保有关医疗器械法规和其他外来文件得到识别与控制

D. 生产企业应当对保留的作废文件进行标识，防止不正确使用

二、问答题

1. 什么叫医疗器械生产企业？

2. 《医疗器械生产企业许可证》有效期为几年？

3. 医疗器械生产监督检查的主要内容有哪些？

4. 苏（食）药监械生产许20080565号的含义是什么？

第四章

医疗器械经营管理

知识要点

本章介绍了医疗器械经营、经营管理和经营企业的概念；介绍了《医疗器械经营企业许可证管理办法》的主要内容以及医疗器械经营企业在经营活动中应做到的有关要求；

学习目标

掌握：（1）医疗器械经营许可证的管理；（2）医疗器械经营企业投标标书的编写要求。

熟悉：医疗器械经营企业、医疗器械经营、经营管理的概念。

了解：医疗器械经营管理的特点及其职能。

第一节 概 述

一、医疗器械经营管理的含义

1. 经营 意指筹划、谋求并经管办理。

2. 经营企业 是指从事商品流通业务的经济实体。

3. 医疗器械经营企业 是指从事药品流通的专营和兼营企业。

4. 医疗器械经营管理 是指医疗器械经营企业对医疗器械进行采购、验收、储存、养护、出库、运输以及医疗器械的广告、定价、销售、售后服务等一系列的活动被称为医疗器械经营。对各个环节的管理叫做医疗器械的经营管理。

5. 医疗器械流通监督管理，是指食品药品监督管理部门对医疗器械采购、销售和使用过程开展的市场监督、质量检查以及对制假售假等违法行为依法进行处理的质量监督管理活动。

二、医疗器械经营的特点

1. 专业性强

医疗器械的品种繁多，对商品质量要求较高。为保障人民用械安全、有效，医疗器械经营企业要有保证产品质量的环境、设施、设备和相应的管理制度，要有一定数量的具有专业知识的经营人员，比如经营 X 光机用的胶片，就必须存放在有温度、湿度控制的环境中；经营一次性输液器、一次性注射器就要制定有效期管理的商品管理制度，并严格执行。

2. 政策性强

医疗器械经营企业必须依法经营，必须接受药品监督管理部门的监管和抽查。在医疗器械的采购、验收、储存、养护、运输、送货、售后服务等各环节都要按照国家有关法律、法规的规定进行，否则，轻者被处罚，重者被吊销经营许可证。

3. 综合交融性强

医疗器械经营企业开展经营活动，除了医疗器械的购进、储存、销售，还要同金融、交通运输、医院以及与患者等单位和个人联系。既有专业技术性工作又有事务性工作；企业既要处理好经济效益与社会效益的关系，又要处理好国家、集体、个人之间的关系。

三、医疗器械经营管理的职能

1. 进货

经营企业根据本企业的经营方针编制进货计划，选择进货单位，确定购进品种、规格、数量、价格、质量标准，购货合同，直至把货物运到本企业的仓库。这一系列活动为进货。进货时要选择合法的单位，要有详细的进货记录。

2. 验收与检验

经营企业要按合同约定的标准对购进的医疗器械进行逐台（逐批）验收，并按规定做好记录，如有质量不合格的产品，要进行控制性管理，查明质量不合格的原因，分清责任，及时处理。

验收时要查验下列资质证明文件：

（1）《营业执照》；

（2）《医疗器械生产企业许可证》或《医疗器械经营企业许可证》；

（3）企业法定代表人的委托授权书原件，委托授权书应明确授权范围；

（4）销售人员身份证明；

（5）医疗器械产品注册证书及附件；

（6）产品合格证明。

3. 储存与养护

医疗器械经营企业为保证商品在储存期间的质量，应制定储存管理制度，编制商品在库养护规程，指导和检查商品储存条件，并做好商品养护记录。

4. 出库与运输

医疗器械出库应进行复核和质量检查，并做好质量跟踪记录，运输要按标准规定的方式进行运输，严禁野蛮装卸。

5．销售与售后服务

医疗器械经营企业应根据有关法律法规和规定依法经营医疗器械，销售时要有完整的销售记录。销售后要按合同的要求为用户安装、调试好医疗器械，并做好记录。还要按照规定跟踪器械质量信息，做好售后服务。

截至 2011 年底，我国持有《医疗器械经营企业许可证》的医疗器械经营企业168596 家。销售收入达 1300 亿元。预计到 2015 年中国医疗器械行业将达到 1900 亿元左右的产业销售规模。

第二节　医疗器械经营企业的管理

国家对医疗器械经营企业的管理，主要体现在法律法规上管理。

一、医疗器械经营许可证制度

《医疗器械监督管理条例》第二十四条规定："开办第二类、第三类医疗器械经营企业，须经企业所在地省、自治区、直辖市人民政府药品监督管理部门批准并发给《医疗器械经营许可证》；凭《医疗器械经营许可证》到工商行政管理部门办理《营业执照》。无《医疗器械经营许可证》的，不得经营第二类、第三类医疗器械。

根据这条规定，国家食品药品监督管理局于二〇〇四年八月九日以第 15 号局令形式颁布了《医疗器械经营企业许可证管理办法》，并规定自公布之日起施行。其主要内容如下：

（一）总则

1．宗旨和依据

为加强对医疗器械经营许可的监督管理，根据《医疗器械监督管理条例》，制定本办法。

2．适用范围

中华人民共和国境内经营第二类、第三类医疗器械的都应当持有《医疗器械经营企业许可证》。

药品监督管理部门进行《医疗器械经营企业许可证》发证、换证、变更及监督管理时应遵循本办法。

3．权限

国家食品药品监督管理局主管全国《医疗器械经营企业许可证》的监督管理工作。

省级药品监督管理部门负责本辖区内《医疗器械经营企业许可证》的发证、换证、变更和监督管理工作。

设区的市级药品监督管理部门主管《医疗器械经营企业许可证》的监督管理工作。

（二）申请《医疗器械经营企业许可证》的条件

1．开办经营第一类医疗器械的企业应具备以下条件

（1）企业管理人员熟悉国家医疗器械监督管理的法规、规章以及我省对医疗器械的管理规定；

（2）具有与所经营产品及规模相适应的经营、仓储场所；

（3）具有与所经营产品及规模相适应的质量管理和质量验证能力。

2.开办经营第二类、第三类医疗器械的企业必须符合以下条件

（1）企业管理人员熟悉国家医疗器械监督管理的法规、规章以及省以上药监部门对医疗器械的管理规定；

（2）配备与所经营产品相关专业的中专以上学历的质量管理人员；

（3）设置质量管理机构，行使质量管理和质量验证职能；

（4）配备具有相关专业的售后服务人员，具有与经营规模及经营品种相适应的技术培训、维修等售后服务的能力；

（5）具有与经营规模和产品相适应的营业、仓储等场所（非法人单位应具有与经营规模相适应、临街的门店），场所环境整洁、无污染源。营业场所、仓库、办公、生活等区域应分开；

（6）具有与所经营规模和产品相适应的专用的陈列展示柜台、货架及验收、仓储、养护设施和设备；

（7）建立符合有关法规和企业实际的质量管理制度，并严格执行；

（8）建立并保持符合规定的质量工作记录，各项记录须真实、完整，填写规范；

（9）收集保存相关的法律、法规、规章及与经营产品相关的技术标准；

（10）患有传染性等疾病的人员不得从事与医疗器械产品直接接触的工作。

（三）企业的备案及审批

1.拟办企业所在地省级药品监督管理部门或者接受委托的设区的市级食品药品监督管理机构负责受理《医疗器械经营企业许可证》的发证申请。

2.省级药品监督管理部门或者接受委托的设区的市级食品药品监督管理机构应当在其行政机关网站或者申请受理场所公示申请《医疗器械经营企业许可证》所需的条件、程序、期限、需要提交的全部材料目录和申请书示范文本。

3.申请《医疗器械经营企业许可证》时，应当提交如下资料：

（1）《医疗器械经营企业许可证申请表》；

（2）工商行政管理部门出具的企业名称预核准证明文件；

（3）拟办企业质量管理人员的身份证、学历或者职称证明复印件及个人简历；

（4）拟办企业组织机构与职能；

（5）拟办企业注册地址、仓库地址的地理位置图、平面图（注明面积）、房屋产权证明（或者租赁协议）复印件；

（6）拟办企业产品质量管理制度文件及储存设施、设备目录；

（7）拟办企业经营范围。

知识链接

对申请材料的要求

1. 经营企业提交的《医疗器械经营企业许可证申请表》应有法定代表人签字或加盖企业公章;

2.《医疗器械经营企业许可证申请表》所填写项目应填写齐全、准确,填写内容应符合以下要求。

A.“企业名称”、“注册地址”与《工商营业执照》或《企业名称预先核准通知书》相同。

B. 拟申请的经营范围按2002年国家药品监督管理局印发的《医疗器械分类目录》一级目录填写。

C.“注册地址”、“仓库地址”的填写应明确具体的门牌、楼层和房号。

3. 法定代表人的身份证明、学历职称证明、任命文件应有效;

4. 工商行政管理部门出具的《企业名称预先核准通知书》或《工商营业执照》的复印件应与原件相同,复印件确认留存,原件退回;

5. 房产证明、房屋租赁证明(出租方要提供产权证明)应有效;

6. 企业负责人、质量管理人的简历、学历证明或职称证明应有效;

7. 企业应根据自身实际建立医疗器械质量管理档案或表格。

8. 申请材料真实性的自我保证声明应由法定代表人签字并加盖企业公章,如无公章,则须有法定代表人本人签字或签章。

9. 凡申请材料需提交复印件的,申请人(单位)须在复印件上注明“此复印件与原件相符”字样或者文字说明,注明日期,加盖单位公章;个人申请的须签字或签章。

10. 申请材料应完整、清晰、签字,并逐份加盖公章,所有申请表格电脑打字填写,使用A4纸打印,复印使用A4纸,按照申请材料目录顺序装订成册。

4. 省级药品监督管理部门或者接受委托的设区的市级药品监督管理机构依据医疗器械经营企业检查验收标准对拟办企业进行现场核查,并根据本办法对申请资料进行审查。合格的发给《医疗器械经营企业许可证》

5.《医疗器械经营企业许可证》应当载明企业名称、企业法定代表人、负责人及质量管理人员姓名、经营范围、注册地址、仓库地址、许可证号、许可证流水号、发证机关、发证日期、有效期限等项目。

6.《医疗器械经营企业许可证》包括正本和副本。《医疗器械经营企业许可证》正本和副本具有同等法律效力。《医疗器械经营企业许可证》的正本应当置于医疗器械经营企业经营场所的醒目位置。

7.《医疗器械经营企业许可证》由国家食品药品监督管理局统一印制。《医疗器械经营企业许可证》正本、副本式样和编号方法,由国家食品药品监督管理局统一制定。

8. 省级药品监督管理部门应当公布已经颁发的《医疗器械经营企业许可证》的有

关信息，公众有权进行查询。

9. 备案号的编写格式为：

X1 药管械经营备 XXXX2XXXX3 号；

10. 许可证的编号格式为：

X1 药管械经营许 XXXX2XXXX3 号；

其中：

X1：备案或批准部门所在地（省、直辖市、自治区）的简称；

XXXX2：年份；

XXXX3：顺序号。

如；沪药管械经营许 20100089 号代表 2010 年上海市监督管理局审批的第 89 个医疗器械经营企业许可证。

《医疗器械经营企业许可证》是医疗器械经营企业的合法标志。

（四）《医疗器械经营企业许可证》的变更与换发

1. 《医疗器械经营企业许可证》项目的变更分为许可事项变更和登记事项变更。

许可事项变更包括质量管理人员、注册地址、经营范围、仓库地址（包括增减仓库）的变更。

登记事项变更是指上述事项以外其他事项的变更。

2. 医疗器械经营企业申请变更许可事项的，省级药品监督管理部门应当在受理医疗器械经营企业许可事项变更申请之日起 15 个工作日内按照医疗器械经营企业检查验收标准进行审核，并由省级药品监督管理部门作出准予变更或者不准变更的决定；需要现场验收的，应当在受理之日起 20 个工作日内作出准予变更或者不准变更的决定。

3. 省药品监督管理部门作出准予变更决定的，应当在《医疗器械经营企业许可证》副本上记录变更的内容和时间；不准变更的，应当书面告知申请人并说明理由，同时告知申请人享有依法申请行政复议或者提起行政诉讼的权利。

4. 医疗器械经营企业变更《医疗器械经营企业许可证》的许可事项后，应当依法向工商行政管理部门办理企业登记的有关变更手续。变更后的《医疗器械经营企业许可证》有效期不变。

6. 企业分立、合并或者跨原管辖地迁移，应当按照本办法的规定重新申请《医疗器械经营企业许可证》。

7. 《医疗器械经营企业许可证》的有效期为 5 年。有效期届满，需要继续经营医疗器械产品的，医疗器械经营企业应当在有效期届满前 6 个月，向省级药品监督管理部门申请换发《医疗器械经营企业许可证》。

省药品监督管理部门按照规定对换证申请进行审查。符合要求的换发《医疗器械经营企业许可证》。不符合要求的，书面通知企业。

8. 医疗器械经营企业遗失《医疗器械经营企业许可证》的，应当立即向食品药品监督管理部门报告，并在省级药品监督管理部门指定的媒体上登载遗失声明。省级药品监督管理部门应当在企业登载遗失声明之日起满 1 个月后，按照原核准事项补发《医疗器械经营企业许可证》。补发的《医疗器械经营企业许可证》与原《医疗器械经营企业许可证》有效期相同。

（五）监督检查

1. 上级食品药品监督管理部门应当加强对下级食品药品监督管理部门实施医疗器械经营许可的监督检查，及时纠正行政许可实施中的违法行为。

2. 药品监督管理部门应当建立《医疗器械经营企业许可证》发证、换证、变更和监督检查等方面的工作档案，并在每季度的第1周将上季度《医疗器械经营企业许可证》的发证、换证、变更和监督检查等情况报上一级药品监督管理部门。对依法作废、收回的《医疗器械经营企业许可证》，省级药品监督管理部门应当建立档案保存5年。

3. 药品监督管理部门应当加强对医疗器械经营企业的监督检查。监督检查的主要内容包括：

（1）企业名称、企业法定代表人或者负责人及质量管理人员变动情况；

（2）企业注册地址及仓库地址变动情况；

（3）营业场所、存储条件及主要储存设施、设备情况；

（4）经营范围等重要事项的执行和变动情况；

（5）企业产品质量管理制度的执行情况；

（6）其他需要检查的有关事项。

4. 医疗器械经营企业有下列情形之一的，药品监督管理部门必须进行现场检查：

（1）上一年度新开办的企业；

（2）上一年度检查中存在问题的企业；

（3）因违反有关法律、法规，受到行政处罚的企业；

（4）食品药品监督管理部门认为需要进行现场检查的其他企业。

5. 药品监督管理部门依法对医疗器械经营企业进行监督检查时，应当将监督检查的情况和处理结果记录在案，由监督检查人员签字后归档。药品监督管理部门应当公告并在《医疗器械经营企业许可证》副本上记录现场检查的结果。

6. 有下列情形之一的，《医疗器械经营企业许可证》由原发证机关注销：

（1）《医疗器械经营企业许可证》有效期届满未申请或者未获准换证的；

（2）医疗器械经营企业终止经营或者依法关闭的；

（3）《医疗器械经营企业许可证》被依法撤销、撤回、吊销、收回或者宣布无效的；

（4）不可抗力导致医疗器械经营企业无法正常经营的；

（5）法律、法规规定应当注销《医疗器械经营企业许可证》的其他情形。

食品药品监督管理部门注销《医疗器械经营企业许可证》的，应当自注销之日起5个工作日内通知工商行政管理部门，并向社会公布。

（六）法律责任

1. 医疗器械经营企业擅自变更质量管理人员的，由食品药品监督管理部门责令限期改正。逾期拒不改正的，处以5000元以上1万元以下罚款。

2. 医疗器械经营企业擅自变更注册地址、仓库地址的，由食品药品监督管理部门责令限期改正，予以通报批评，并处5000元以上2万元以下罚款。

3. 医疗器械经营企业擅自扩大经营范围、降低经营条件的，由食品药品监督管理部门责令限期改正，予以通报批评，并处 1 万元以上 2 万元以下罚款。

4. 申请人隐瞒有关情况或者提供虚假材料申请《医疗器械经营企业许可证》的，省、自治区、直辖市食品药品监督管理部门或者接受委托的设区的市级食品药品监督管理机构对申请不予受理或者不予核发《医疗器械经营企业许可证》，并给予警告。申请人在 1 年内不得再次申请《医疗器械经营企业许可证》。

5. 申请人以欺骗、贿赂等不正当手段取得《医疗器械经营企业许可证》的，食品药品监督管理部门应当撤销其《医疗器械经营企业许可证》，给予警告，并处 1 万元以上 2 万元以下罚款。申请人在 3 年内不得再次申请《医疗器械经营企业许可证》。

6. 医疗器械经营企业有下列行为之一的，食品药品监督管理部门应当责令限期改正，并给予警告；逾期拒不改正的，处以 1 万元以上 2 万元以下罚款：

（1）涂改、倒卖、出租、出借《医疗器械经营企业许可证》或者以其他形式非法转让《医疗器械经营企业许可证》的；

（2）超越《医疗器械经营企业许可证》列明的经营范围开展经营活动的；

（3）在监督检查中隐瞒有关情况、提供虚假材料或者拒绝提供反映其经营情况的真实材料的。

7. 在《医疗器械经营企业许可证》发证、换证、变更和监督管理中有违反相关法律、法规规定的其他情形的，按照有关法律、法规的规定处理。

二、医疗器械产品经营管理

《医疗器械监督管理条例》第二十六条规定：医疗器械经营企业和医疗机构应当从取得《医疗器械生产企业许可证》的生产企业或者取得《医疗器械经营企业许可证》的经营企业购进合格的医疗器械，并验明产品合格证明。

医疗器械经营企业不得经营未经注册、无合格证明、过期、失效或者淘汰的医疗器械。

医疗机构不得使用未经注册、无合格证明、过期、失效或者淘汰的医疗器械。

第二十七条规定：医疗机构对一次性使用的医疗器械不得重复使用；使用过的，应当按照国家有关规定销毁，并作记录。

根据这些规定，医疗器械经营企业在取得《医疗器械经营企业许可证》后必须制订一整套切实可行的规章制度和良好的质量管理规范。只有这样，企业才能兴旺发达，才能有竞争能力。

（一）医疗器械经营企业管理制度必须包含的内容

1. 质量方针和目标管理；

2. 质量体系的审核；

3. 有关部门、组织和人员的质量责任；

4. 质量否决的规定；

5. 质量信息管理；

6. 首营企业和首营品种的审核；

7. 质量验收和检验的管理；

8. 仓储保管、养护和出库复核的管理；

9. 有关记录和凭证的管理；

10 有特殊管理器械的管理；

11. 有效期器械、不合格商品和退货商品的管理；

12. 质量事故、质量查询和质量投诉的管理；

13 医疗器械不良反应报告的规定；

14. 卫生和人员健康状况的管理；

15. 质量方面的教育、培训及考核的规定。

（二）医疗器械经营企业应有良好的经营管理规范，其规范至少应包括以下内容

1. 企业应建立质量管理机构，各类人员职责清楚，分工明确。如：医疗器械质量管理实行三级检验负责制，一是主管领导的责任，二是质检员责任，三是保管员责任，分工明确，各负其责。

2. 医疗器械购进业务管理

（1）首先确认供货单位的法定资格，证照是否齐全，是否有履行合同的能力，并索取商品检验的质量标准及质量鉴定报告。

（2）所购进的医疗器械应有《医疗器械注册证》和生产批号或生产日期。

（3）首次经营的品种，必须由业务部填写经营审批表，征求质检部门的意见，并经企业法人、负责人批准方能购入。

（4）医疗器械的包装和标志必须符合国家有关规定和储运的要求。

（5）购销合同及进口医疗器械合同上须注明验收标准及质量条款和要求。

（6）医疗器械进口品种应有国家药品监督管理局发放的《医疗器械进口注册证》。非直接进口的医疗器械应有供货单位提供的《医疗器械进口注册证》复印件并加盖该单位的红色印章。

（7）从工厂购进的首批医疗器械须向对方索取质量检验报告单及其验收标准。

（8）严肃认真处理质量问题的查询及退换货。

（9）根据制度的要求详细填写各项记录，记录项目须完整，无涂改。

3. 医疗器械质量验收管理

质检员要认真贯彻执行有关医疗器械管理的法律、法规及各项规章制度，入库时要坚持做到以下几点：

（1）要依据有关标准及合同条款对商品质量逐批、逐台（件）验收。

（2）必须做到验收有记录，对品名的各项检查、验收记录应完整、详细、规范。

（3）必须做到验收人签字盖章，证明商品合格后方能入库，要求记录完整，无涂改，存档保存。

（4）对企业自用的精密仪器、计量器具设有管理台账，定期检查，并有检查记录。

（5）建立医疗器械质量档案，研究处理医疗器械质量问题。

（6）对以下集中商品不得入库：

①没有《医疗器械注册证》及批号的医疗器械。

②伪劣、假冒的医疗器械。

③包装不整、分类不清、商标模糊不清或被污染不能用的产品。

④验收质量不符合标准的产品。

⑤没有《医疗器械注册证》的进口医疗器械。

⑥有效期在 6 个月以内的医疗器械。

4．医疗器械在库养护及出库复核制度

（1）保管员熟悉医疗的质量性能及贮存条件，凭验收员签章的入库凭证验收。

（2）对出现包装不牢，标志模糊等异常情况的医疗器械应拒收。

（3）医疗器械必须按要求存放于库中，并按其性质分类存放，其中医疗器械与非医疗器械分库，性质互相影响的分库，品名与外包装易混淆的分区。

（4）危险品应严格分类存放于有专门设施的专库保管。

（5）效期医疗器械挂有效期标志，出库时要向顾客介绍效期商品使用意见。

（6）库存五年以上医疗器械应检验合格后方能使用。

（7）对库存医疗器械应按季检查，做好养护，并有详细记录，建立医疗器械养护档案。

（8）退回医疗器械应单独存放，有退货详细记录，并保存三年，退回医疗器械经检验合格后，方能入合格品库。

（9）不合格医疗器械设专库或区存放，有明显标志，不合格医疗器械的确认、报销、销毁用有完善的程序及记录。

（10）出库复核要做到以下几点：

①依据出库凭证付货，并按其做好记录。

②认真检查票据的购货单位、品名、规格、数量、生产单位、生产批号、发货日期、发货人及复核人签名。

③要先做记录后提货，提出商品和票据核实后方可出库。

④危险医疗器械出库时，向顾客交代清楚，当面验清避免过后差错。

⑤做到日清日结，出现事故，及时处理。

5．销售和售后服务的管理

（1）医疗器械经营企业应按规定建立商品销售记录，记载品名、规格、型号、生产厂商、购货单位、销售数量、销售日期等项内容。销售记录应保存 3 年以上。

（2）医疗器械属于专业性器材，也是一种特殊的商品，在使用中，若方法不当，关系到病人的诊断结果及人身生命安全，因此，在经营中，有必要向用户提供必需的培训、维修等售后服务。

①熟悉了解产品的性能，工作原理及使用方法，对产品做定期的售后检查

②对操作人员提供必要的培训，使之了解本产品的结构，详细讲解使用方法，避免因使用不当而造成的损失

③提供专业人员，保证产品的使用效果

④定期征求拥护使用意见，及时处理产品在工作中出现的故障

⑤树立信誉，为消费者利益负责，为企业形象负责，对用户反映的问题一一落实

⑥新产品投入市场，必须多做调查，跟踪服务

（3）企业应按照国家有关规定建立不良反应报告制度，注意收集由本企业售出医疗器械出现的不良反应情况。发现不良反应情况，应按规定上报有关部门。

第三节 医疗器械的招标投标管理

许多医疗机构购买医疗器械采取招标采购的方式，医疗器械经营单位要懂得招标投标的有关要求和政策，增强企业的竞争能力。

一、医疗器械投标的程序

1. 浏览政府招标采购网站，掌握采购单位、采购项目名称、内容、方式等。

2. 按照招标文件的要求编制投标文件。投标文件应对招标文件提出的要求和条件作出实质性响应。

投标文件由商务部分、技术部分、价格部分和其他部分组成。

3. 将投标文件在招标文件要求提交的截止时间前，密封送达投标地点。招标采购单位收到投标文件后，应当签收保存，任何单位和个人不得在开标前开启投标文件。

二、医疗器械投标文件的编制要求

1. 明确招标文件的组成。弄清本招标文件由哪些内容组成。如投标邀请函、投标人须知、报价要求、合同文本、评标办法、投标文件格式及相关要求等内容。

2. 弄清本次投标文件的构成。

知道本次投标必须提交哪些内容。如投标函、法定代表人授权委托书、投标报价表、服务承诺书及其他说明和资料等内容。

3. 提交的资格、资信证明文件。资格、资信证明文件是投标人提交的证明其有资格参加投标和中标后有能力履行合同的文件。一般包括企业法人医疗器械生产许可证、医疗器械经营许可证、医疗器械产品注册证、营业执照、税务登记证、组织机构代码证等内容。由于投标人在资格预审时已经提交了资格证明文件的副本原件，所以投标时只要求投标人提交复印件并加盖公章即可。提交加盖公章的资格证明文件复印件主要有以下三个方面的作用：一是作为评委评标时的依据；二是作为有关方面监督检查时的凭据；三是作为档案资料以备后查。

4. 投标文件的编制要求：

一是投标文件应字迹清楚、内容齐全、不得涂改。如有修改，修改处须有法定代表人或其授权代表印章。二是投标文件应按照招标文件中规定的统一格式编制和填写，如要求统一用 A4 纸制作，并严格按照规定的顺序编制目录装订成册；报价表应按照投标报价要求填写，否则将被视为不完整响应的投标文件。三是一般情况下，投标文件应包括正本、副本各一份，并保证正本与副本的内容严格一致。如果正本与副本内容不一致的以正本为准；正本必须用不褪色的蓝黑墨水填写或打印，并注明"正本"字样。四是投标人必须保证投标文件所提供的全部资料真实可靠，并接受招标人对其中

任何资料进一步审查的要求。五是投标文件必须由法定代表人或授权代表签署。

5. 投标文件的密封及递交要求：

一是投标文件正、副本一式两份应一同装袋密封。封口处应有投标授权代表的签字及投标人公章。封皮上应写明招标编号、招标项目名称、投标人名称、地址，并注明"开标时启封"字样。二是为方便开标，报价表应单独放在一密封信封内，封口处应有投标授权代表的签字及投标人公章。封皮上也应写明招标编号、招标项目名称、投标人名称、地址，并注明"报价表"字样。三是如果投标人未按上述要求密封及加写标记，应当对其造成的后果给予明确。如投标人未按上述要求密封及加写标记，招标人对投标文件的误投和提前启封概不负责。对由此造成提前开封的投标书，招标人有权予以拒绝，并退回投标人。四是投标文件必须在招标文件规定的投标截止时间前送达到指定的投标地点，否则，招标人拒绝接收。

6. 交纳投标保证金的有关规定。《政府采购货物和服务招标投标管理办法》第三十六条规定：投标人投标时，应当按招标文件要求交纳投标保证金。投标保证金可以采用现金支票、银行汇票、银行保函等形式交纳。投标人未按招标文件要求交纳投标保证金的，招标采购单位应当拒绝接收投标人的投标文件。根据这一规定，一方面应明确投标保证金的数额、交纳和退还方式。如明确投标保证金的交纳数额后，要求投标保证金应以现金方式或其他方式交纳；凭保证金收据投标；未中标投标人的投标保证金将在中标通知书发出后五个工作日内，由招标人向投标人无息退还等等。另一方面要明确投标保证金不予退还的理由。如开标后在投标有效期内，投标人撤回其投标的；或投标人提供不实资料以谋取中标的等等。

7. 招标文件的澄清和修改等事项。

根据《政府采购货物和服务招标投标管理办法》第二十七条规定：招标采购单位对已发出的招标文件进行必要澄清或者修改的，应当在招标文件要求提交投标文件截止时间十五日前，在财政部门指定的政府采购信息发布媒体上发布更正公告，并以书面形式通知所有招标文件收受人。该澄清或者修改的内容为招标文件的组成部分。按照这一规定，如任何要求对招标文件进行澄清的潜在投标人，均应在投标截止期十五日以前按投标邀请函中的通讯地址以书面形式传真或寄送给招标人，招标人对投标截止期十五日以前收到的任何澄清要求将以书面形式予以答复。在投标截止期十五日以前，招标人均可对招标文件用补充文件的方式进行修改。补充文件将作为招标文件的组成部分，对所有潜在投标人有约束力。为使投标人有足够的时间按招标文件的修改要求修正投标文件，招标人可酌情推迟投标的截止日期和开标日期，并将具体变更情况通知上述每一个投标人等等。

8. 投标文件的修改和澄清要求。《政府采购货物和服务招标投标管理办法》第三十二条规定：投标人在投标截止时间前，可以对所递交的投标文件进行补充、修改或者撤回，并书面通知招标采购单位。补充、修改的内容应当按招标文件要求签署、盖章，并作为投标文件的组成部分。如评标委员会有权要求投标人对投标文件中含义不明确、对同类问题表述不一致或者有明显文字和计算错误的内容作必要的澄清、说明或者补正。投标人必须按照招标人通知的澄清内容和时间对问题做出澄清。必要时招标人可要求投标人就澄清的问题作书面答复，该答复经投标人的法定代表人或授权代表的签字认可，将作为投标文件的一部分。澄清、说明或者补正不得超出投标文件的范围或者改变投标文件的实质性内容。如果评标委员会一致认为某个投标人的报价明显不合理，有降低质量、不能诚信履约的可能时，评标委员会有权通知投标人限期进行解释。若该投标人未在规定期限内做出解释，或作出的解释不合理，经评标委员会取得一致意见后，可确定拒绝该投标等等。

三、开标、评标

评标工作由招标采购单位负责组织，具体评标事务由招标采购单位依法组建的评标委员会负责，并独立履行下列职责：

（一）审查投标文件是否符合招标文件要求，并作出评价；

（二）要求投标供应商对投标文件有关事项作出解释或者澄清；

（三）推荐中标候选供应商名单，或者受采购人委托按照事先确定的办法直接确定中标供应商；

（四）向招标采购单位或者有关部门报告非法干预评标工作的行为。

招标采购的评标方法分为最低评标价法、综合评分法和性价比法。

1. 最低评标价法，是指以价格为主要因素确定中标候选供应商的评标方法，即在全部满足招标文件实质性要求前提下，依据统一的价格要素评定最低报价，以提出最低报价的投标人作为中标候选供应商或者中标供应商的评标方法。

最低评标价法适用于标准定制商品及通用服务项目。

2. 综合评分法，是指在最大限度地满足招标文件实质性要求前提下，按照招标文件中规定的各项因素进行综合评审后，以评标总得分最高的投标人作为中标候选供应商或者中标供应商的评标方法。

综合评分的主要因素是：价格、技术、财务状况、信誉、业绩、服务、对招标文件的响应程度，以及相应的比重或者权值等。上述因素应当在招标文件中事先规定。

评标时，评标委员会各成员应当独立对每个有效投标人的标书进行评价、打分，然后汇总每个投标人每项评分因素的得分。

评标应当遵循下列工作程序：

（一）投标文件初审。初审分为资格性检查和符合性检查。

1. 资格性检查。依据法律法规和招标文件的规定，对投标文件中的资格证明、投标保证金等进行审查，以确定投标供应商是否具备投标资格。

2. 符合性检查。依据招标文件的规定，从投标文件的有效性、完整性和对招标文件的响应程度进行审查，以确定是否对招标文件的实质性要求作出响应。

（二）澄清有关问题。对投标文件中含义不明确、同类问题表述不一致或者有明显文字和计算错误的内容，评标委员会可以书面形式（应当由评标委员会专家签字）要求投标人作出必要的澄清、说明或者纠正。投标人的澄清、说明或者补正应当采用书面形式，由其授权的代表签字，并不得超出投标文件的范围或者改变投标文件的实质性内容。

（三）比较与评价。按招标文件中规定的评标方法和标准，对资格性检查和符合性检查合格的投标文件进行商务和技术评估，综合比较与评价。

（四）推荐中标候选供应商名单。中标候选供应商数量应当根据采购需要确定，但必须按顺序排列中标候选供应商。

案 例 分 析

案例一　无证经营医疗器械案

某药监局接举报，投诉有人在居民小区销售"多功能治疗仪"该局派人到现场核查，发现一男子正在为几名中、老年人进行理疗服务，临时搭建的宣传台上放有几台第二类理疗用的医疗器械，该男子不能提供《医疗器械经营企业许可证》声称自己只是免费进行社区报务，不收任何费用，不属于经营行为，但在现场的销售票据面前该男子不得不承认自己的销售行为。

问：该男子的行为违反了哪些法律法规中的哪些条款？该如何处罚？

答：违反了《医疗器械监督管理条例》第三十八条规定，未取得《医疗器械经营企业许可证》经营第二类、第三类医疗器械的，由县级以上人民政府药品监督管理部门责令停止经营，没收违法经营的产品和违法所得，违法所得5000元以上的，并处违法所得2倍以上5倍以下的罚款；没有违法所得或者违法所得不足5000元的，并处5000元以上2万元以下的罚款；构成犯罪的，依法追究刑事责任。

案例二　超范围经营医疗器械案

某市药监局在日常监管中发现，B医院从C医疗器械公司购入并使用了一次性使用输液器、一次性使用注射器等三类医疗器械和胎儿超声监护仪等二类医疗器械。经查证，C公司的《医疗器械经营企业许可证》载明的经营范围为："二类医用高分子材料和制品、二类口腔科材料、二类消毒和灭菌设备及器具"。

问：对C公司应如何定性？如何处罚？

答：C公司的行为可定性为：擅自扩大经营范围。

根据《医疗器械经营企业许可证管理办法》第三十五条规定，医疗器械经营企业擅自扩大经营范围、降低经营条件的，由食品药品监督管理部门责令限期改正，予以通报批评，并处1万元以上2万元以下罚款。

第三十八条第二款：超越《医疗器械经营企业许可证》列明的经营范围开展经营活动的；医疗器械经营企业有下列行为之一的，食品药品监督管理部门应当责令限期改正，并给予警告；逾期拒不改正的，处以1万元以上2万元以下罚款。

-------------------------------- 目标检测题 ✒ --------------------------------

一、选择题

（一）单项选择题

1. 申请《医疗器械经营企业许可证》应具备的条件不包括（　）
    A. 相应的质量管理部门　　　　B. 相应的经营场所和贮存条件
    C. 健全的质量管理制度　　　　D. 相应的质量检验机构

2.《医疗器械经营企业许可证》有效期为（　）
    A. 2 年　　　　B. 3 年　　　　C. 4 年　　　　D. 5 年

3. 不需要申请《医疗器械经营企业许可证》的企业是（　）
    A. 经营第一类医疗器械的企业　　B. 经营第二类医疗器械的企业
    C. 经营第三类医疗器械的企业　　D. 经营第二、三类医疗器械的企业

4. 负责本辖区内《医疗器械经营企业许可证》的发证、换证、变更和监督管理工作的部门是（　）
    A. 国家食品药品监督管理局　　B. 省级食品药品监督管理局
    C. 设区的市级食品药品监督管理局　　D. 卫生部

（二）多项选择题

1. 医疗器械经营企业不得经营（　）
    A. 未经注册的医疗器械　　　　B. 无合格证明的医疗器械
    C. 过期、失效的医疗器械　　　D. 淘汰的医疗器械

2. 医疗器械经营企业有下列哪些情形之一的，《医疗器械经营企业许可证》由原发证机关注销（　）
    A.《医疗器械经营企业许可证》有效期届满未申请或者未获准换证的
    B. 医疗器械经营企业终止经营或者依法关闭的
    C.《医疗器械经营企业许可证》被依法撤销、撤回、吊销、收回或者宣布无效的
    D. 不可抗力导致医疗器械经营企业无法正常经营的

3. 医疗器械质量验收管理对以下哪些商品不得入库（　）
    A. 没有《医疗器械注册证》及批号的医疗器械
    B. 伪劣、假冒的医疗器械
    C. 包装不整、分类不清、商标模糊不清或被污染不能用的产品
    D. 验收质量不符合标准的产品

二、问答题

1. 什么是医疗器械经营企业？
2.《医疗器械经营许可证》有效期几年？
3. 简述《医疗器械经营许可证》审批程序。
4. 医疗器械质量验收时应注意哪些情况？

第五章

医疗器械使用管理

知识要点

本章介绍了医疗机构在用医疗器械的概况；医疗器械临床使用安全管理概念及内涵；医疗器械临床准入与评价以及医疗器械临床使用、维护和保养的有关要求。

学习目标

掌握：医疗器械临床使用安全管理概念；医疗器械临床准入与评价内涵；医疗器械采购、验收和使用的基本要求；

熟悉：临床医疗器械的维护、保养管理。

了解：当前医疗机构在用医疗器械的概况。

医疗器械作为用于预防、诊断、治疗人体疾病的特殊产品，目前已成为现代医院的重要组成部分，是医院文化与现代化的重要标志，是现代医院的生命线，它直接或间接影响着医院形象与声誉。在市场经济的条件下，现代医院的生存和发展除了靠有一支水平过硬的医护队伍外，医疗设备仪器亦起着举足轻重的作用，它最大限度体现着一个医院的诊断和治疗水平。

然而，和世界上的事物都具有两重性一样，医疗机构在使用医疗器械的过程中，也存在着的风险，存在着由医疗器械引起的物理风险、临床风险和技术风险。比如，"呼吸机、除颤器等在抢救病人过程中突然发生故障，婴儿培养箱温度过高导致婴儿死亡，血液透析净化水设备故障给病人带来损害……"因医疗器械引发的医疗安全事件近年来屡现报端。

2004美国食品药品监督管理局（FDA）曾对在1984到1991年间记录的大约130000项医疗事故的原因进行分析调查。其结果表明，有多达60%的事故与使用错误或使用者的操作错误有关，其中涉及最多的医疗设备包括血糖测试仪、输液泵以及高频电刀等。这一结果曾引起美国公众的震惊。

2008年SFDA发布的第1期医疗器械质量公告显示，抽验北京、上海、江苏、浙江、广东、陕西等6个省（市）16家生产企业和7家经营单位的35批助听器，3批产品被抽验不合格；抽验北京、陕西、广东等3个省（市）3家生产企业和2家进口经营单位的 5 台射频消融仪，2 台产品被抽验不合格；北京曾经对 4 家三甲医院 1285 台（1536 台次）医疗设备进行了质量检测，并对其中的 251 台进行了电气安全检测。结果：合格为 1066 台、不合格为 219 台，总合格率为 83%，219 台不合格设备在临床带"病"运行。2005 年，江西省医疗器械不良事件监测中心，收到的 31 例医疗器械不良事件报告中，严重伤害不良事件 16 例、死亡 1 例。其中 1 例病例因患者病情危重，抢救时使用的除颤器放电不稳定，延误了抢救时间，患者死亡。2006 年 5 月 22 日，中国社科院发布《中国医疗卫生发展报告》，报告中指出中国医疗界存在 5 大"怪现象"，其中之一就是医疗设备常"带病"工作，在日常使用过程中，忽视对医疗设备的维护、检修，导致仪器设备在诊治及抢救病人的过程中突然发生故障。

在上述背景下，为加强医疗器械临床使用安全管理工作，降低医疗器械临床使用风险，提高医疗质量，保障医患双方合法权益，根据《执业医师法》、《医疗机构管理条例》、《护士条例》、《医疗事故处理条例》、《医疗器械监督管理条例》、《医院感染管理办法》、《消毒管理办法》等规定，卫生部于 2010 年 1 月 18 日颁发了《医疗器械临床使用安全管理规范（试行）》。

本章重点阐述医疗机构临床使用医疗器械安全管理。

第一节　医疗器械临床使用安全管理概述

一、医疗器械临床使用安全管理概念及内涵

医疗器械临床使用安全管理，是指医疗机构医疗服务中涉及的医疗器械产品安全、人员、制度、技术规范、设施、环境等的安全管理。

二、各部门的管理职责

1. 卫生部主管全国医疗器械临床使用安全监管工作，组织制定医疗器械临床使用安全管理规范，根据医疗器械分类与风险分级原则建立医疗器械临床使用的安全控制及监测评价体系，组织开展医疗器械临床使用的监测和评价工作。

2. 县级以上地方卫生行政部门负责根据卫生部有关管理规范和监测评价体系的要求，组织开展本行政区域内医疗器械临床使用安全监管工作。

3. 医疗机构应当依据本规范制定医疗器械临床使用安全管理制度，建立健全本机构医疗器械临床使用安全管理体系。

4. 二级以上医院应当设立由院领导负责的医疗器械临床使用安全管理委员会，委员会由医疗行政管理、临床医学及护理、医院感染管理、医疗器械保障管理等相关人员组成，指导医疗器械临床安全管理和监测工作。

第二节　临床准入与评价管理

一、医疗器械临床准入与评价管理的规定

　　医疗器械临床准入与评价管理是指医疗机构为确保进入临床使用的医疗器械合法、安全、有效，而采取的管理和技术措施。

　　确保进入临床使用的医疗器械合法、安全、有效，是确保临床安全使用的前提。因此，医疗机构应当建立医疗器械采购论证、技术评估和采购管理制度，确保采购的医疗器械符合临床需求。

二、医疗器械的采购管理

　　1. 医疗机构应当建立医疗器械供方资质审核及评价制度，按照相关法律、法规的规定审验生产企业和经营企业的《医疗器械生产企业许可证》、《医疗器械注册证》、《医疗器械经营企业许可证》、通过年审的《营业执照》及产品合格证明等资质。

　　纳入大型医用设备管理品目的大型医用设备，应当有卫生行政部门颁发的配置许可证。

　　2. 医疗机构应当有专门部门负责医疗器械采购，医疗器械采购应当遵循国家相关管理规定执行，确保医疗器械采购规范、入口统一、渠道合法、手续齐全。医疗机构应当按照院务公开等有关规定，将医疗器械采购情况及时做好对内公开。

三、医疗器械的安装管理

　　医疗器械的安装，一般应当由生产厂家或者其授权的具备相关服务资质的单位负责实施。

　　也可根据双方商定的合同要求，由医疗机构医疗器械保障部门实施安装。

　　特种设备的安装、存储和转运应当按照相关规定执行，医疗机构应当保存相关记录。

四、医疗器械的验收管理

（一）医疗器械的验收总体要求

　　1. 医疗机构应当建立医疗器械验收制度，验收合格后方可应用于临床。医疗器械验收应当由医疗机构医疗器械保障部门或者其委托的具备相应资质的第三方机构组织实施并与相关的临床科室共同评估临床验收试用的结果。

　　2. 医疗机构应当按照国家分类编码的要求，对医疗器械进行唯一性标识，并妥善保存高风险医疗器械购入时的包装标识、标签、说明书、合格证明等原始资料，以确保这些信息具有可追溯性。

　　3. 医疗机构不得使用无注册证、无合格证明、过期、失效或者按照国家规定在技术上淘汰的医疗器械。

（二）医疗设备的验收的具体实施

医疗设备的验收，不等于设备接收，更不是履行商务手续，而是设备技术管理的重要内容。

设备验收工作的技术性和政策性很强，要依据有关法律、法规（《医疗器械监督管理条例》、《大型医用设备配置与应用管理办法》、《医疗卫生机构仪器设备管理办法》、《医疗器械说明书、标签和包装标识管理规定》等）和商检工作程序制定出符合制度管理的医疗设备验收流程。因此，设备管理部门必须制定一个完整的设备验收工作制度，确保医疗设备的合同得到彻底履行。

1. 制定切实可行的医疗设备验收程序

1）验收前期准备

验收前准备是指在设备到达之前，熟悉、准备该设备的技术性能等相关材料；根据设备的工作环境条件要求，做好环境准备。

（1）验收资料的准备

验收资料的准备是指收集与医疗设备有关的文字资料，如合同、投标书、运输提单、彩页、技术参数资料、配置单、验收单等。为验收工作做好准备。

（2）安装环境的准备

设备到达前，医院必须根据设备的工作环境条件要求，准备好防尘、防潮、防射线辐射、防电磁污染、恒温、恒湿、特殊接地线等特殊要求的场地，准备好设备所需的水、电、气等系统设施。任何环节的缺少，都会延缓设备的安装验收，危及索赔期限。相关的辅助配套设备需要提前安装调试，以确保设备的安装验收工作正常进行。

2）现场验收

现场验收是按合同的有关条款，对所购医疗设备外包装和医疗设备外观的完好状况进行检查。

（1）外包装检查

在现场首先核对标志、品名、箱号、型号、数量等，清点零配件、备件、消耗品、医疗器械说明书等是否齐全。现场验收过程中发现短缺或残损，要及时由运输部门和接货部门做出商务记录或取得承运人的签字；所有与合同要求不符的情况都应当做好有关记录并拍照或录像以备索赔。设备在生产完毕，从装箱、运输、邮寄到安装地点，由于环节较多，时间较长，加上个别路途遥远，有可能会出现日晒、雨淋、震动、被盗、倒置、倾斜等问题，其外包装的完整与否可直观地体现出设备的状况。因此，外包装的检查是设备验收工作不可忽视的重要环节。

（2）清点核对

医疗设备开箱后，应当以装箱单、配置单、运输提单等为依据逐项核对。核对时不但要核对数量而且还要逐项的核对编号，尤其要核对序列号。医疗设备包装箱内应有下列文件：制造厂的医疗器械说明书（必须使用中文，可以附加其他文种）及鉴定证书（计量检定）、检验合格证。其中医疗器械说明书一般应当包括以下内容：产品名称、型号、规格、生产企业名称、注册地址、生产地址联系方式及售后服务单位、产品标准编号、产品的性能、主要结构、适用范围、注意事项以及其他需要警示或者提示的内容；医疗器械外包装所示标签的图形、符号、缩写等内容的解释；安装和使用说明或者图示（产品安装说明及技术图和线路图、产品正确安装所必需的环境条件及鉴别是否正确安装的技术信息、其他特殊安装要求）；产品维护和保养方法，特殊储存条件方法；限期使用的产品，应当标明有效期限；产品标准中规定的应当在说明书中标明的其他内容。

整台医疗设备外形应完整，无变形、磨损、锈蚀；仪器面板各开关、旋钮应完好，连接电缆无破损，固定螺钉无松动；外壳铭牌应当标明制造厂名称、产品名称、型号、使用电源电压、频率、额定功率、产品出厂编号、出厂日期、标准号；对精密易碎部件，如仪表、监视器、镜头、球管、电极、探头、各种传感器等要仔细检查有无裂痕、擦伤、霉斑、漏油、漏气、污染、破碎等情况。

（3）检查机内组件

机内组件要打开外壳进行检查，察看线路板有否返修痕迹；机器编号、出厂日期与合同要求、鉴定证书所列是否相符；有无漏装插件、零部件的情况。医疗设备验收经过上述程序就可以安装调试，并进行试运行，以考察医疗设备应用质量的真实水平了。

（4）设备的附件

在开箱验收过程中还应注意收集整理包装箱内夹带的各种资料、设备附件、软件、专用工具、零配件等，注意与设备的配套性及完整性，对照装箱单、合同书是否相符。这些对以后设备的维修、备（配）件的选购等将起到十分重要的作用。对成套设备的验收不要只注重主要主机而忽略辅助设备和配件的验收，在主机与辅助设备及配件都是完好的情况下，才能保障医疗设备的完好使用。

3）技术验收

技术验收是以一定的技术指标、技术手段和科学方法对医疗设备的性能技术参数进行检测。技术验收包括安装调试验收和试运行验收。这项工作贯穿于安装、调试和试运行的全过程其核心是专业的调试检测。技术验收的内容就是按照医疗器械说明书、鉴定证书、国家的有关规定的要求，精心安装调试医疗设备，检测设备的各项性能技术指标是否都达到规定的要求，检验医疗设备是否具有完好的安全性、准确性、可靠性、重复性。

技术验收是医疗设备验收的核心环节，是保证医疗设备应用质量水平的关键，是用户保障的重要依据。因此，必须对医疗设备的每一项功能，每一项技术指标进行详细认真的检测，并对所检测的数据作详细记录，以此作为设备质量控制的依据和医疗设备档案的重要组成部分。

4）建立设备技术档案

医疗设备验收工作必须完整记录验收结果和过程，内容包括：合同规定全部内容的整个验收结果和过程等。对于进口医疗设备，设备管理部门要提前办好医疗设备引进的报关、免税等手续，确保医疗设备能按时提货。要提前通知海关、商检等部门准备派员参加开箱验收工作。进口计量仪器设备应先与当地计量检定部门联系，通知专门计量检定人员提前准备待安装调试后及时检测。

建立设备技术档案应从设备的论证、选型开始，对每一项设备建立技术档案，设备安装验收过程中的工作日志、测试结果、技术处理过程记录、安装验收报告等原始记录，连同随机技术资料、设备清单、设备入账凭证、责任人和使用人签字确认等文件，都应整理成设备技术档案存档。完整的设备技术档案是设备中期管理的起点，是设备科学化管理的要求，也是设备验收工作的目的。

5）商检与索赔

商检是国家出入境检验检疫局对所进口的医疗器械、设备的规格、质量、数量、包装、标记、产地、残损等内容进行检验、测试和公正鉴定，出具具有法律约束力的有效凭证。医疗设备的商检，是维护医院利益的重要措施，医院应按国家的有关规定，及时报检，确保在合同执行中出现问题时有索赔的法律依据。由于医疗设备的多样性和技术的复杂性，商检部门往往没有能力对设备进行深入的检验，这就要求医院的专业技术人员，要积极配合商检部门，共同做好这项工作。

索赔是用户保障的手段，指在履行合同过程中，因一方违反合同规定，不按合同的规定履约，直接或间接给另一方造成损失，受损方向违约方提出的赔偿要求。索赔过程中应注意索赔的范围（向卖方索赔、向承运方索赔、向保险公司索赔）和索赔的程序（准备单证—确定赔偿项目和金额—理赔）。索赔工作牵涉到外贸政策和商务规则，也涉及到医院与厂商今后的长期合作关系。因此，一开始就要全面考虑，除了按法律程序进行索赔外，对可以弥补的问题，合同双方也可以通过友好协商的方式，达成尽可能合理的共识，签订补充协议。在补充协议中，通过推迟付款、滞留一部分货款、补偿用户一定的经济损失等措施，督促厂商尽早解决问题。但是必须注意，无论采取什么索赔方式，都必须在索赔期内落实索赔程序。

五、医疗器械档案管理

医疗机构应当对医疗器械采购、评价、验收等过程中形成的报告、合同、评价记录等文件进行建档和妥善保存，保存期限为医疗器械使用寿命周期结束后5年以上。

第三节　临床使用管理

一、医疗器械使用人员的准入、培训和操作要求

1. 在医疗机构从事医疗器械相关工作的技术人员，应当具备相应的专业学历、技术职称或者经过相关技术培训，并获得国家认可的执业技术水平和资格。

2. 医疗机构应当对医疗器械临床使用技术人员和从事医疗器械保障的医学工程技术人员建立培训、考核制度。组织开展新产品、新技术应用前规范化培训，开展医疗器械临床使用过程中的质量控制、操作规程等相关培训，建立培训档案，定期检查评价。

3. 医疗机构临床使用医疗器械应当严格遵照产品使用说明书、技术操作规范和规程，对产品禁忌证及注意事项应当严格遵守，需向患者说明的事项应当如实告知，不

得进行虚假宣传，误导患者。

二、医疗器械临床使用安全管理

1. 发生医疗器械临床使用安全事件或者医疗器械出现故障，医疗机构应当立即停止使用，并通知医疗器械保障部门按规定进行检修；经检修达不到临床使用安全标准的医疗器械，不得再用于临床。

2. 医疗机构应当建立医疗器械临床使用安全事件的日常管理制度、监测制度和应急预案，并主动或者定期向县级以上卫生行政部门、药品监督管理部门上报医疗器械临床使用安全事件监测信息。

3. 医疗机构应当严格执行《医院感染管理办法》等有关规定，对消毒器械和一次性使用医疗器械相关证明进行审核。

（1）一次性使用的医疗器械按相关法律规定不得重复使用。

（2）按规定可以重复使用的医疗器械，应当严格按照要求清洗、消毒或者灭菌，并进行效果监测。

（3）医护人员在使用各类医用耗材时，应当认真核对其规格、型号、消毒或者有效日期等，并进行登记。对使用后的医用耗材等，属医疗废物的，应当按照《医疗废物管理条例》等有关规定处理。

（4）临床使用的大型医用设备、植入与介入类医疗器械名称、关键性技术参数及唯一性标识信息应当记录到病历中。

4. 医疗机构应当定期对本机构医疗器械使用安全情况进行考核和评估，形成记录并存档。

第四节　在用医疗器械维护保养管理

医疗机构应当对在用设备类医疗器械的预防性维护、检测与校准、临床应用效果等信息进行分析与风险评估，以保证在用设备类医疗器械处于完好与待用状态、保障所获临床信息的质量。

预防性维护方案的内容与程序、技术与方法、时间间隔与频率，应按照相关规范和医疗机构实际情况制订。

1. 医疗机构应当在大型医用设备使用科室的明显位置，公示有关医用设备的主要信息，包括医疗器械名称、注册证号、规格、生产厂商、启用日期和设备管理人员等内容。

2. 医疗机构应当遵照医疗器械技术指南和有关国家标准与规程，定期对医疗器械使用环境进行测试、评估和维护。

3. 医疗机构应当设置与医疗器械种类、数量相适应，适宜医疗器械分类保管的贮存场所。有特殊要求的医疗器械，应当配备相应的设施，保证使用环境条件。

4. 对于生命支持设备和重要的相关设备，医疗机构应当制订应急备用方案。

5. 医疗器械保障技术服务全过程及其结果均应当真实记录并存入医疗器械信息

档案。

第五节　法律责任

一、医疗机构使用无《医疗器械产品注册证》、无合格证明、过期、失效、淘汰无菌器械的，或者从非法渠道购进无菌器械的，依据《医疗器械监督管理条例》第四十二条处罚。

二、医疗机构重复使用无菌器械的，或者对应当销毁未进行销毁的，按《医疗器械监督管理条例》第四十三条处罚。

三、《一次性使用无菌医疗器械监督管理办法》（暂行）第三十七条第（六）款医疗机构未建立使用后销毁制度或伪造、变造无菌器械采购、使用后销毁记录的；第（七）款 生产、经营企业、医疗机构向城乡集贸市场提供无菌器械或直接参与城乡集贸市场无菌器械交易的。规定由县级以上药品监督管理部门责令改正，给予警告，并处1万元以上3万以下罚款：

四、《一次性使用无菌医疗器械监督管理办法》（暂行）第四十条规定，有下列行为之一的，由县级以上药品监督管理部门责令改正，给予警告：

（一）发现不合格无菌器械，不按规定报告，擅自处理的；

（二）对废弃零部件、过期或废弃的产品包装，不按规定处理的；

（三）经营或使用小包装已破损、标识不清的无菌器械的；

（四）使用无菌器械发生严重不良事件时，不按规定报告的。

案 例 分 析

医疗机构违法采购医疗器械案

某镇卫生院使用的医疗器械"心电综合分析系统"合格证标示生产企业为北京某医药企业。该项卫生院提供的上述器械注册证编号为：京药器监（准）字（02）第101185号，生产企业许可证编号为：京药管械生产许20000118号，发证机关均为北京市药品监督管理局。但经北京市食品药品监督管理局协查，该项生产企业并未取得《医疗器械生产企业许可证》，原北京市药品监督管理局也从未核发过注册证编号为：京药器监（准）字（02）第101185号的注册证。

问：该卫生院的行为如何处理？

答：根据《医疗器械监督管理条例》第四十二条规定，医疗机构使用无产品注册证书、无合格证明、过期、失效、淘汰的医疗器械的，或者从无《医疗器械生产企业许可证》、《医疗器械经营企业许可证》的企业购进医疗器械的，由县级以上人民政府药品监督管理部门责令改正，给予警告，没收违法使用的产品和违法所得，违法所得5000元以上的，并处违法所得2倍以上5倍以下的罚款；没有违法所得或者违法所得不足5000元的，并处5000元以上2万元以下的罚款；对主管人员和其他直接责任人员依法给予纪律处分；构成犯罪的，依法追究刑事责任。

目标检测题

一、选择题

（一）单项选择题

1. 主管全国医疗器械临床使用安全监管工作的是（　　）
   A. 国家食品药品监督管理局　　　　B. 卫生部
   C. 国务院　　　　　　　　　　　　D. 国家安全生产主管部门

2. 应设立由院领导负责的医疗器械临床使用安全管理委员会的是（　　）
   A. 一级以上医院　　　　　　　　　B. 二级以上医院
   C. 三级以上医院　　　　　　　　　D. 所有医院

3. 医疗机构应当对医疗器械采购、评价、验收等过程中形成的报告、合同、评价记录等文件进行建档和妥善保存，保存期限为（　　）
   A. 至少一年
   B. 医疗器械使用寿命周期结束
   C. 医疗器械使用寿命周期结束后 2 年以上
   D. 医疗器械使用寿命周期结束后 5 年以上

（二）多项选择题

1. 医疗器械临床使用安全管理是指（　　）
   A. 医疗服务中涉及的医疗器械产品安全管理　　B. 人员管理
   C. 技术规范管理　　　　　　　　　　　　　　D. 设施、环境的安全管理

2. 医疗机构应当建立医疗器械供方资质审核及评价制度，采购时应审验（　　）
   A.《医疗器械生产企业许可证》　　B.《医疗器械注册证》
   C.《医疗器械经营企业许可证》　　D. 通过年审的《营业执照》
   E. 产品合格证明等资质

3.《一次性使用无菌医疗器械监督管理办法》（暂行）规定，有下列行为之一的，由县级以上药品监督管理部门责令改正，给予警告（　　）
   A. 发现不合格无菌器械，不按规定报告，擅自处理的
   B. 对废弃零部件、过期或废弃的产品包装，不按规定处理的
   C. 经营或使用小包装已破损、标识不清的无菌器械的
   D. 使用无菌器械发生严重不良事件时，不按规定报告的
   E. 使用无《医疗器械生产企业许可证》和《医疗器械注册证》的

二、简答题

1. 医疗器械临床使用安全管理的含义是什么？
2. 什么是医疗器械临床准入与评价管理？
3. 什么是医疗器械技术验收？其内容有哪些？

第六章

医疗器械产品的设计和开发管理

知识要点

本章介绍了医疗器械产品设计和开发的概念；介绍了法律法规和国家标准、行业标准对医疗器械产品设计和开发的要求以及设计和开发过程中各个阶段的工作要点和注意事项。

学习目标

掌握：1. 医疗器械新产品的概念；2. 医疗器械产品设计和开发过程中各个阶段的划分。

熟悉：医疗器械产品设计和开发各个阶段的工作要点和注意事项。

了解：法律法规和国家标准、行业标准对医疗器械设计和开发的要求。

第一节 概 述

医疗器械新产品的研制和开发代表着一个国家和地区创新能力。我国的《医疗器械监督管理条例》第七条规定，国家鼓励研制医疗器械新产品。医疗器械新产品，是指国内市场尚未出现过的或者安全性、有效性及产品机理未得到国内认可的全新的品种。

第二类、第三类医疗器械新产品的临床试用，应当按照国务院药品监督管理部门的规定，经批准后进行。

完成临床试用并通过国务院药品监督管理部门组织专家评审的医疗器械新产品，由国务院药品监督管理部门批准，并发给新产品证书。

为鼓励研制医疗器械新产品，促进医疗器械事业健康发展，保障医疗器械新产品的安全、有效，国家食品药品监督管理局于 2000 年 4 月 20 日制定了《医疗器械新产品审批规定（试行）》（局令第 17 号）。同时于 2003 年在国标 GB13485 的基础上制定了 YY/T0287 对医疗器械的设计和开发进行了定义，对设计和开发的各个环节做了详细的要求和具体的规定。

本章着重介绍国家标准、行业标准对医疗器械设计和开发的要求；以及医疗器械生产企业、科研单位在设计和开发过程中的工作要点和注意事项。

一、设计和开发的概念

设计和开发，是指"将要求转化成产品、过程或体系的规定的特性或规范的一组过程。"设计和开发有时是同义的。根据其转化的内容和性质，设计和开发可以分为产品设计和开发，过程设计和开发等。

二、医疗器械设计和开发

医疗器械设计和开发，是指医疗器械的制造商将顾客（包括病人、医生、医院等）的需求和期望识别后，转化为工程和技术上的具体要求，再将这些要求转化为医疗器械产品特性和技术规范的过程。

医疗器械产品的设计和开发过程是医疗器械产品实现的关键环节，它将决定医疗器械产品的固有质量特征。一个优秀的医疗器械产品质量首先是设计出来的，只有将产品的好的品质设计进去，然后才能按照设计要求制造出来。所谓"精心设计、精心施工"口号是十分准确的，首先要"精心设计"、然后才有"精心施工"。试想一个先天不足的设计，你再精心施工也一定是无济于事的。

三、影响医疗器械产品质量的主要因素

影响医疗器械产品质量的因素可以归纳为四个方面
1. 与确定产品需求有关的质量：指对需求和期望的识别；
2. 与产品设计有关的质量：指产品的设计和开发；
3. 与产品设计符合性的质量：按设计要求加工制造；
4. 与产品保障有关的质量：是指产品在使用过程中的技术支持。

为确保产品设计和开发的质量，为以后的产品质量打好基础，医疗器械生产企业必须建立设计开发组织，编制设计和开发计划和程序，对设计开发过程进行有效的策划、运行和控制做出规定。医疗器械生产企业一般将产品的设计和开发过程分以下几个阶段，即：设计和开发的策划；设计和开发的输入；设计和开发的输出；设计和开发的评审；设计和开发的验证；设计和开发的确认；设计和开发的更改控制。本章将对医疗器械产品设计和开发各个环节做简单阐述。

第二节　医疗器械设计和开发的策划

一、设计和开发策划的含义

设计和开发策划：在对任何型号的产品进行设计和开发之前的所有的前期准备工作。如明确各阶段的职责、权限以及相关资源等等。

二、行业标准的要求

YY/T0287/ISO13485 第 7.3.1 要求

组织应对产品的设计和开发进行策划和控制。

在进行设计和开发策划时，组织应确定：

a）设计和开发阶段；

b）适合每个设计和开发阶段的评审、验证和确认活动；

c）设计和开发的职责和权限。

组织应对参与设计和开发不同小组之间的接口实施管理，以确保有 效的沟通，并明确职责分工。

适当时，随设计和开发的进展，策划 的输出应予以更新。

三、医疗器械产品的设计和开发策划工作的主要内容

1. 确定设计和开发过程的各个阶段。

一个设计过程需要一定的设计周期，为了不使最后算总帐，而是分成合乎逻辑的不同阶段，采取步步为营，分段的作法。标准将设计和开发的全过程分为设计输入、输出、评审、验证、确认和设计和开发的更改阶段。例如：对硬件产品，策划了方案确认、初步设计、详细设计、设计定型、生产定型阶段，有可能还有试产阶段、试销阶段。

2. 针对上条中各个阶段确定相适应的评审、验证、确认和设计转换的活动。

3. 确定每项活动的完成期限时间及相互责任部门/人员。

4. 对参加设计和开发的不同小组之间的接口职责应明确，并规定沟通方式。

5. 策划的输出应随设计和开发工作进展而及时修改。

四、设计和开发策划应重点考虑下列因素

1. 设计和开发项目的目标描述，如要设计什么；

2. 市场对该产品的需求情况；

3. 适用于设计和开发过程确保质量的组织职责的描述，包括与供方的接口；

4. 明确划分设计和开发过程的阶段，识别将要承担的主要任务，每一任务或阶段性任务预期输出（交付和记录），个人或组织的职责（员工和资源）；

5. 共享、主要任务或阶段性任务的安排应满足整个项目的规定时限；

6. 识别产品规范、验证、确认和生产活动所需要的现有的或预期的监视和测量装置；

7. 明确规定在每个设计和开发阶段需开展的适当的评审、验证和确认活动，适用于每一任务和每一阶段的评审组的组成及评审人遵循的程序；

8. 风险管理活动；

在产品的设计的全过程中要进行风险分析，评价风险和可接受风险的决策，在设计过程中要采取措施将风险降低到可接受的水平。在设计阶段风险分析活动包括如下

内容：

（1）对新设计的医疗器械规定预期的用途/预期的目的

（2）对所有影响医疗器械安全性的特征作出定量和定性的判定；

（3）判定已知和可预知的危害；

（4）估计每一种危害可能产生的一种或多种风险；

（5）对每种风险进行评价，判定是否接受或降低风险；

（6）采取设计手段把风险降到可接受的水平，包括：用设计方法取得固有安全特征；提出在设计过程后（如生产过程、使用过程）风险管理的任务；告知安全信息。

（7）将风险分析的输出作为设计和开发的输入。

五、设计和开发的接口管理

一项设计可能由几个人或几个小组共同完成，它们之间的接口管理十分重要，必须分工明确、职责清楚、沟通有效、协调适当。

六、设计和开发的策划输出要形成文件

设计和开发的策划输出要形成文件，通常表现为某个产品设计和开发活动计划，包括应开展的活动、参与的人员、职责、可利用的资源及时间进度要求等。由于设计是一种创新活动，有一定的不确定的影响因素，因此计划可以随设计的进展，根据情况加以修改和更新。

第三节　设计和开发输入

一、设计和开发输入的含义

输入：是为了下一阶段输出而进行一组有序的活动。

二、YY/T0287 标准的要求

设计和开发输入

应确定与产品要求有关的输入，并保持记录（见4.2.4）。这些输入应包括：

a）根据预期用途，规定的功能、性能和安全要求；

b）适用的法律、法规要求；

c）适用时，以前类似设计提供的信息；

d）设计和开发所必需的其他要求。

e）对这输入的充分性应进行评审。要求应完整、清楚，并且不能自相矛盾。

三、设计和开发输入阶段的工作重点和注意事项

1. 产品的设计和开发输入是设计和开发的依据，组织必须予以重视

医疗器械生产企业应确定与产品要求（YY/T0287标准7.2.1条中的全部四项要求

和市场调研后的新产品建议书）有关的输入并形成文件（通常是设计和开发任务书的形式）并保持这些输入记录。输入一旦确定，则其后的各项活动、资源配置都有着决定性的影响，并为预期的输出明确了应当达到的要求，是输出验证的依据。

知识拓展

YY/T0287 标准

7.2.1 与产品有关的要求的确定

组织应确定

a）顾客规定的要求，包括对交付及交付后活动的要求；

b）顾客虽然没有明示，但规定的用途或已知的预期用途所必需的要求；

c）与产品有关的法律、法规要求；

d）组织确定的任何附加要求。

2．产品的设计和开发输入的描述要尽可能的完整、清晰

设计和开发输入主要体现在产品的规范要求和/或与产品预期使用用途、构成、包括的要素及其他设计特征的描述。设计和开发输入应规定到必要的程度，以使设计活动能有效的开展，并为设计评审、验证和确认提供统一的基准。设计和开发的输入要最大限度描述所有的要求，为设计提供统一方法打下基础。如顾客和组织之间达成一致的细节、满足顾客和法律法规的要求。设计和开发输入记录应包括在合同评审阶段和/或设计验证阶段，也包括设计活动中任何不完整、不清晰或相互矛盾的要求的解决方案。有时还包括目标市场、成本与售价及上市时机的建议。

3．经评审确认、批准的设计和开发输入的记录应包括以下内容

（1）器械的预期使用用途；

（2）器械的使用说明；

（3）性能和功效的声明；

（4）性能要求；（包括正常使用、贮存、搬运和维护）；

（5）使用者和患者的要求；

（6）物理特性；

（7）人机工程因素；

（8）安全性和可靠性；

（9）毒性和生物相容性；

（10）电磁兼容性；

（11）极限和公差；

（12）监视和测量仪器；

（13）风险分析（包括以诘实施的 ISO14971 的资料）和建议采取的风险管理或降低风险的方法；

（14）医疗器械的记录/以前产品的抱怨/故障；

（15）其他类似资料、以前类似设计的信息；

（16）与附属辅助器械的兼容性；

（17）与预期使用环境的相容性；

（18）包装和标记（包括防止可预见的错误使用的考虑事项）；

（19）潜在市场；

（20）法律法规要求；

（21）强制性标准和非强制性标准；

（22）推荐用的制造方法和材料；

（23）灭菌要求；

（24）国内外类似医疗器械的对比；

（25）产品的寿命期；

（26）需要的服务。

4. 组织应对设计和开发输入的充分性和适宜性进行评审并有完整的记录

设计和开发输入的文件可视为灵活性文件，在设计和开发输入评审完成后，必要时进行更新和再发布。记录应保持所有在设计和开发过程中对设计和开发更改记录。

在设计和开发输入阶段，应考虑到最终的生产（可生产性、部件/材料可获得性、生产设备的配备、操作人员的培训等）和可能的合格评定要求（程序、方法、设备），以使设计转换能顺利进行。

第四节　设计和开发输出

一、输出的含义

这里的输出是指设计、开发输出的结果。

二、标准对设计和开发输出的要求

YY/T0287 第 7.3.3 条要求

设计和开发输出

设计和开发输出应以能够针对设计和开发输入进行验证的方式 提出，并应在放行前得到批准。

设计和开发输出应：

a）满足设计和开发输入的要求；

b）给出采购、生产和服务提供适当的信息；

c）包含或引用产品接收准则；

d）规定对产品的安全和正常使用所必需的产品特性。

应保持设计和开发输出的记录

注：设计和开发输出记录可包括规范、制造程序、工程图纸、工程或研究历程记录。

三、设计和开发输出工作要点和注意事项

1. 设计和开发输出是设计和开发过程的结果，必须符合输入要求，为采购、生产、安装、检验和试验、服务等提供信息和依据。

2. 不同的产品设计和开发的输出方式可以因产品的特性不同而不同（如文件、样机、图样、规范、配方等），但应能与设计和开发的输入进行对照验证，以证实满足设计和开发的输入要求，即具有可验证性。医疗器械的设计和开发输出必须形成文件。

3. 设计和开发输出包含或引用产品接收准则。这些准则不仅是针对最终产品（成品）的，也应包括与采购、生产、安装、服务提供过程中作为检查是否符合的验收条件（或细则、规范）。

4 设计和开发输出提供对后续的产品实现过程的指导性文件、图纸或规范，在发放前应按规定由授权部门负责人批准，以确保满足设计和开发输入的要求。

5. 设计和开发输出的记录应能验证设计和开发输入的要求，或参照接收准则。

作为设计和开发输出文件的一部分，通常的惯例是保持一份记录/文档以证明每一设计都是按照经批准的设计和开发计划制定和验证的。

设计和开发输出应包括：

（1）原材料、组件和部件技术要求；

（2）图纸和部件的清单；

（3）过程和资源的详细说明；

（4）最终产品；

（5）产品和过程的软件；

（6）产品标准或接收准则；

（7）制造和检验程序；

（8）器械所需的制造环境要求；

（9）包装和标记要求；

（10）标识和可追溯性要求（必要时包括程序）；

（11）安装、服务程序和资源。

第五节　设计和开发评审

一、评审的含义

设计和开发评审是指对设计、开发输出结果的有效性、符合性进行评价的活动。

二、标准对设计和开发评审的要求

YY/T0287 第 7.3.4 条规定

设计和开发评审

在适宜的阶段，应对设计和开发进行系统的评审，以便：

a）评价设计和开发的结果满足要求的能力；

b）识别任何问题并提出必要的措施。

评审的参加者应包括与所评审的设计和开发阶段有关的职能的代表和其他的专家。（见5.5.1和6.2.1）

评审的结果及任何必要措施的记录应予以保持（见4.2.4）。

三、设计和开发评审工作要点和注意事项

1. 设计和开发评审是指为了确保设计、开发输出结果的适宜性、充分性、有效性是否达到规定目标所进行系统的活动。设计和开发评审的目的在于评价设计和开发各阶段的结果满足要求的能力，识别存在的问题，在早期避免产品的各种不合格因素。

2. 组织应按设计和开发的安排在适当阶段对设计和开发的结果进行系统的（指评审的项目和内容要全面和完整）评审。设计和开发评审的阶段、内容、方式因产品和组织承担的设计和开发的责任不同而不同。评审的方式可以采取会议评审、专家评审、逐级审查、同行评审等。必要时可以请顾客、销售商参加评审。评审的结果及任何必要措施的记录都应予以保存。

3. 设计和开发各阶段的评审应考虑如下内容：

（1）设计是否满足所有规定的产品要求？

（2）输入是否足以完成设计和开发的任务？

（3）产品性能的寿命周期数据是什么？

（4）产品设计和过程能力是否适宜？

（5）是否考虑了安全因素？

（6）产品对环境潜在影响是什么？

（7）设计是否满足功能和操作要求？（如：性能和可靠性目标）

（8）是否已选择了适宜材料和/或设施？

（9）材料、部件和/或服务要素是否具有充分适宜的兼容性？

（10）设计是否满足所有的预期的环境和地点的条件？

（11）部件和服务的要素是否规范？是否具有可靠性、可获得性和可维护性？

（12）是否具有公差和/或配合，互换性和替代性能的规定？

（13）设计实施计划技术上是否可行？（如：采购、生产、安装、检验和试验）

（14）如果在设计计算、建立模型或分析中使用了计算机软件，在配置文档控制中软件是否得到适宜的确认、批准、验证和技术状态控制下放置？

（15）这类软件的输入和输出是否得到以适宜的验证和形成文件？

（16）对设计和开发程序的设想是否有效？

（17）是否已进行了覆盖安全要素的风险分析，包括对产品使用中潜在的危害评价和故障模式？

（18）标记是否充分适宜？

（19）设计是否合理，并完成预期的医疗用途？

（20）包装是否充分适宜？特别是对无菌医疗器械产品？

（21）灭菌过程是否充分适宜？

（22）器械和灭菌方法是否相协调？

（23）在设计和开发过程中，更改和其效果控制的如何？

（24）问题是否得以识别并纠正？

（25）产品是否满足验证和确认的目标？

（26）策划的设计和开发过程进展情况如何？

（27）设计和开发过程是否具有改进的机会？

4．评审的目的是：

（1）评价设计和开发的结果满足要求的能力（如顾客要求、法律法规要求和组织的附加要求）；

（2）发现各阶段的问题，提出解决问题的措施。

5．参加评审的人员：与设计阶段有关的职能代表和其他专家。

第六节　设计和开发验证

一、验证的含义

验证：通过提供客观证据对规定，要求已得到满足的认定。

标准的要求

YY/T0287 第 7.3.5 条规定

设计和开发验证

为确保设计和开发输出满足输入的要求，应对设计和开发进行 验证，验证结果及任何必要措施的记录应予以保持。

二、设计和开发验证的工作要点和注意事项

1．设计和开发验证的目的是确保设计和开发的输出满足设计和开发输入的要求。设计输出的"规定要求"就是设计输入。

2．设计和开发的验证方法：

（1）变换方法进行计算。用不同的计算方法都能达到同一的结果，证明计算方法是可信的；

（2）将新设计结果与已证实的设计结果进行比较。

（3）进行试验和演示。医疗器械设计验证常用的方法就是进行样机试制。按设计输出的资料去采购、加工、装配、调试、最后性能达到设计输入的要求，这是最有力的证据。也可以用模拟仿真进行试验。

（4）文件发放前的评审：有资格有经验的人员对文件进行充分的评审也是一种验证的方法。

3．验证要求：

验证结果以及跟踪措施应予以记录并保存。

4. 验证的时机：按设计和开发的策划的安排进行。

第七节　设计和开发确认

一、确认的含义

设计和开发确认：是指通过提供客观证据对特定的预期使用或应用要求已得到满足的认定。

二、标准的要求

YY/T 第 7.3.6 条要求

设计和开发确认

为确保产品能够满足规定的或已知预期使用或应用的要求，应 按所策划的安排（见 7.3.1）对设计和开发进行确认。只要可行，确认应在产品交付或实施之前完成。确认的结果及任何必要措施的记 录应予以保持。（见 4.2.4）

作为设计和开发确认活动的一部分，如，国家或地区的法规要求（见注 2），组织应实施医疗器械临床评价和/或性能评价。

注 1：如果医疗器械只能在使用现场进行组装和安装后进行确认，则该医疗器械直到正式转交给顾客之后才可以认为是完成交付。

注 2：为了临床评价和/或性能评价提供的医疗器械，不认为是交付。

三、设计和开发确认的工作要点和注意事项

1. 确认所使用的条件或方法可以是实际的或模拟的。对医疗器械的确认最现实的方法是在医院进行临床试用。国家法规可能对临床试用提出一些要求，如，医院的条件、医师资格、检查部位、病例数、持续使用的时间等，组织应满足这些要求后进行确认。

2. 确认的目的：证实提交的产品能够满足已知的规定应用或预期的使用要求。

3. 确认时间：

（1）必须在成功的验证之后才能确认，未通过验证的医疗器械新产品，其安全性没有保证，不允许进入临床。

（2）在产品交付之前完成（如单件产品）或实施之前完成（如批量生产前）确认。

4. 临床评价可包括相关科学文献汇编，或能证明类似设计和/或材料在临床上是安全的历史证据；还包括临床调查、临床实验或性能评价，以确保医疗器械能按预期情况有效运行。国家或地区法规可能针对具体医疗器械情况，做出符合实际的规定。

5. 要求：确认的结果以及跟踪措施应予记录并保存。

四、设计、开发验证和确认的区别

验证是适当的阶段进行的，而确认是所有工作完成后，在产品交付或实施批量生

产前进行的。

设计评审、设计验证、设计确认的比较

	设计评审	设计验证	设计确认
目的	评价设计结果满足要求的能力，识别问题	证实设计输出满足设计输入的要求	证实产品满足的预期用途或应用要求已得到满足
对象	各阶段的设计结果	设计输出文件、图纸、样本等	通常是向顾客提供的产品
时机	在设计适当阶段	设计输出后	只要可行，应在产品交付前或生产和服务实施之前
方式	会议/文件传阅方式	试验、计算、对比、文件发布前的评审	试用、模拟
参与人员	与该阶段有关的职能代表	由设计活动人员参加	通常需要顾客参加

第八节　设计和开发变更的控制

一、标准的要求

YY/T0287 第 7.3.7 条规定

设计和开发变更的控制

应识别设计和开发的更改，并保持记录。在适当时，应对设计和开发的更改进行评审、验证和确认，并在实施前得到批准。设计和开发更改的评审应包括评价更改产品组成部分对已交付产品的影响。

更改的评审结果及任何必要措施的记录应予以保持（见4.2.4）

二、工作的要点和注意事项

1. 设计和开发更改的范围通常指已完成的设计产品，但也包括设计和开发过程中的阶段输出，如对经批准的设计任务书和设计方案进行更改。

由于种种原因可能导致设计更改：

（1）事后识别出的在设计阶段产生的错误或繁杂的内容（如计算、材料选择）；

（2）在设计和开发后期发现的制造、安装和服务中的困难；

（3）顾客和供方要求的更改；

（4）安全性、法规要求或其他要求所需要的更改；

（5）在设计和开发评审、验证和确认阶段所要求的更改；

（6）纠正措施、预防措施所要求的更改；

（7）工程所要求的更改；

（8）风险分析所要求的更改。

2. 改进一个特性可能会对其他方面产生不可预见的不利影响，为避免这种情况发生应考虑如下内容：

（1）产品是否仍符合经协商的产品要求？

（2）产品是否仍符合经协商的产品规范？

（3）预期的用途是否会受影响？

（4）更改后是还会影响产品或系统的其他部件？

（5）是否需要进一步的接口设计（与其他产品或系统的物理接触）？

（6）更改是否会产生制造、安装或使用的问题？

（7）设计是否可验证？

（8）更改是否会影响产品符合法规的状况？

3. 适当时应对更改进行评审、验证和确认，并在实施前得到批准。"适当时"，表明了对不同重要程度和复杂程度的更改，要给合产品的实际，决定应采取哪些活动。如简单的更改，可能不需要验证和确认。但应经批准，其实批准也是一种评审的形式，

4. 更改评审结果及任何必要措施的记录都应保存。

综上所述

YY/T0287 第 7.3 节主要阐述医疗器械设计和开发的输入、输出，明确强调还未进行设计和开发工作前要进行策划，当产品在设计和开发过程中要对各阶段实施适当的评审和验证活动。设计和开发工作完成后，在交付或批量生产前要进行确认，对设计和开发更改规定：无论是任何原因造成的更改都有必要进行评审、验证和确认活动，况且在实施前还应得到批准。对所有的活动都要有真实、完整的记录并加以保存。

-------------------------- 目 标 检 测 题 / --------------------------

一、选择题

（一）单项选择题

1. 设计评审的目的是（　　）

　　A. 评价设计结果满足要求的能力，识别问题

　　B. 证实设计输出满足设计输入的要求

　　C. 证实产品满足的预期用途

　　D. 证实产品满足的预期用途或应用要求已得到满足

2. 设计确认的时机是（　　）

　　A. 在设计适当阶段

　　B. 设计输出后

　　C. 应在产品交付前

　　D. 只要可行，应在产品交付前或生产和服务实施之前

3. 设计验证的对象是（　　）

　　A. 各阶段的设计结果

　　B. 设计输出文件、图纸、样本等

　　C. 通常是向顾客提供的产品

D. 设计输入文件

（二）多项选择题

1. 影响医疗器械产品质量的主要因素是（ ）

    A. 与确定产品需求有关的质量：指对需求和期望的识别

    B. 与产品设计有关的质量：指产品的设计和开发

    C. 与产品设计符合性的质量：按设计要求加工制造

    D. 与产品保障有关的质量：是指产品在使用过程中的技术支持

2. 设计和开发输出应包括（ ）

    A. 满足设计和开发输入的要求

    B. 给出采购、生产和服务提供适当的信息

    C. 包含或引用产品接收准则

    D. 规定对产品的安全和正常使用所必需的产品特性

3. 设计和开发输入应包括（ ）

    A. 根据预期用途，规定的功能、性能和安全要求

    B. 适用的法律、法规要求

    C. 适用时，以前类似设计提供的信息

    D. 设计和开发所必需的其他要求

    E. 对这输入的充分性应进行评审。要求应完整、清楚，并且不能自相矛盾

二、问答题

1. 医疗器械新产品的概念是什么？

2. 什么是医疗器械产品设计和开发？医疗器械设计和开发一般分哪几阶段？

第七章

医疗器械注册管理

知识要点

本章介绍了医疗器械注册的含义；医疗器械产品的命名原则和安全有效的原则；同时介绍了申办医疗器械产品注册证的条件、程序和具体要求。

学习目标

掌握：1. 医疗器械产品注册的含义；2. 医疗器械产品命名原则和安全有效原则。

熟悉：医疗器械产品注册证申办条件、程序和具体要求。

第一节 医疗器械注册概述

医疗器械是人们用于防病、治病、康复、保健的特殊产品，医疗器械的安全性、有效性是医疗器械质量一大特征。为控制医疗器械产品的安全性、有效性，1991 年起我国开始对医疗器械新产品实施强制性的鉴定制度，1994 年开始试行注册制度，1997 年 1 月 1 日起正式实施强制性的注册管理制度。医疗器械产品注册准入制的实施使上市的医疗器械产品具有合法的标志，从面进一步规范了市场，保障了上市医疗器械产品安全有效，同时为证后监督管理提供了依据。

一、医疗器械注册的含义

1. 医疗器械注册，是指食品药品监督管理局（SFDA）依照法定程序，对拟上市销售、使用的医疗器械的安全性、有效性进行系统评价，以决定是否同意其销售、使用的过程。

2. 注册申请人（以下简称"申请人"），是指提出医疗器械注册申请，承担相应法律责任，并在该申请获得批准后持有注册证书的医疗器械生产企业。生产企业提出注册申请，应履行相应的法律义务并承担相应的法律责任。

申请人应由本企业内具有与申请产品相适应的专业知识、标准化知识、了解产品特性、熟悉医疗器械注册管理的法律、法规、规章和技术规范要求的人员办理注册事务。

二、医疗器械注册证设定的法律依据

1.《医疗器械监督管理条例》（国务院令第276号）第八条规定国家对医疗器械实行产品生产注册制度。

2.《医疗器械注册管理办法》（国家食品药品监督管理局第16号令）第二条规定在中华人民共和国境内销售、使用的医疗器械均应当按照本办法的规定申请注册，未获准注册的医疗器械，不得销售、使用。

三、国家对医疗器械实行分类注册管理

境内第一类医疗器械由设区的市级食品药品监督管理机构审查，批准后发给医疗器械注册证书。

境内第二类医疗器械由省、自治区、直辖市食品药品监督管理部门审查，批准后发给医疗器械注册证书。

境内第三类医疗器械由国家食品药品监督管理局审查，批准后发给医疗器械注册证书。

境外医疗器械由国家食品药品监督管理局审查，批准后发给医疗器械注册证书。

台湾、香港、澳门地区医疗器械的注册，除本办法另有规定外，参照境外医疗器械办理。

医疗器械注册证书由国家食品药品监督管理局统一印制，相应内容由审批注册的食品药品监督管理部门填写。

四、医疗器械注册证书有效期

医疗器械注册证书有效期4年。有效期届满，需要继续销售或者使用的，生产企业应当在届满前6个月内，申请重新注册。

五、医疗器械注册证号的格式

×（×）1（食）药监械（×2）字×××3第×4×5×××6号。其中：

×1为注册审批部门所在地的简称：

境内第三类医疗器械、境外医疗器械以及台湾、香港、澳门地区的医疗器械为"国"字；

境内第二类医疗器械为注册审批部门所在的省、自治区、直辖市简称；

境内第一类医疗器械为注册审批部门所在的省、自治区、直辖市简称加所在设区的市级行政区域的简称，为××1（无相应设区的市级行政区域时，仅为省、自治区、直辖市的简称）；

×2为注册形式（准、进、许）：

"准"字适用于境内医疗器械；

"进"字适用于境外医疗器械；

"许"字适用于台湾、香港、澳门地区的医疗器械；

×××3 为批准注册年份；

×4 为产品管理类别；

××5 为产品品种编码；

×××6 为注册流水号。

如：苏药监械（准）字2008 第2 23 0160 号，代表2008 年江苏省 SFDA 批准的第160 个第二类医疗器械产品注册证，该产品在医疗器械产品分类目录中代码为6823。（详见医疗器械分类目录）

国药监械（准）字2008 第3 40 0160 号，代表2008 年 SFDA 批准的第160 个第三类医疗器械产品注册证，该产品在医疗器械产品分类目录中代码为6840。（详见医疗器械分类目录）

《医疗器械产品分类目录》是按 GB7635－87《全国工农业产品（商品、物资）分类与代码》标准要求进行编排的。其中68 为医疗器械行业代码。

医疗器械注册证书附有《医疗器械注册登记表》（见医疗器械注册管理办法附件1），与医疗器械注册证书同时使用。

《医疗器械注册证》是医疗器械产品合法的标志。

六、申办医疗器械注册证的条件

1. 申报注册的产品已经列入《医疗器械分类目录》（或者符合医疗器械定义，分类规则的产品，体外诊断试剂除外）。

2. 申请人应取得医疗器械生产企业资格证明：营业执照和医疗器械生产企业许可证，并且所申请产品应当在生产企业许可证核定的生产范围之内。

3. 办理医疗器械注册申请事务的人员应当受生产企业委托，并具有相应的专业知识，熟悉医疗器械注册管理的法律、法规、规章和技术要求。

4. 申请境外医疗器械注册的，境外生产企业应当在中国境内指定机构作为其代理人，代理人应当承担相应的法律责任；并且，境外生产企业应当委托中国境内具有相应资格的法人机构或者委托其在华机构承担医疗器械售后服务。

5. 申请注册的医疗器械，应当有适用的产品标准，可以采用国家标准、行业标准或者制定注册产品标准，但是注册产品标准不得低于国家标准或行业标准。

由于医疗器械注册是一项政策性和技术性很强、知识覆盖面广的工作，它涉及法律、医学、生物学等多个学科。医疗器械注册人员应该具有医学和医疗器械相关专业知识，又应该熟悉有关医疗器械注册的法规和要求。而国内的一些企业从事注册岗位工作的人数虽不少，但精通这一业务的人员却是屈指可数，急需通过系统、规范的培训来进一步增强注册人员的业务知识与能力。

为此，国家食品药品监督管理局培训中心于2009 年2 月下旬至2009 年4 月举办了"医疗器械注册专员岗位函授培训班"，旨在帮助相关注册人员熟悉并掌握医疗器械注册的法律、法规及相关技术要求，进一步提高医疗器械注册专员的业务能力和注册工作效率，规范医疗器械注册过程。

第二节　医疗器械注册产品的命名原则

医疗器械产品名称是医疗器械产品特征的重要体现，也是在医疗器械使用前向用户提供的重要信息。为规范医疗器械名称管理，国家食品药品监督管理局于 2006 年 11 月下发通知，提出了医疗器械产品命名的基本原则。

一、医疗器械产品名称的命名应以发布的国家标准、行业标准以及《医疗器械产品分类目录》中的产品名称为依据。没有国家标准、行业标准以及《医疗器械产品分类目录》中无相应产品名称的产品，其命名应以体现产品技术结构特征、功能属性为基本原则。

产品结构特征一般是指产品技术性能特征或结构特征，在一定程度上体现产品的技术原理。有源医疗器械的产品名称中常含有电子、光学、激光、微波、超声、射频、高频等等。无源医疗器械名称常含有人工、一次性、可吸收等等。

二、医疗器械产品名称应使用中文。有英文产品名称的，亦可同时使用。

三、医疗器械有商品名称的，应在申请注册时注明。

四、医疗器械商品名称应符合《医疗器械说明书、标签和包装标识管理规定》中的有关要求。

五、同一生产企业生产的同一医疗器械产品，应当使用同一商品名称。商品名称重复性的核查由生产企业负责。

六、境外医疗器械的产品名称和商品名称，也应符合本通知第一条至第五条的规定。

第三节　医疗器械安全有效的原则

根据医疗器械的定义，我们不难看出，医疗器械是涉及到人体健康和生命安危的特殊商品，它的质量特征是安全、有效。

1. 安全有效的概述

对医用电子仪器而言，所谓安全性是指避免了当仪器在正常状态下和单一故障状态下使用时对患者、操作者、或其他人员不会产生不能接受的风险。

所谓有效性是指仪器、设备能达到预期的目的和避免不能接受的风险的能力。

为了使上市的医用电子仪器、设备达到安全、有效性，通常用技术检验的手段来验证产品的安全性；通过临床试验或验证来确认产品的有效性。在实际生活中，有时我们发现有些器械输出的物理量既为有效性，又具安全性。如，对有能量作用于人体的医疗器械，当某一物理的输出量小到一定程度时会影响有效性，而输出量超过某一数值的时候涉及到安全性。比如牵引力、热疗温度等。

因此安全性、有效性是医疗器械上市的基本要求。

2. 医疗器械安全性能的基本原则

以下六点基本原则已成为世界各国普遍认同的观点，并作为医疗器械市场准入的最基本的条件。

（1）医疗器械在实现预期用途过程中，或者对预期使用者的技术知识、经验、教育或培训，不会损害患者的临床条件或安全性、或使用者的安全与健康，其他人员的安全与健康，在权衡患者受益和与高水平的健康与安全保障相一致时，任何与器械使用有关的风险都必须是可以接受的。

（2）制造商在解决器械设计和构造问题时，在考虑公认的最新技术水平的条件下，应当符合安全原则。

在选择最合适的解决办法时，制造商应当按以下顺序来应用以下的原则：

——判定由于预期使用和可预见的误用所造成的危害和相关的风险；

——尽可能地消除或降低风险（内在的安全设计与构造）；

—— 在风险不能消除时，适当时采取合适的保护措施，包括必要时的警告；

——要把由于保护措施的缺陷而剩余的风险通知使用者。

（3）医疗器械应当达到制造商预期的性能，器械的设计、制造和包装应使其在每一适用领域内适合于医疗器械定义范围内的一项或多项的功能。

（4）在器械受到正常使用所产生的应力和已按制造商说明书进行了适当维护的条件下，上述（1），（2），（3）条所规定的特性和性能，在制造商指定的器械寿命周期内，不应受到不良影响以至于危及到临床条件和患者安全，适用时，还有其他人员的安全。

（5）在考虑了制造商提供的说明书和信息的情况下，器械的设计、制造和包装方法应使其在运输和贮存时，器械的预期使用时，其特性和性能不受不良影响。

（6）患者得到的受益必须超过被使用的医疗器械性能带来任何不希望有的副作用。

医疗器械生产企业在申报产品上市时应当能够证明申请的产品完全符合医疗器械基本安全要求，并在产品上市后的寿命周期内能够通过售后服务继续保持在用的医疗器械符合基本安全要求。

医疗器械安全、有效要求是法规的要求，满足这一法规要求的基本途径是在市场准入前能提供证明申报的产品具有安全有效的支撑性注册文件；在批准上市后能提供相关文件包括相关记录，证明质量体系是否符合法规要求进行运行；一旦发生不良事件可立即召回。所有这些文件中所记载的数据应当是科学的、可溯源的。

第四节　医疗器械分类原则

一、定义

第一类：通过常规管理，足以保证其安全性、有效性的医疗器械（如血压计、打诊锤、氧气袋、消毒器等）。

第二类：产品机理以取得国际、国内认可，技术成熟，其安全性、有效性应当加以控制的医疗器械（如：电子体温计、脑或心电图机、B超、胃镜、牙科设备等）。

第三类：植入人体，或用于生命支持，或技术结构复杂、对人体可能具有潜在危

险、安全性和有效性必须加以严格控制的医疗器械

二、医疗器械分类规则

1．术语

（1）预期用途 指产品说明书、标签或宣传资料载明的，使用医疗器械应当取得的作用。

（2）风险 是指导致人体受伤害的危险发生的可能性及伤害的严重程度。

（3）使用期限 器械预期的连续使用时间。

a、暂时使用：器械预期的连续使用时间在 24 小时以内；

b、短期使用：器械预期的连续使用时间在 24 小时以上 30 日以内；

c、长期使用：器械预期的连续使用时间超过 30 日；

d、连续使用时间：器械按预期目的，没有间断地实际发生作用的时间。

（4）使用部位和器械：

①非接触器械：不直接或间接接触患者的器械；

②表面接触器械：包括与以下部位接触的器械：

a、皮肤：仅接触未受损皮肤表面的器械；

b、粘膜：与粘膜接触的器械；

c、损伤表面：与伤口或其它损伤体表接触的器械。

③外科侵入器械：借助外科手术，器械全部或部分通过体表侵入体内，接触包括下列部位的器械：

a、血管：侵入血管与血路上某一点接触；作为管路向血管系统输入的器械；

b、组织/骨/牙质：侵入组织、骨和牙髓/牙质系统的器械和材料；

c、血液循环：接触血液循环系统的器械。

（5）植入器械：任何借助外科手术，器械全部或者部分进入人体或自然腔道中；在手术过程结束后长期留在体内，或者这些器械部分留在体内至少 30 天以上，这些器械被认为是植入器械。

（6）有源器械：任何依靠电能或其它能源而不是直接由人体或重力产生的能源来发挥其功能的医疗器械。

（7）重复使用外科器械：指器械用于外科手术中进行切、割、钻、锯、抓、刮、钳、抽、夹或类似的手术过程，不连接任何有源器械，通过一定的处理可以重新使用的器械。

（8）中枢循环系统：指人体血液循环中的肺动脉、主动脉、冠状动脉、颈动脉、脑动脉、心脏静脉、上大腔静脉、下大腔静脉。

（9）中枢神经系统：指大脑、脑膜、脊髓。

2．我国对医疗器械分类判定的依据

我国对医疗器械分类判定的主要依据是从医疗器械的结构特征、医疗器械使用形式和医疗器械使用状况三方面的情况进行综合判定。

一个医疗器械产品从这些因素最终反映在对风险的识别上，药监部门依据风险高

低实施分类管理。低风险产品为一类器械管理，高风险产品为三类器械管理，中等风险产品为二类器械管理。

（1）医疗器械结构特征

医疗器械的结构特征分为：有源医疗器械和无源医疗器械。

（2）医疗器械使用形式

根据不同的预期目的，将医疗器械归入一定的使用形式。其中：

①无源器械的使用形式有：药液输送保存器械；改变血液、体液器械；医用敷料；外科器械；重复使用外科器械；一次性无菌器械；植入器械；避孕和计划生育器械；消毒清洁器械；护理器械、体外诊断试剂、其他无源接触或无源辅助器械等。

②有源器械的使用形式有：能量治疗器械；诊断监护器械；输送体液器械；电离辐射器械；实验室仪器设备、医疗消毒设备；其他有源器械或有源辅助设备等。

（3）医疗器械使用状态

根据使用中对人体产生损伤的可能性、对医疗效果的影响，医疗器械使用状况可分为接触或进入人体器械和非接触人体器械，具体可分为

①接触或进入人体器械

a、使用时限分为：暂时使用；短期使用；长期使用。

b、接触人体的部位分为：皮肤或腔道；创伤或体内组织；血液循环系统或中枢神经系统。

c、有源器械失控后造成的损伤程度分为：轻微损伤；损伤；严重损伤。

②非接触人体器械

对医疗效果的影响，其程度分为：基本不影响；有间接影响；有重要影响。

3. 实施医疗器械分类的判定原则

（1）实施医疗器械分类，应根据分类判定表进行。

（2）医疗器械分类判定主要依据其预期使用目的和作用进行。同一产品如果使用目的和作用方式不同，分类应该分别判定。

（3）与其他医疗器械联合使用的医疗器械，应分别进行分类；医疗器械的附件分类应与其配套的主机分离，根据附件的情况单独分类。

（4）作用于人体几个部位的医疗器械，根据风险高的使用形式、使用状态进行分类。

（5）控制医疗器械功能的软件与该医疗器械按照同一类别进行分类。

（6）如果一个医疗器械可以适用二个分类，应采取最高的分类。

（7）监控或影响医疗器械主要功能的产品，其分类与被监控和影响器械的分类一致。

（8）国家药品监督管理局根据工作需要，对需进行专门监督管理的医疗器械可以调整其分类。

第五节　医疗器械注册检测

一、第二类、第三类医疗器械由国家食品药品监督管理局会同国家质量监督检验

检疫总局认可的医疗器械检测机构进行注册检测，经检测符合适用的产品标准后，方可用于临床试验或者申请注册。

二、医疗器械检测机构应当在认可的检测范围内，依据生产企业申报适用的产品标准（包括适用的国家标准、行业标准或者生产企业制定的注册产品标准）对申报产品进行注册检测，并出具检测报告。

三、申请第二类、第三类医疗器械注册，同时满足以下条件的，可以免予注册检测：

（一）所申请注册的医疗器械与本企业已经获准注册的医疗器械的基本原理，主要功能、结构，所用材料、材质，预期用途属于同一类；

（二）生产企业已经通过医疗器械生产质量管理规范检查或者已经获得医疗器械质量体系认证，并且生产企业能够提供经原企业生产条件审查机构认可的检测报告；

（三）所申请注册的医疗器械与本企业已经获准注册并且已经通过注册检测的同类产品比较，未发生涉及安全性、有效性改变，或者虽然涉及安全性、有效性改变，但是改变部分和由其引起产品其他相关安全性、有效性变化的部分都已经通过了医疗器械检测机构检测；

（四）已经获准注册的本企业同类产品按照规定进行医疗器械不良事件监测，并且未发现严重不良事件；

（五）已经获准注册的本企业同类产品1年内无食品药品监督管理部门产品质量监督抽查不合格记录；

（六）境外医疗器械已经通过境外政府医疗器械主管部门的上市批准。

四、申请第二类、第三类医疗器械产品重新注册，同时满足以下条件的，可以免予注册检测：

（一）申请重新注册的医疗器械与本企业已经获准注册的医疗器械的基本原理，主要功能、结构，所用材料、材质，预期用途属于同一类；

（二）生产企业已经通过医疗器械生产质量管理规范检查或者已经获得医疗器械质量体系认证，并且生产企业能够提供经原企业生产条件审查机构认可的检测报告；

（三）申请重新注册的医疗器械与已经通过注册检测的原注册产品相比较，未发生涉及安全性、有效性改变，或者虽然涉及安全性、有效性改变，但是改变部分和由其引起产品其他相关安全性、有效性变化的部分都已经通过了医疗器械检测机构检测；

（四）申请重新注册的医疗器械在原医疗器械注册证书有效期内按照规定进行医疗器械不良事件监测，并且未发现不良事件；

（五）原注册医疗器械1年内无食品药品监督管理部门产品质量监督抽查不合格记录。

五、申请第二类、第三类医疗器械注册，应当提交临床试验资料。其临床试验资料中应当包括临床试验合同、临床试验方案、临床试验报告。

食品药品监督管理部门认为必要时，可以要求生产企业提交临床试验须知、知情同意书以及临床试验原始记录。

第六节　医疗器械注册申请与审批

一、医疗器械注册申请

申请医疗器械注册时，申请人应当根据医疗器械的分类，向相应的食品药品监督管理部门提出申请。

二、医疗器械注册申请需提供资料

（一）申请材料目录

1. 医疗器械注册申请表；
2. 医疗器械生产企业资格证明；
3. 产品技术报告；
4. 安全风险分析报告；
5. 适用的产品标准及说明；（应有检测机构签章）
6. 产品性能自测报告；
7. 有承检资质的医疗器械检测机构出具的产品注册检测报告；（原件）
8. 医疗器械临床试验资料；（原件）
9. 医疗器械说明书；
10. 产品生产质量体系考核（认证）的有效证明文件；（原件）
11. 所提交资料真实性的自我保证声明。

另附：

（1）医疗器械注册申请表、产品标准复印件（内容分别与资料编号 1．5 相一致）；

（2）医疗器械说明书、标签及包装标识备案内容表；

（3）真实性核查文件（包括：《省级 SFDA 第二类医疗器械注册申请资料自查报告》、《省级 SFDA 第二类医疗器械临床试验资料自查表》、《省级 SFDA 第二类医疗器械临床试验资料情况说明》、《省级 SFDA 第二类医疗器械送检样品核查表》）；

（4）授权委托书；

（5）电子文档（包括：①注册申请表；②注册产品标准；③说明书；④医疗器械说明书、标签及包装标识备案内容表）。

（6）申请人对他人已取得的专利不构成侵权的保证书，至少应包括：保证该申请不侵犯他人专利权的声明；对可能的侵权后果承担全部法律责任的承诺。

（二）申请材料要求

一）申报资料的一般要求

1. 格式要求：

（1）申请材料的同一项目的填写应一致；

（2）申请材料应使用 A4 规格纸张打印；

（3）申请材料应清晰、整洁，每份申请材料均应装订并加盖企业公章，并按照申请材料目录的顺序装订成册；

（4）在每项文件的第一页作一标签，或用带标签的隔页纸分隔，并标明项目编号；

（5）用档案袋将报送的材料装好，在袋面标明生产企业名称、地址、产品名称、联系人及电话。

2．医疗器械注册申请表、产品标准一式两份，其他资料各一份。（附件 1 ~ 附件 5 另附，无需与整套申请材料一起装订）

3．各项（上市批件、标准、检测报告、说明书）申报资料中的产品名称应与申请表中填写的产品名称实质性内容相对应。若有商品名，应标注商品名。申报资料应当使用中文，根据外文资料翻译的申报资料，应当同时提供原文。

4．申报资料受理后，企业不得自行补充申请，但属于《医疗器械注册管理办法》第三十八条规定情形的，可以补充申请。

5．生产企业在提交注册申报资料时，应同时提交医疗器械注册申请表、产品注册标准及备案说明书、标签和包装标识的电子文本（Word 格式），具体要求见《关于调整医疗器械说明书备案内容的通知》（食药监办［2008］125 号），其内容须与纸质文件的内容相一致。电子文本可通过移动存储设备（U 盘或光盘）形式提交。

6．办理医疗器械注册申请事务的人员应当受生产企业委托，应提交生产企业负责人身份证明原件与复印件（生产企业负责人办理时）；或者生产企业出具的本企业注册申请事务办理人员的授权书及该办理人身份证明原件与复印件（非生产企业负责人办理时），身份证明原件经核对后退回。

7．如某项申请材料符合国家食品药品监督管理局《医疗器械注册管理办法》中相关豁免条款的规定，或符合国家局其他相关文件规定的，应提交相应的说明文件。

8．本指南已明确要求提交原件的，不得提交复印件。凡申请材料需提交复印件的，申请人（单位）须在复印件上注明"此复印件与原件相符"字样或者文字说明，注明日期，加盖单位公章。

注 1：企业应自行保存 1 份注册申报资料复印件以便注册核查用。（若注册申请未获批准，整套注册申报资料不予退还，申请人可凭复印件申请换回原件。）

二）申报资料的具体要求

1．医疗器械注册申请表

（1）应有法定代表人签字并加盖公章，所填写项目应齐全、准确；

（2）"生产企业名称"、"注册地址"与《工商营业执照》相同；

（3）"产品名称"、"规格型号"与所提交的产品标准、检测报告等申请材料中所用名称、规格型号一致。

2．医疗器械生产企业资格证明

（1）资格证明包括《医疗器械生产企业许可证》副本复印件及《工商营业执照》副本复印件。

（2）申请注册的产品应在《医疗器械生产企业许可证》核定的生产范围内；

（3）《医疗器械生产企业许可证》和《工商营业执照》在有效期内。

3．产品技术报告

产品技术报告至少应当包括以下内容：

（1）产品特点、工作原理、结构组成、预期用途；

（2）产品技术指标或主要性能要求确定的依据；

（3）产品设计控制、开发、研制过程；

（4）产品的主要工艺流程及说明；

（5）产品检测及临床试验情况；

（6）与国内外同类产品对比分析。

4. 安全风险分析报告

按照 YY/T0316《医疗器械风险管理对医疗器械的应用》标准的要求编制。安全风险分析报告应包括：能量危害、生物学危害、环境危害、有关使用的危害和由功能失效、维护不周及老化引起的危害等方面的风险分析、风险控制与防范措施等方面的内容。

5. 适用的产品标准及说明（注册产品标准应由检测机构签章，原件）

申请企业提交的产品标准可为国家标准、行业标准或注册产品标准文本。

（1）采用国家标准采、行业标准作为产品标准的，应提交所采纳的国家标准或行业标准的有效文本及采标说明（包含：①提交所采纳的国家标准、行业标准的文本及符合性声明；②生产企业承担产品上市后的质量责任的声明；③生产企业有关产品型号、规格划分的说明，并加盖生产企业公章。）

（2）采用注册产品标准作为产品标准的，应提交注册产品标准正式文本及其编制说明。

（3）提交的产品标准应与承检机构留存的文本一致（可复印检测报告后面的附件作为递交的产品标准；在广东省内的检测机构进行注册检测的，应提交由检测机构签章的注册产品标准原件。）

注：按照《关于执行 GB 9706.1－2007〈医用电气设备 第一部分：安全通用要求〉有关事项的通知》（国食药监械［2008］314 号）要求，2008 年 06 月 26 日起，医用电气设备的注册产品标准中，电气安全部分可不单独编制附录 A，可按照省局网站文件下载区"关于 GB9706.1－2007 附录 A 的编写模板（供参考）"的形式编写。

6. 产品性能自测报告

产品性能自测报告中的自测项目为产品标准中规定的出厂检测项目。执行国家标准、行业标准的，生产企业应当补充自定的出厂检测项目，并加盖生产企业公章。产品性能自测报告中应包括以下内容：

（1）产品名称、规格型号、产品编号或批号、生产日期、样品数量、抽样基数。

（2）检测依据、检测项目、标准要求、检测结果、结果判定、检验人员、审核人员签字或盖章、检验日期等；

（3）如属于委托检测，应提供被委托检测机构出具的检测报告和委托检验协议书。

7. 医疗器械检测机构出具的产品注册检测报告（原件）

（1）应为国家食品药品监督管理局认可的医疗器械检测机构出具的（在其认可的授检目录中）全性能注册检测报告；

（2）需要进行临床试验的医疗器械，应提交临床试验开始前半年内（以临床协议签定日期为准）出具的检测报告；

（3）不需要进行临床试验的医疗器械，应提交注册受理前一年内出具的检测报告；

（4）检测报告所检产品的规格型号应在本次注册申请范围内，检测类型应为全性能的注册检测或全性能的国家局或省局的抽检报告原件（注：同一注册单元内所检测的产品应当是能够代表本注册单元内其他产品安全性和有效性的典型产品。型号涵盖由第三方检测机构提交确认报告，在申请注册检测时向检测机构申请认定）。

（5）凡属无菌产品的须提交国家食品药品监督管理局认可的第三方检测机构出具的近一年内的生产环境空气洁净度的报告原件或复印件加公章。

（6）生产企业在递交注册申请材料时，应一并提供注册检测报告、检测所依据的产品标准和相关的标准评价意见（省级以上检测机构在进行产品注册检测时，会对生产企业提交的拟申请注册产品的标准进行以下内容的评价并在检测报告的附页中予以说明：ⅰ）产品标准中规定的技术要求的合理性；ⅱ）产品标准中试验方法的可行性；ⅲ）产品标准中针对安全要求条款的适用性；ⅳ）相关国家标准、行业标准等强制性标准的执行情况；ⅴ）标准中有特殊技术要求的应评价与国际标准或行业内通用的技术规范是否一致和是否合理；ⅵ）直接采用国家标准、行业标准作为注册产品标准的，要评价其适用性。对存在问题的，应当向生产企业提出修改建议，并在检测报告附页中注明企业的修改情况）。

8. 医疗器械临床试验资料（具体要求见《省级 SFDA 二类医疗器械首次注册提交临床资料的有关要求》）

（1）需要进行临床试验的医疗器械，临床试验资料（原件）应包括：临床试验合同（或协议）、临床试验方案、临床试验报告，并符合以下要求：

①实施临床试验的医疗机构应在公布的药物临床试验基地目录内；

②临床试验资料中应填写的内容以及相关签字、盖章应齐全、规范；

③临床试验方案首页与临床试验报告首页填写应一致。

（2）提交同类产品临床试验资料的医疗器械，临床试验资料应包括：

本企业或其他企业已上市的同类产品临床试验报告或相关临床文献资料，并与同类产品进行对比说明（包括基本原理、主要技术性能指标、预期用途等内容）。

注：临床文献资料是指"省级以上核心医学刊物公开发表的能够充分说明产品预期临床使用效果的学术论文、专著以及文献综述"。

（3）不需要提供临床试验资料的医疗器械，应符合《医疗器械注册管理办法》或其他规范性文件的相应要求。

9. 医疗器械说明书

按《医疗器械说明书、标签和包装标识管理规定》（局令第 10 号）要求提供说明书，说明书应加盖生产企业公章；医疗器械说明书至少应包括以下内容：

（1）产品名称、型号、规格；

（2）生产企业名称、注册地址、生产地址、联系方式；

（3）《医疗器械生产企业许可证》编号、医疗器械注册证书编号（申报时内容为空白）、产品标准编号；

（4）产品的性能、主要结构、适用范围。

10．产品生产质量体系考核（认证）的有效证明文件——根据对不同产品的要求，提供相应的质量体系考核报告

（1）省、自治区、直辖市食品药品监督管理部门签章的、在有效期之内的体系考核报告，考核的产品范围应涵盖申请注册的产品；（原件）；

（2）若为医疗器械生产质量管理规范检查报告或者医疗器械质量体系认证证书可以提供复印件，应加盖证书所属企业公章，并在有效期内，检查或认证的产品范围应涵盖申请注册的产品；（注：受理时需提交体系认证证书的原件及复印件，原件经受理人员核对后退回，收取复印件。）

（3）国家已经实施生产实施细则的，提交实施细则检查验收报告。

11．所提交材料真实性的自我保证声明

真实性的自我保证声明应由申请企业法定代表人或负责人签字并加盖企业公章，并包括以下内容：

（1）所提交的申请材料清单；

（2）生产企业承担相应法律责任的承诺。

（3）附件3 真实性核查文件，按《关于进一步加强第二类医疗器械首次注册真实性核查工作的通知》要求，应包括以下内容（注：②、③根据实际情况选一）：

①由申请企业填报的《省级 SFDA 第二类医疗器械注册申请资料自查报告》；

②需要临床试验的，提交由临床试验机构出具的《省级 SFDA 第二类医疗器械临床试验资料自查表》，并加盖医疗机构公章（原件）；

③临床资料为提交同类产品临床试验资料的，提交企业出具的《省级 SFDA 第二类医疗器械临床试验资料情况说明》；

④《省级 SFDA 第二类医疗器械送检样品核查表》，由负责质量管理体系现场考核的人员出具，并应加盖省局专用章。

（4）附件4 授权委托书（可参考"授权委托书样本"）。

（5）附件5 电子文档（包括：①注册申请表；②注册产品标准；③说明书；④医疗器械说明书、标签及包装标识备案内容表）。与纸质文档内容一致，可提交 U 盘或光盘形式。

（三）医疗器械产品首次注册申请程序

以第二类医疗器械产品注册流程为例

1．注册基本条件

（1）已取得医疗器械生产企业许可证

（2）已有拟注册产品适用的标准；

（3）有拟注册的产品样品；

2．首次注册申请程序

```
┌──────────────┐     ┌──────────────┐     ┌──────────────┐     ┌──────────────┐
│ 采用或编制注册  │ ──▶ │ 产品送样进行    │ ──▶ │ 进行临床试      │ ──▶ │ 提交质量体     │ ──▶
│ 适用的产品标准  │     │ 型式检测       │     │ 验(若需要)    │     │ 系考核申请     │
│              │     │ 适用的产品标准  │     │              │     │              │
└──────────────┘     └──────────────┘     └──────────────┘     └──────────────┘

┌──────────────┐     ┌──────────────┐     ┌──────────────┐     ┌──────────────┐
│ 整理汇总       │ ──▶ │ 提交注册       │ ──▶ │ 形式审查       │ ──▶ │ 注册          │ ──▶
│ 注册资料       │     │ 申请资料       │     │ 补充资料       │     │ 受理          │
│              │     │              │     │ (若需要)     │     │              │
└──────────────┘     └──────────────┘     └──────────────┘     └──────────────┘

┌──────────────┐     ┌──────────────┐     ┌──────────────────┐
│ 网上查看       │ ──▶ │ 领取注册证或    │ ──▶ │ 可提起行政复议或行  │
│ 注册结果       │     │ 不予注册通知    │     │ 政诉讼(若有议异议) │
└──────────────┘     └──────────────┘     └──────────────────┘
```

(四) 医疗器械的重新注册申请

1. 医疗器械注册证书有效期届满，需要继续生产的，生产企业应当在医疗器械注册证书有效期届满前 6 个月内，申请到期重新注册。逾期办理的，重新注册时应当对产品进行注册检测。

2. 医疗器械注册证书中下列内容发生变化的，生产企业应当自发生变化之日起 30 日内申请变更重新注册：

（1）型号、规格；

（2）生产地址；

（3）产品标准；

（4）产品性能结构及组成；

（5）产品适用范围。

3. 医疗器械注册证书有效期内，产品管理类别发生改变的，生产企业应当在 6 个月内，按照改变后的类别到相应的食品药品监督管理部门申请变更重新注册。

4. 重新注册的程序除按上述的首次注册管理程序外，国家食品药品监督管理局于二〇〇八年七月二十三日以国食药监械〔2008〕409 号文对医疗器械重新注册作了若干条补充规定。

（1）对于产品、产品标准和说明书均没有变化的重新注册项目，生产企业应当提交没有变化的声明，不再提交注册产品标准、注册检测报告和说明书，经批准予以重新注册的，仍执行原注册产品标准和说明书。对于产品、产品标准或说明书有变化的重新注册项目，生产企业除按有关规定提交申报资料外，还应当提交产品、产品标准或说明书变化前后的对照表以及相应的支持性资料。对发生严重不良事件且经再评价确认难以保证安全有效的医疗器械，不予重新注册。体外诊断试剂仍按《体外诊断试剂注册管理办法》的规定执行。

（2）对于已注册的医疗器械，如有涉及该医疗器械的国家标准或者行业标准发布实施，生产企业可在注册证书有效期届满前 6 个月申请重新注册。涉及强制性标准的发布实施，生产企业应当自新标准开始实施之日起按照新标准组织生产。由于安全性原因，对医疗器械提出重新注册要求的，国家食品药品监督管理局将在标准实施通知中作出规定。

（3）对于已注册的医疗器械，其管理类别由高类别调整为低类别的，在有效期内的医疗器械注册证书继续有效。生产企业应当在医疗器械注册证书有效期届满前，按照改变后的类别到相应的食品药品监督管理部门申请重新注册；其管理类别由低类别调整为高类别的，生产企业应当按照有关规定申请变更重新注册。

（4）各检测机构要充分发挥技术支撑作用，在进行产品注册检测时，应当对生产企业提交的拟申请注册产品的标准进行评价，对存在问题的，应当向生产企业提出修改建议。检测机构在向生产企业出具医疗器械注册检测报告时还应当在检测报告备注栏中注明对该标准的评价意见。

5. 有下列情形之一的医疗器械，不予重新注册：

（1）未完成食品药品监督管理部门在批准上市时按照国家食品药品监督管理局有关规定提出的要求的；

（2）经国家食品药品监督管理局再评价属于淘汰品种的；

（3）按照《医疗器械监督管理条例》的规定撤销医疗器械注册证书的。

（五）医疗器械注册证书的变更与补办

1. 医疗器械注册证书载明内容发生下列变化的，生产企业应当自发生变化之日起30日内申请医疗器械注册证书变更：

（1）生产企业实体不变，企业名称改变；

（2）生产企业注册地址改变；

（3）生产地址的文字性改变；

（4）产品名称、商品名称的文字性改变；

（5）型号、规格的文字性改变；

（6）产品标准的名称或者代号的文字性改变；

（7）代理人改变；

（8）售后服务机构改变。

2. 申请医疗器械注册证书变更的，应当填写医疗器械注册证书变更申请表，并按照本办法附件10的要求向原注册审批部门提交有关材料和说明。原注册审批部门对申请材料进行形式审查，当场或者在5个工作日内一次性告知申请人需要补正的全部内容，符合要求的发给《受理通知书》。

3. 原注册审批部门受理变更申请后，应当在20个工作日内作出是否同意变更的书面决定。经审查符合规定予以变更的，发给变更后的医疗器械注册证书，并对原医疗器械注册证书予以注销。经审查不符合规定的，作出不予变更的书面决定，并说明理由，同时告知申请人享有依法申请行政复议或者提起行政诉讼的权利。

变更后的医疗器械注册证书用原编号，编号末尾加带括号的"更"字。

变更后的医疗器械注册证书的有效期截止日与原医疗器械注册证书的有效期截止日相同，有效期满应当申请重新注册。

4. 医疗器械注册证书丢失或损毁的，生产企业应当按照本办法附件11的要求提交有关材料和说明，向原注册审批部门申请补办。

（六）监督管理

1. 负责医疗器械注册审批的食品药品监督管理部门应当按照规定程序进行审批，

并作出是否给予注册的决定。对违反规定审批注册的，应当依法追究其行政责任。

2. 设区的市级以上地方食品药品监督管理部门违反本办法规定实施的医疗器械注册，由其上级食品药品监督管理部门责令限期改正；逾期不改正的，上级食品药品监督管理部门可以直接公告撤销该医疗器械注册证书。已经被撤销医疗器械注册证书的医疗器械不得继续销售和使用，已经销售、使用的，由县级以上地方食品药品监督管理部门负责监督企业进行处理。

3. 省级以上食品药品监督管理部门对上市后的医疗器械进行技术再评价，并根据技术评价的结果对不能达到预期使用目的、不能保证安全有效的医疗器械，作出撤销医疗器械注册证书的决定，并向社会公告。已经被撤销医疗器械注册证书的医疗器械不得继续销售和使用，已经销售、使用的，由县级以上地方食品药品监督管理部门负责监督企业进行处理。

4. 有《中华人民共和国行政许可法》第七十条情形之一的，原注册审批部门应当依法注销医疗器械注册证书。

第七节 法律责任

一、违反《医疗器械注册管理办法》规定，申请医疗器械注册时，采取提供虚假证明、文件、样品等虚假材料，或者以欺骗、贿赂等不正当手段骗取医疗器械注册证书的，注册审批部门不予受理或者不予注册，并给予警告，1 年内不受理其医疗器械注册申请；对于其已经骗取得到的医疗器械注册证书，予以撤销，2 年内不受理其医疗器械注册申请，并依照《医疗器械监督管理条例》第四十条的规定予以处罚。

二、涂改、倒卖、出租、出借医疗器械注册证书，或者以其他形式非法转让医疗器械注册证书的，由县级以上食品药品监督管理部门责令改正，可以并处 3 万元以下罚款。

三、违反《医疗器械注册管理办法》第三十三条、第三十四条或者第三十五条的规定，未依法办理医疗器械重新注册而销售的医疗器械，或者销售的医疗器械与注册证书限定内容不同的，或者产品说明书、标签、包装标识等内容与医疗器械注册证书限定内容不同的，由县级以上食品药品监督管理部门依照《医疗器械监督管理条例》关于无医疗器械注册证书的处罚规定予以处罚。

四、违反《医疗器械注册管理办法》第三十八条的规定，未依法办理医疗器械注册证书变更的，由县级以上食品药品监督管理部门责令限期改正或者给予警告；逾期不改正的，可以处以 5000 元以上 1 万元以下罚款。

五、根据《医疗器械注册管理办法》第十五条申请注册后再对产品进行注册检测的医疗器械，未按照规定完成注册检测即将产品投入使用的，由国家食品药品监督管理局撤销医疗器械注册证书，予以公告，并记入企业诚信档案。

产品经注册检测不合格的，由国家食品药品监督管理局撤销医疗器械注册证书。

六、负责医疗器械注册审批的食品药品监督管理部门应当按照规定程序进行审批，并作出是否给予注册的决定。对违反规定审批注册的，应当依法追究其行政责任。

设区的市级以上地方食品药品监督管理部门违反本办法规定实施的医疗器械注册，由其上级食品药品监督管理部门责令限期改正；逾期不改正的，上级食品药品监督管理部门可以直接公告撤销该医疗器械注册证书。已经被撤销医疗器械注册证书的医疗器械不得继续销售和使用，已经销售、使用的，由县级以上地方食品药品监督管理部门负责监督企业进行处理。

---------------------------------- 目标检测题 ✎ ----------------------------------

一、单项选择题

1. 依据《医疗器械注册管理办法》（国家食品药品监督局 16 号令）的规定，医疗器械产品注册证书的有效期为（　　）
   A. 三年　　　　　B. 四年　　　　　C. 五年　　　　　D. 因类别而定

2. 产品注册时需提交法定机构出具的检验报告的是（　　）
   A. 第一类医疗器械　　　　　　　B. 第二类医疗器械
   C. 第三类医疗器械　　　　　　　D. 第二、三类医疗器械

3. 下列可能属于台湾地区生产. 境内销售的医疗器械的注册证书编号的是（　　）
   A. 国食药监械（进）字 2008 第 2250073 号
   B. 台食药监械（准）字 2008 第 2250073 号
   C. 国食药监械（准）字 2008 第 2250073 号
   D. 国食药监械（许）字 2008 第 2250073 号

4. 下列属于国产第二类医疗器械注册证书编号的是（　　）
   A. 国食药监械（准）字 2008 第 2250073 号
   B. 浙食药监械（准）字 2008 第 2250073 号
   C. 浙杭食药监械（准）字 2008 第 2250073 号
   D. 国食药监械（许）字 2008 第 2250073 号

5. 医疗器械生产企业应当申请变更重新注册的情况是（　　）
   A. 生产企业名称发生改变（实体不变）　B. 生产企业注册地址发生改变
   C. 医疗器械生产地址发生改变　　　　　D. 生产企业代理人发生改变

6. 医疗器械生产企业申请医疗器械注册证书变更的情况是（　　）
   A. 增加产品的适用范围　　　　　B. 生产企业生产地址发生改变
   C. 产品性能结构发生改变　　　　D. 产品标准的代号发生文字性改变

7. 提供虚假证明骗取医疗器械证书并被查处，不能再次申请医疗器械注册的时限为（　　）
   A. 1 年内　　　　B. 2 年内　　　　C. 3 年内　　　　D. 5 年内

8. 某医疗器械产品于 2006 年 4 月取得医疗器械注册证，2008 年 6 月因变更企业名称提交变更申请并经批准，则变更后的注册证有效期应至（　　）

    A. 2010 年 4 月　　　　　　　　　B. 2012 年 4 月

    C. 2011 年 4 月　　　　　　　　　D. 因变更事项的性质而定

9. 医疗器械产品注册证书所列内容发生变化，持证单位应当（　　），申请办理变更手续或重新注册

    A. 发生变化之日前 30 日内　　　　B. 发生变化之日起 30 日内

    C. 发生变化之日前 6 个月内　　　　D. 发生变化之日起 6 个月内

10. 医疗器械产品注册证书有效期（　　）

    A. 二年　　　　B. 四年　　　　C. 五年　　　　D. 十年

11. 连续停产（　　），产品生产注册证书自行失效

    A. 1 年以上　　　B. 2 年以上　　　C. 4 年以上　　　D. 5 年以上

12. 下列医疗器械注册证书编号格式正确的是（　　）

    A. 国食药监械（准）字 2008 第 2250073 号

    B. 国食药监械（许）字 2008 第 3500073 号

    C. 浙食药监械（准）字 2008 第 2250073 号

    D. 浙杭食药监械（准）字 2008 第 2250073 号

13. 医疗器械注册证书变更后的描述，错误的是（　　）

    A. 注册证书编号用原编号，编号末尾加带括号的"更"字

    B. 注册证书编号用新编号，与原编号不同

    C. 变更后的注册证书有效期截止日与变更前证书的有效期截止日相同

    D. 变更后的注册证书有效期小于 4 年

14. 销售的医疗器械与注册证书限定内容不同的，按（　　）处理

    A. 无证经营医疗器械　　　　　　B. 经营无注册证医疗器械

    C. 经营不合格医疗器械　　　　　　D. 经营无合格证明医疗器械

15. 下列属于进口第二类医疗器械注册证书编号的是（　　）

    A. 国食药监械（进）字 2007 第 2542605 号

    B. 浙食药监械（进）字 2007 第 2542605 号

    C. 国食药监械（进）字 2007 第 2682605 号

    D. 浙食药监械（进）字 2007 第 2682605 号

16. 下列属于台湾地区生产. 境内销售的医疗器械注册证书编号的是（　　）

    A. 国食药监械（进）字 2008 第 1260073 号

    B. 台食药监械（准）字 2008 第 1260073 号

    C. 台食药监械（进）字 2008 第 1260073 号

    D. 国食药监械（许）字 2008 第 1260073 号

17. 下列属于国产第一类医疗器械注册证书编号的是（　　）

    A. 浙杭食药监械（准）字 2006 第 1220055 号

    B. 浙食药监械（准）字 2006 第 1220055 号

    C. 国食药监械（准）字 2006 第 1220055 号

    D. 国食药监械（许）字 2006 第 122055 号

18. 下列属于国产第二类医疗器械注册证书编号的是（　　）

    A. 国食药监械（准）字 2008 第 2250073 号

    B. 浙食药监械（准）字 2008 第 2250073 号

    C. 浙杭食药监械（准）字 2008 第 2250073 号

    D. 国食药监械（许）字 2008 第 2250073 号

19. 医疗器械产品注册证编号"国（食）药监械（准）字 2007 第 3660525 号"的数字"66"是指（　　）

    A. 注册形式　　　　　　　　　　B. 产品管理类别

    C. 产品品种编码

20. 医疗器械注册证书附有（　　），与证书同时使用

    A. 说明书　　　　　　　　　　　B. 产品标准

    C.《医疗器械注册登记表》

21. 国（食）药监械（准）字 2005 第 3682561 号其中的"3"代表（　　）

    A. 产品管理类别　　　　　　　　B. 产品品种编码

    C. 注册流水号　　　　　　　　　D. 批准注册年份

二、问答题

1. 医疗器械产品注册的含义是什么？

2. 国家对医疗器械如何分类管理的？

3. 医疗器械产品注册证有效期为多少？

4. 第二类医疗器械产品注册需要提交哪些材料？

5. 2008 年 5 月某医院购进一台微波治疗机，经销商提供下列资料：

（1）医疗器械经营许可证格式是：苏药管械经营许 20060884 号

（2）医疗器械生产许可证格式是：苏药管械生产许 20010184 号

（3）微波治疗机产品注册证注册编号为：沪药监械（准）字 2005 第 3 24 0160 号

（4）包装完好的微波治疗机一台，箱内说明书、装箱单和合格证

医疗器械验收人员查验了相关资料后决定拒收退货。请问验收员的决定正确吗？为什么？

第八章

医疗器械标准管理

📖 **知识要点**

本章介绍了标准化工作的基础知识、标准的分级与类别以及医疗器械基本要求和医疗器械标准的关系；着重介绍了医疗器械注册标准编写格式和具体要求；

📖 **学习目标**

掌握：(1) 标准和标准化的定义以及标准的分级、分类；(2) 医疗器械注册产品的编写要求。

熟悉：品我国标准化工作体制以及有关标准的法律法规。

第一节　标准化工作的基础知识

一、标准的定义

俗话说"没有规矩，不成方圆"。长期以来，人们对重复出现、重复产生的生产、生活、社会活动的过程或结果，制订规矩。这个规矩就是我们常说的标准。整个社会、经济生活都要有标准来维持其秩序、规范其行为，社会经济生活才能健康、有秩的发展。

人类社会有千千万万种生产、生活和社会活动，但这些活动对整个社会产生的影响，特别是其带来的有益、无益、安全、不安全的程度和作用也是千差万别。有的人类活动不会生产有害的结果，有的就会产生有害结果。就医疗器械而言，围绕其进行的研究、生产、经营、使用后的处理等一系列活动的结果，给人类带来的有益、无益、有害、无害的结果和作用，其程度是有分量的，影响是巨大的。因此，必须有严格的规矩来约束、管制。因为医疗器械是涉及到人体健康和生命安全的特殊商品，医疗器械必须依靠标准来保证其安全性和有效性。那么，到底什么是标准呢？

在我国国家标准《标准化基本术语》（GB3935.1-83）中是这样定义的：标准是

"对重复性事物和概念所做的统一规定。它以科学、技术和实践经验的综合成果为基础，经有关方面协商一致，由主管机构批准，以特定形式发布，作为共同遵守的准则和依据。"

标准这个概念，完整而又系统地揭示了标准的基本特性，即：

1．标准对象的特定性

标准对象的特定性，是指对制定标准的领域和对象所做的特殊规定。制定标准的领域，从广义上说，应当包括人类生产和生活的一切领域。而从狭义上说，则仅指经济和技术活动范围，所以又把标准限定在经济、技术范畴。

2．标准制定依据的科学性

标准的概念中明确指出，"科学、技术和实践经验和综合成果"，是标准产生的基础。标准就是在综合分析、比较、选择、科学研究的新成果，技术进步的新成就以及在长期实践中总结出来的先进经验的基础上产生的，是对科学、技术和实践经验的提炼和概括。这无疑保证了标准的科学性和先进性以及实践的可靠性。

3．标准本质特征的统一性

标准的本质特征，或者说标准的作用和社会功能，最重要的特点就是标准的统一性。不同级别的标准是在不同范围内的统一；不同类型的标准是从不同侧面进行统一。

4．标准的法规特性

从一定意义上来说，标准就是技术经济领域的技术法规，国家强制性标准尤其如此。虽然标准并非由国家立法机关颁布的严格意义上的法律或法规，但是可以认为它在技术经济领域里具有法规特性。

二、标准化的概念

标准是为在一定的范围内获得最佳秩序，对活动或活动的结果规定共同的重复使用的规则、导则或特性的文件，该文件经协商一致并由公认机构批准，以规定的形式发布，作为共同遵守的准则和依据。为在一定的范围内获得最佳秩序，对实际的或潜在的问题制定共同的和重复使用的规则的活动。制定、发布及贯彻实施标准的活动过程称为标准化。

标准化的重要意义在于改进产品、过程和服务的适用性、防止贸易壁垒，促进技术合作。"通过制定、发布和实施标准，达到统一"是标准化的实质。标准化工作就是制定标准、组织实施标准以及对标准的实施进行监督。制定标准是标准化工作的起点，标准化部门应对需要标准的项目进行编制计划、组织起拟、审批、编号、发布等活动。有组织、有计划、有措施地贯彻执行标准，将标准规定的内容贯彻到生产、流通、使用等领域中去的过程，是标准制定部门、使用部门的共同任务。"获得最佳秩序和社会效益"是标准化工作的目的。在国民经济的各个领域中，凡具有多次重复使用和需要制定标准的具体产品，以及各种定额、规划、要求、方法、概念等，都可称为标准化对象，即需要制定标准的具体事物；另一类是标准化的总体对象，即各种对象的总和所构成的整体，通过它可以研究各种对象的共同属性、个性和普遍规律。标准化有利于发展社会主义市场经济，是促进科学进步的重要途径；能保证产品质量、服务质量；

是提高企业管理水平的基础；是加强国际贸易与合作的有效工具。

第二节 标准的分级与类别

一、标准的分类

标准分类有多种，为了不同的目的，可以从不同角度对标准进行不同的分类。目前常用的分类方法有三种，即层级分类法、约力分类法和对象分类法。

1. 层级分类法按照标准化层级、标准作用的有效范围，可以将标准分为不同层次的或级别的标准，如国际标准、区域标准、国家标准、行业标准、地方标准和企业标准。

（1）国际标准是指国际标准化组织（ISO）、国际电工委员会（IEC）和国际电信联盟（ITU）制定的标准，以及国际标准化组织确认并公布的其他国际组织制定的标准。国际标准在世界范围内统一使用。

（2）区域标准又称为地区标准，泛指世界某一区域标准化团体所通过的标准，通常提到的区域标准，主要是指原经互会标准化组织、欧洲标准化委员会、非洲地区标准化组织等地区组织所制定的和使用的标准。只限于在世界上一个指定地区的某些国家组成的标准化组织、称为地区性标准组织。如亚洲标准咨询委员会（ASAC）、欧洲标准化委员会（CEN）等。这些组织有的是政府性的、有的是非政府性的，其主要职能是制定、发布和协调该地区的标准。

（3）国家标准是指需要在全国范围内统一技术要求，由国务院标准化行政部门组织制定的标准。

（4）行业标准是指没有国家标准而又需要在全国某一行业范围内统一技术要求，由国务院有关行政主管理部门组织制定的标准。

（5）地方标准是指没有国家标准和行业标准而又要求在省级范围内统一技术要求，由省级标准化行政主管部门组织制定的标准。

（6）企业标准是由企业批准发布，在企业范围统一实施的标准。

2. **约力分类法**

按约束力不同，可分为强制性标准和推荐性标准。具有法律属性，在一定范围内通过法律、行政等手段强制执行的标准是强制性标准；其他标准是推荐性标准。

（1）强制性标准是指国家通过法律的形式明确要求对于一些所规定的技术内容和要求必须执行，不允许以任何理由或方式加以违反、变更，这样的标准称之为强制性标准，包括强制性国家标准、强制性行业标准和强制性地方标准。

强制性国家标准的标记为"GB"，医药行业强制性标准的标记为"YY"

（2）推荐性标准是指国家鼓励自愿采用的具有指导作用而又不宜强制执行的标准，即标准所规定的内容和要求具有普遍指导作用，允许使用单位结合自己的实际情况，灵活加以选用。这类标准不具有强制性，任何单位均有权是否采用。应当指出的是，推荐性标准一经接受并采用，或各方商定同意纳入经济合同中，就成为各方必须共同遵守的技术依据，具有法律上的约束性。

推荐性国家标准的标记为"GB/T"，医药行业推荐性标准的标记为"YY/T"。

3. 对象分类法

按照标准对象的名称不同，标准可分为指导性标准、通用标准、管理标准、产品标准、安全标准、技术标准、术语标准、方法标准、环境标准、代码标准、包装标准、设备标准、工作标准等。

（1）指导性标准是对标准化工作的原则和一些具体做法的统一规定。如，产品型号编制规则、各类标准的编制导则等。

（2）通用标准是将一些相同特征综合在一起，制定一个在一定范围内通用的标准。许多个性标准之间往往包含有一些相同的特征，如，产品标准中的尺寸规格、参数系列、使用环境条件、验收规则和试验方法等。通常也称共性标准。

（3）管理标准是对标准化领域中需要协调统一的管理事项所制定的标准。管理标准 按其对象分为技术管理标准、生产组织标准、经济管理标准、行政管理标准、业务管理标准和工作标准等。

（4）产品标准是对产品结构、规格、质量和检验方法所做的技术规定。产品标准按其适用范围，分国家、部门和企业制定。它是一定时期和一定范围内具有约束力的产品技术准则，是产品生产、质量检验、选购验收、使用维护和洽谈贸易的技术依据。产品标准主要内容包括：

①产品适用范围；

②产品的品种，规格和结构形式；

③产品的主要性能；

④产品的试验、检验方法和验收规则；

⑤产品包装、储存和运输等方面的要求。

（5）安全是为保护人和物的安全制定的标准，安全标准一般有两种形式：一种为专门的安全标准；另一种是为合理生产优质产品，并在生产、作业、试验、业务处理等方面提高效率而制定的标准。

（6）技术标准是对标准化领域中需要协调统一的技术事项所制定的标准。

（7）术语标准是以各种专用术语为对象所制定的标准。术语标准中一般规定术语、定义（或解释性说明）和对应的外文名称。

（8）方法标准包括两类：一类是试验、检查、分析、抽样、统计、计算、测定、作业等方法为对象制定的标准；另一类为合理生产优质产品，并在生产、作业、试验、业务处理等方面提高效率而制定的标准。

（9）环境标准是在一定的时间和空间范围内，根据社会经济的发展需要，以保护生态环境和生活环境为目标而制定的统一规范。

（10）工作标准是按工作岗位制定的，对岗位重复性工作事项制定的表述岗位工作质量的标准。

（11）设备标准是以生产过程中所有设备为对象而制定的标准。设备标准的内容主要包括设备的品种、规格、技术性能、试验方法、检验规则、加工精度、维修管理及包装、储存、运输等。

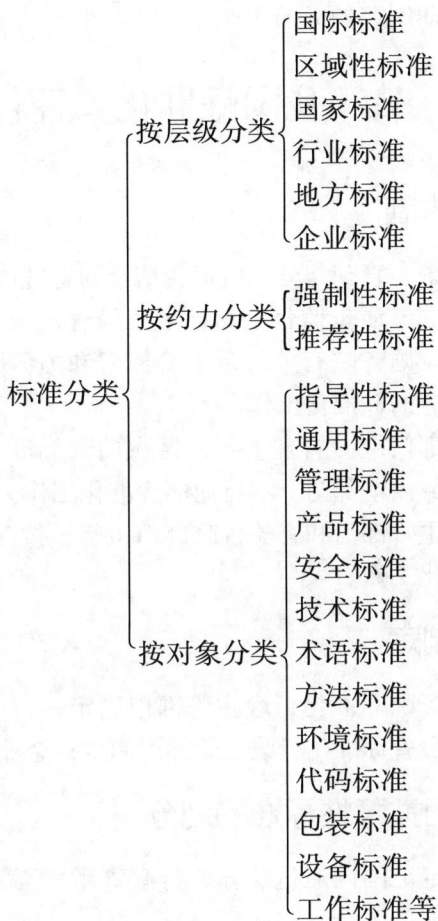

```
                                  ┌ 国际标准
                                  ├ 区域性标准
                                  ├ 国家标准
                        按层级分类 ┤
                                  ├ 行业标准
                                  ├ 地方标准
                                  └ 企业标准
                                  ┌ 强制性标准
                        按约力分类 ┤
              标准分类 ┤           └ 推荐性标准
                                  ┌ 指导性标准
                                  ├ 通用标准
                                  ├ 管理标准
                                  ├ 产品标准
                                  ├ 安全标准
                                  ├ 技术标准
                        按对象分类 ┤ 术语标准
                                  ├ 方法标准
                                  ├ 环境标准
                                  ├ 代码标准
                                  ├ 包装标准
                                  ├ 设备标准
                                  └ 工作标准等
```

二、标准的分级

《中华人民共和国标准化法》将我国标准分为国家标准、行业标准、地方标准、企业标准四级。

对需要在全国范围内统一技术要求，应制定国家标准。对没有国家标准而又需要在全国某个行业范围内统一的技术要求，可以制定行业标准。对没有国家标准和行业标准而又需要在省、自治区、直辖市范围内统一的工业产品安全、卫生要求，可以制定地方标准。

企业生产的产品没有国家标准、行业标准和地方标准的，应制定相应的企业标准。对已有国家标准、行业标准或地方标准的，鼓励企业制定严于国家标准、行业标准和地方标准的企业标准。

另外对于技术尚在发展中需要有相应的标准文件引导其发展或具有标准化价值，尚不能制定为标准的项目，以及采用国际标准化组织、国际电工委员会及其他国际组织的技术报告的项目，可以制定国家标准化指导性文件。

标准化指导性文件（以下简称"指导性技术文件"）是为仍处于技术发展过程中

（如变化快的技术领域）的标准化工作提供指南或信息，供科研、设计、生产、使用和管理等有关人员参考使用而制定的标准文件。

第三节　我国标准化管理体制

一、标准化管理体制

我国标准化工作实行统一管理与分工负责相结合的管理体制。

按照国务院授权，在国家质量监督检验检疫总局管理下，国家标准化管理委员会统一管理全国标准化工作。国务院有关行政主管部门和国务院授权的有关行政行业协会分工管理本部门、本行业的标准化工作。

省级标准化行政主管部门统一管理本行政区域内的标准化工作。省级有关行政主管部门分工管理本行政区域内本部门、本行业的标准化工作。

市、县级标准化行政主管部门和有关行政部门主管，按照省政府规定的各自职责，管理本行政区域内的标准化工作。

二、各级标准的制定

我国的国家标准由国务院标准化行政主管部门制定；行业标准由国务院有关行政主管部门制定；地方标准由省标准化行政主管部门制定；企业标准由企业自己制定。

三、强制性标准和推荐性标准的划分

具有法律属性，在一定范围内通过法律、行政等手段强制执行的标准是强制性标准；其他标准是推荐性标准。

强制性标准一经颁布，必须贯彻执行。否则，造成恶劣后果和重大损失的单位和个人，要受到经济制裁或承担法律上责任。

根据《国家标准管理办法》和《行业标准管理办法》，一般下列标准属于强制性标准。

（1）药品、食品卫生、兽药、农药和劳动卫生标准。

（2）产品生产、储运和使用中的安全及劳动安全标准。

（3）工程建设质量、安全、卫生等标准。

（4）环境保护和环境质量方面的标准。

（5）有关国计民生方面的重要产品标准等。

四、标准的有效期

自标准实施之日起，至标准复审重新确认、修订或废止的时间，称为标准的有效期，又称标龄。由于各国的情况不同，标准的有效期也不同，ISO 标准一般每五年复审一次。

根据《中华人民共和国标准化法》规定，标准发布实施后，制定标准的部门应根据科技的发展和经济建设的需要适时对标准进行复审，以确认现行标准继续有效或者予以修订，废止，国家标准的复审周期一般不超过五年，指导性技术文件发布后三年必须复审，以决定是否有效、转化为国家标准或者撤销。医疗器械产品标准使用年限一般与医疗器械注册证的年限是一致的。

根据《医疗器械监督管理条例》第十四条规定医疗器械产品注册证有效期为四年。因此医疗器械注册产品标准标龄为四年。

第四节　相关的法律、法规

一、标准化法

《中华人民共和国标准化法》由中华人民共和国第七届全国人民代表大会常务委员会第五次会议于 1988 年 12 月 29 日通过，1989 年 4 月 1 日起实施，是我国标准化工作的基本法。《标准化法》规定了我国的标准化工作的方针、政策、任务和标准化体制等，它是国家推行标准化以及实施标准化管理和监督的重要依据。

《标准化法》的主要内容包括以下几个方面：

（1）阐述指定标准化法的目的；

（2）规定制定标准的对象，制定标准的原则要求、标准化管理体制、标准的审批与发布权限、标准的复审要求以及制定标准的工作机构等；

（3）规定国家机关、企业、事业单位在实施标准中的职责；

（4）规定标准实施监督的对象范围；

（5）规定对主要违法行为的行政处罚及应负的刑事责任质量监督人员的执法的法律责任、行政处罚的决定机关等。

《标准化法》的第六条对企业生产的产品标准做了规定，"企业生产的产品没有国家标准和行业标准的应当制定企业标准，作为组织生产的依据。企业的产品标准须报当地政府标准化行政主管部门和有关主管部门备案。已有国家标准或行业的，国家鼓励企业制定严于国家标准或行业的企业标准，在企业内部适用。"

对于医疗器械企业来说：企业生产的产品没有国家标准和行业标准的，应当制定注册产品标准，作为组织生产的依据。企业的注册产品标准须报当地省级药品监督管理部门备案。已有国家标准或行业的，国家鼓励企业制定严于国家标准或行业的注册产品标准，在企业申请产品注册时使用。

二、《医疗器械监督管理条例》中涉及标准方面的规定

1.《医疗器械监督管理条例》第十五条

生产医疗器械，应当符合医疗器械国家标准；没有国家标准的，应当符合医疗器械行业标准。

医疗器械国家标准由国务院标准化行政主管部门会同国务院药品监督管理部门制定。医疗器械行业标准由国务院药品监督管理部门制定。

2.《医疗器械监督管理条例》第十一条

首次进口的医疗器械,进口单位应当提供该医疗器械的说明书、质量标准、检验方法等有关资料和样品以及出口国(地区)批准生产、销售的证明文件,经国务院药品监督管理部门审批注册,领取进口注册证书后,方可向海关申请办理进口手续。

3.《医疗器械监督管理条例》第三十七条

违反本条例规定,生产不符合医疗器械国家标准或者行业标准的医疗器械的,由县级以上人民政府药品监督管理部门予以警告,责令停止生产,没收违法生产的产品和违法所得,违法所得5000元以上的,并处违法所得2倍以上5倍以下的罚款;没有违法所得或者违法所得不足5000元的,并处5000元以上2万元以下的罚款;情节严重的,由原发证部门吊销产品生产注册证书;构成犯罪的,依法追究刑事责任。

4.《医疗器械监督管理条例》第十二条

申报注册医疗器械,应当按照国务院药品监督管理部门的规定提交技术指标、检测报告和其它有关资料。其中的技术指标就包含在标准内,检测的依据就是标准。

三、《医疗器械标准管理办法》(试行)中对医疗器械注册产品标准的有关规定

《医疗器械标准管理办法(试行)》于2001年11月19日经原SFDA局务会审议通过发布,自2002年5月1日起施行。

《办法》共六章二十四条

《办法》较全面地设置了医疗器械标准工作各项措施和原则,主要可归纳成以下几点。

1. 界定了"注册产品标准"的法定地位

最高人民法院、最高人民检察院,分别于2001年4月5日最高人民法院审判委员会第1168次会议和2001年3月30日最高人民检察院第九届检察委员会第84次会议通过了《最高人民法院、最高人民检察院关于办理生产、销售伪劣商品刑事案件具体应用法律若干问题的解释》,自2001年4月10日开始施行。在该司法解释中明确规定:"没有国家标准、行业标准的医疗器械注册产品标准可视为保障人体健康的行业标准"。

2. 明确"注册产品标准"的责任主体是制造商。(第十九条)

制造商应对其在注册产品标准中就产品的安全性和有效性所做的承诺完全负责,及对注册产品标准所规定的内容负责。行政初审和行政复核不承担企业在注册产品标准对社会所做的各项承诺。

在《医疗器械标准管理办法》第四章规定了注册产品必须执行国家标准、行业标准和有关法律、法规的要求,并按国务院药品监督管理部门公布的《医疗器械标准编写规范》的要求起草;制造商在申报产品注册时应向药品监督管理部门提交注册产品标准文本和标准 编制说明。

3. 注册产品标准的复核、复查、备案,是在企业对产品的标准作出承诺的前提下,政府进行的一种带有公证性的确认。政府部门的初审、复审主要审查是否执行了已有的国家强制性标准。

4. 设定国家食品药品监督管理局（SFDA）标准化技术委员会。指导各分技术委员会的工作，使医疗器械的标准化工作机构成为相对独立的主体。

5. 明确各级药监局推进医疗器械标准工作的职责。

6. 专门设定了对进口医疗器械注册产品标准的复核，由 SFDA 统一负责。

7. 明确初审复审的范围。

8. 明确对执行标准的监督职责落实到县以上的药监局。

四、《医疗器械注册管理办法》16 号令

第七条　申请注册的医疗器械，应当有适用的产品标准，可以采用国家标准、行业标准或者制定注册产品标准，但是注册产品标准不得低于国家标准或者行业标准。

注册产品标准应当依据国家食品药品监督管理局规定的医疗器械标准管理要求编制。

第十条　医疗器械检测机构应当在国家食品药品监督管理局和国家质量监督检验检疫总局认可的检测范围内，依据生产企业申报适用的产品标准（包括适用的国家标准、行业标准或者生产企业制定的注册产品标准）对申报产品进行注册检测，并出具检测报告。

五、《医疗器械生产监督管理办法》12 号令

第四十条　县级以上地方食品药品监督管理部门应当将监督检查中发现的生产企业的以下行为记入生产企业监管档案：（一）生产不符合国家标准、行业标准和注册产品标准的医疗器械的。

六、司法解释

《最高人民法院、最高人民检察院关于办理生产、销售伪劣商品刑事案件具体应用法律若干问题的解释》，于 2001 年 4 月 10 日开始施行。在该司法解释第六条中明确规定：生产、销售不符合标准的医疗器械、医用卫生材料，致人轻伤或者其他严重后果的，应认定为刑法第一百四十五条规定的"对人体健康造成严重危害"。

生产、销售不符合标准的医疗器械、医用卫生材料，造成感染病毒性肝炎等难以治愈的疾病、一人以上重伤、三人以上轻伤或者其他严重后果的，应认定为"后果特别严重"。

生产、销售不符合标准的医疗器械、医用卫生材料，致人死亡、严重残疾、感染艾滋病、三人以上重伤、十人以上轻伤或者造成其他特别严重后果的，应认定为"情节特别恶劣"。

医疗机构或者个人，知道或者应当知道是不符合保障人体健康的国家标准、行业标准的医疗器械、医用卫生材料而购买、使用，对人体健康造成严重危害的，以销售不符合标准的医用器材罪定罪处罚。

没有国家标准、行业标准的医疗器械，注册产品标准可视为保障人体健康的行业标准。

从以上各法规及司法解释对注册产品标准的要求可以看出注册产品标准的重要性。

医疗器械标准是医疗器械研制、生产、经营、使用和监督管理共同遵守的技术法规。

医疗器械标准工作是整个监督管理工作的技术基础。它既是产品上市前的检验依据，又是产品上市后的监督依据。而产品的制造商则是注册产品标准的责任主体，应对其注册产品标准所规定的内容负责，并保证注册产品标准持续有效地符合现行有效的国家标准及行业标准。

第五节　医疗器械基本要求和医疗器械标准的关系

一、医疗器械产品的要求

一个能上市的医疗器械产品应该符合以下基本的要求。

1. 必须是安全的

医疗器械在规定的条件使用时，为了达到预期的设计目的，必须考虑使用场合具备的技术知识、经验以及使用者受教育或培训程度等因素，它们即便在单一故障状态下也不应该危及临床的条件或病人、使用者、应用场合的其他人员的安全和健康.

2. 必须根据目前认可的工艺技术设计和制造

在产品设计和生产制造过程中，所采用的方案应该符合安全的原则以及考虑一般公认的技术状态. 如果使用中存在风险，则应该权衡病人的利弊并规定安全和健康防护要求，设定可以接受的风险水平，在设计和生产方案中对风险采取重新设计、警告和报警，或在使用说明书中告知风险的措施。

3. 必须达到产品的预期性能

医疗器械应该达到生产企业在使用说明书中明示的性能要求，在产品使用的每一个权限定义范围内，产品的设计、制造、包装应该符合该产品的作用。

4. 必须保证在规定的寿命周期内产品的安全和性能

生产企业应确保上市的产品在规定的产品使用寿命期限内，当器械处于正常使用条件的状态下，产品的特性和性能不能下降，不能产生危及临床条件、使病人和使用场合的相关人员安全的影响。

5. 产品在规定的运输、储存的条件下，其安全和性能不受影响

产品的设计、制造、包装应该达到这样的要求，按照生产者提供的产品使用说明书，产品在运输、储存过程中，其使用特性和性能不会受到不利影响。

6. 副作用必须在可接受范围内

产品预期性能功效应该大于任何副作用。

二、医疗器械基本要求与标准的关系

医疗器械基本要求是医疗器械制造商所生产的医疗器械上市产品必须满足的，也是各国药品监督管理部门对其监督审查的重点；医疗器械标准既是医疗器械生产企业

开发、生产全过程的主要依据，又是政府部门监督医疗器械产品质量的依据。通过执行有关的医疗器械标准，用符合医疗器械标准来证明所生产的医疗器械达到安全有效的要求。因此，对医疗器械基本要求所涉及到的相关内容应尽可能用标准的形式具体体现。当然医疗器械标准不可能体现产品的全部风险，有些风险可以通过质量管理体系予以控制，必要时，也可以通过产品说明书将剩余风险告知用户。

三、国家标准、行业标准与注册产品标准的关系

1. 产品有专项的国家标准、行业标准的有关规定

2002 年国家药品监督管理局第 223 号文件（国药监械［2002］223 号）第四条规定，强制性国家标准、行业标准是企业必须执行的最基本要求。对有国家标准、行业标准的产品，企业在执行上述标准的同时，应结合自身产品特点，补充增加相应要求，制定注册产品标准，确保产品使用的安全、有效；如企业认为不需增加安全性等方面的要求，直接采纳国家标准、行业标准作为本企业的注册产品标准已可保证产品的安全、有效时，应提供所申请产品在国家标准、行业标准基础上不提高、不增加标准指标已可保证产品安全、有效，并承担产品上市后的质量责任的声明及有关产品型号、规格的说明。

2. 产品无国家标准行业标准的规定

产品无国家标准行业标准的，企业必须制定注册产品标准，并执行国家、行业标准中的通用技术要求。

3. 有 ISO 或 IEC 标准的产品，企业应将本标准转换成注册产品标准。

4. 企业在申请注册产品检测之前，应先申请注册产品标准的复核。

5. 行政机关对注册产品标准的监管依据就是国家标准、行业标准。超出国家标准、行业标准之外，不能作为复核注册产品标准的依据。

第六节　医疗器械注册产品标准

一、医疗器械注册产品标准的含义

所谓注册产品标准是指企业在申报产品注册时，向医疗器械监督管理部门提交的供医疗器械注册用的产品标准。该标准可以是国家标准、行业标准，也可以是注册产品标准，其中选用的国家标准、行业标准应当是能覆盖申报注册产品安全有效的产品标准。自《医疗器械监督管理条例》于 2000 年 4 月 1 日实施以来，医疗器械监督管理工作步入了法制化轨道。医疗器械标准是医疗器械研制、生产、经营、使用和监督管理共同遵守的技术法规。医疗器械标准化工作是整个监督管理工作的技术基础。

针对《医疗器械监督管理条例》中没有给出注册产品标准的法律地位问题，国家药品监督管理局（SDA）多次向有关部门汇报、协调，最终最高人民法院审判委员会和最高人民检察院检察委员会分别于 2001 年月有 5 日最高人民法院审判委员会第 1168

次会议和2001年3月30日最高人民检察院第九届检察委员会第84交会议通过了〈最高人民法院、最高人民检察院关于办理生产、销售伪劣商品刑事案件具体应用法律若干问题的解释〉，自2001年4月10日开始施行。在该司法解释中明确规定："没有国家标准、行业标准的医疗器械注册产品标准可视为保障人体健康的行业标准"从此，注册产品标准获得了法律地位。

注册产品标准应由制造商制定，应能保证产品的安全性和有效性，并在产品的申请注册时，经医疗器械监督管理部门依据国家标准、行业标准的相关要求审核确认。注册产品标准规定的技术条款应符合或优级于国家标准和行业标准的规定；医疗器械生产企业获得注册批准后，应根据经审查批准的注册产品标准组织生产；国家可以根据国家标准、行业标准、注册产品标准对其产品质量实施监督管理。

注册产品标准是反映产品特征的技术文件，标准编写时应遵守以下原则：

1. 合理性——技术先进，经济合理，有较强的可操作性；
2. 有效性——充分考虑使用要求，各项性能指标应满足产品预期目的的承诺；
3. 安全性——安全指标应将风险程度降低到可接受限度；
4. 完整性——规定的各项指标内容是否覆盖了产品的全部的质量特征；
5. 协调性——积极采用相关基础标准、强制性标准及国家有关法律、法规、规范性文件的。

二、注册产品标准的编号

注册产品标准的编号由注册产品标准代号、标准复核机构所在地简称（国别）、注册产品标准的顺序号和年代号组成。其中，标准复核机构所在地简称对应境内生产的医疗器械，为一位或两位汉字，是指国家、省、自治区、直辖市简称，或省、自治区＋设区市简称。国别简称表示为三位英文字母，对应进口的医疗器械。

YZB/X（X）　XXXX——XXXX　　（国产的）
YZB/XXX　XXXX——XXXX　　（进口的）

如江苏省企业生产的医疗器械产品，注册产品标准的编号为：

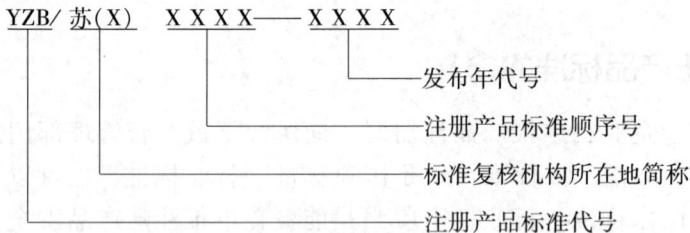

YZB/ 苏(X)　XXXX —— XXXX

└─── 发布年代号
└─── 注册产品标准顺序号
└─── 标准复核机构所在地简称
└─── 注册产品标准代号

比如，YZB/苏（徐）0048——2008 表示2008年江苏省徐州食品药品监督管理局审查、备案的第48个注册产品标准。

三、医疗器械注册标准的基本内容

1. 注册标准一般可直接采用国家标准、行业标准

企业可以直接采用国家标准、行业标准作为产品注册标准，但企业应从风险管理的角度考虑所采用的标准是否已完全覆盖了产品的全部安全性、有效性。通常某

一类的国家标准、行业标准是针对这类产品必须具有的最基本的安全和性能要求作出的规定，而不会详细阐述产品的型号、规格、材料、组成等某一产品的特征性内容，因此，应有一份承诺文件详细说明自己产品的型号、规格、材料、组成等特征内容，并承诺自己的产品在采用这些国家标准或行业标准后，足以保证产品的安全性和有效性。

2. 企业也可以编制注册产品标准作为产品注册标准

如果一个产品按照产品名称可以找到相应的国家标准或行业标准，但这个产品还具有一些主要功能是国家标准或行业标准没有包含的，建议另行编制注册产品标准。

四、医疗器械注册产品标准的编写要求

（一）注册产品标准的编写程序

调查研究——确定主要功能和指标——编写标准文本——组织讨论——关键指标进行试验和验证——申请注册或备案——发布——组织实施

注册产品标准的编写是一项技术性很强同时又具有一定的协调性的工作，负责编写注册产品标准的人员至少应该熟悉产品，具有一定的语言组织、表达能力和组织协调能力。在着手编写产品标准前，首先要针对产品进行调查研究，收集国内外有关标准和资料，了解同类产品的新的科研成果和技术发展趋势；进行必要的试验和验证，进行必要的设计和计算；选择最佳的参数；按 GB/T1.1 起草标准征求意见稿；同时编写标准的编制说明。第二步将的征求意见稿印发给有关单位征求意见，然后对意见进行归纳、整理，将标准的征求意见稿修改成标准的送审稿；第三步对标准的送审稿组织审查，写出审查结论性意见和建议实施日期；第四步按审查意见将标准审查稿修改成标准报批稿，报上级主管部门审批。对一类医疗器械注册产品标准而言，报到地（市）级食品药品监督管理部门复核；对二类医疗器械注册产品标准报省级食品药品监督管理部门复核，三类医疗器械注册产品标准报国家食品药品监督管理局认证中心审核。产品标准经注册确认后，应及时组织企业内部相关人员学习、理解和执行经确认的产品标准。

1. 标准征求意见稿（标准讨论稿）是指按编写标准的有关要求和规定，对某一标准首先起草的文稿，又称标准讨论稿。它是标准编制组根据制定标准的计划任务书的要求，在充分调查研究和分析国内外有关技术资料的基础上写成的。根据制定标准的难易程度和需要，可分为征求意见一稿、二稿、三稿等。征求意见稿的发往单位应包括相关的使用、设计、制造、科研单位及有关大专院校。发征求意见稿时应写明征求意见的截止时间。

2. 标准送审稿 是指在对标准征求意见稿的基础上，由标准编制组认真汇总、研究和修改完善后形成的一种提供审查用的标准草案。该草案经审查、修改后即成为标准报批稿。

3. 标准送审稿的审查 是指对标准送审稿的技术内容、指标要求等进行全面的检查和核对。其目的是确保标准的先进性、合理性，并与其他相关联标准的协调性、同时要与国家的有关法令相一致。标准草案审查的类型，按审查性质分，有认可审查和技

术性审查，前者是为了求得标准的通过，后者是为了保证标准达到出版水平；按审查的方式分，有函审和会审；按审查执行者分，有负责部门审查或指定专人审查。

4. 标准报批稿　是指上报审批的标准草案，通常称为标准的报批稿，它是标准化课题研究成果技术文字的结晶，是严格按课题计划任务书的要求，对课题进行研究、经过编写规则、技术内容、文字叙述等方面的最终审查，报请上级主管部门或领导审批发布的正式文本。一经批准，不得随意修改。

5. 标准报批材料　标准报批材料主要有：标准报批稿；标准编制说明；审查会议纪要（函审结论）或审查结论报告及审查意见汇总表；贯彻实施及标准实施日期的建议；附件包括制版用的图、试验研究报告、重大分歧意见协调一致的证明及其他需纳入标准档案的资料；参考国外标准的原文和译文；根据复核部门的具体要求提供的有关资料。

6. 标准的报批审查　标准报批前最后进行的一次全面审查。审查的主要内容是：报批材料的完整性；报批手续的完整性；编制方法的正确性；标准的统一性与协调性，包括标准本身、标准与标准之间以及标准与有关政策法令之间的统一性和协调性；技术上的先进性，包括技术指标、技术水平的先进程度与技术依据的可靠程度等；经济上的合理性，用价值工程的观点对标准的合理性进行分析，并预测达到的经济效果。

（二）注册产品标准的编写的基本要求

语言应准确、简明；要尽可能地消除一切技术错误；要与国家法令、有关标准协调一致；名词、术语、符号、代号要统一，格式应按 GB/T 1.1 – 2009《标准化工作导则 第 1 部分：标准的结构和编写规则》的要求。

注册产品标准应符合国家标准、行业标准和专业安全标准的要求，引用的国家标准、行业标准应在有效期内，并且其中的"要求"和相应的"试验方法"应一并执行；标准的编写规范应符合规定，编制说明应符合要求；标准中的安全、有效指标应体现产品的预期目的和风险分析；制定标准时，主要指标、安全指标应经验证；标准中规定的出厂检验条款应合理。

在制定注册产品标准时，应考虑不低于已经批准上市的同类产品的平均水平；对涉及安全性的技术性能指标，应从风险分析的角度看问题，凡能用标准控制的应优先考虑，并作为市场准入的最基本要求。

在制定注册产品标准时，有相关的推荐性标准的，由企业选择性执行，不作为强制要求，但作为上市产品实际风险控制的要求考虑，只要是适用的原则上应执行，除非说明不适用的理由成立。

（三）注册产品标准的主要内容

注册产品标准一般应包括下列基本内容。

1. 封面（如图 8 – 1）

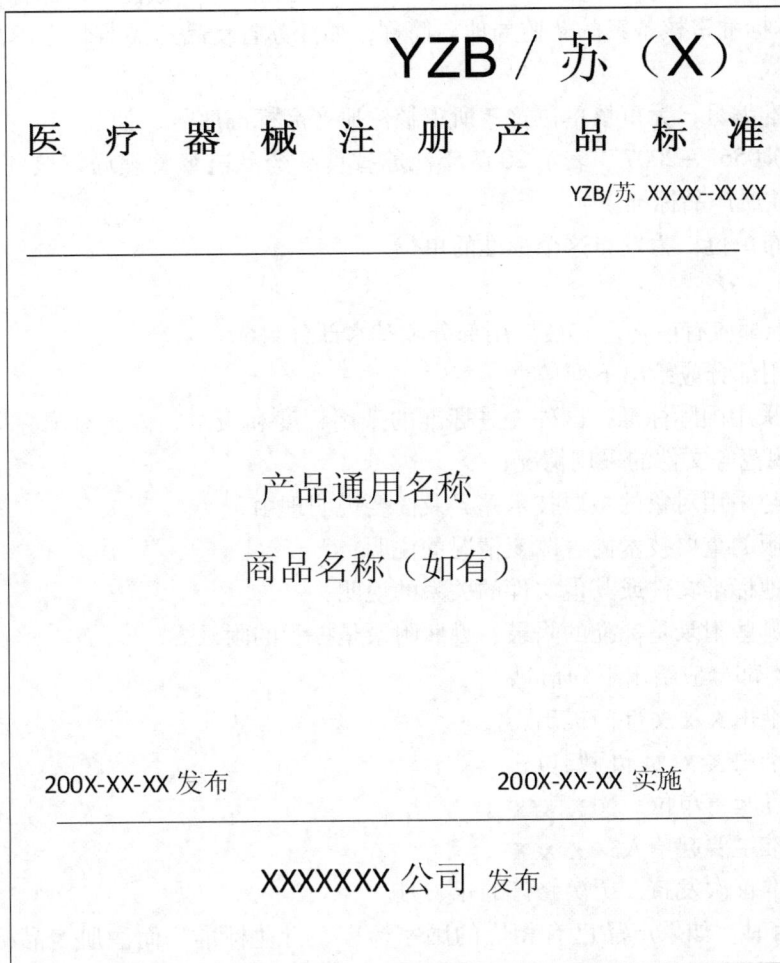

图 8 - 1 医疗器械注册产品标准封面

如图 8 - 1 所示医疗器械注册产品标准封面至少有下列内容：

1）医疗器械注册产品标准标志"YZB/（×）"

2）"医疗器械注册产品标准"字样；

3）产品名称；

4）标准编号；

5）发布日期、实施日期；

6）发布单位等。

（1）注册产品标准名称

注册产品标准名称应具有科学性，符合 SFDA 规定的医疗器械产品命名原则。注册产品标准的名称一般应与注册产品名称一致，并应避免采用商品名用为注册产品标准名称，不可含有"企业商标"或含有"临床疗效"等内容。产品名称前可以冠以"型号"，也可以编制"系列"产品标准，如单道心电图机、XP - 1 单道心电图机、XP 系列单道心电图机等。

（2）标准标志"YZB/（×）"其中："YZB"代表医疗器械注册产品标准；括号中"×"代表本标准审核备案的药监局地名简称，如江苏省食品药品监督管理局审核备案的为"YZB/苏"。

（3）标准编号，为审核单位这年所审核注册产品标准序号，如

"YZB/苏 0565－2007"表示 2007 年江苏省食品药品监督管理局审核备案的第 565 个医疗器械注册产品标准。

（4）发布单位，为发布这个标准的单位。

2．前言

每个标准都应有前言，它由专用部分和基本部分组成。

（1）专用部分应给出下列信息

① 指明采用国际标准、国外先进标准的采用程度和版本，说明对国际导则或其他类似标准、规范等文件的采用情况；

② 指明与采用对象的主要技术差异及简要说明理由；

③ 与前版的重要技术内容改变情况的说明；

④ 与其他标准文件或其他文件的关系的说明；

⑤ 指明哪些附录是标准的附录、哪些附录是提示的附录。

（2）基本部分应给出下列信息

① 本标准由ＸＸＸ部门提出；

② 本标准由ＸＸＸ部门归口；

③ 本标准起草单位：ＸＸＸＸ；

④ 本标准主要起草人：ＸＸＸ；

⑤ 本标准首次发布、历次修订的年、月。

编写前言时，如果产品已有相应的国家标准、行业标准，而注册产品标准未完全等同采用，有的内容不采用，有的内容修改后采用，那么，应该在前言中说明没有采用的内容或修改采用的内容。

一般注册产品标准会随国家新的法律、法规、国家标准、行业标准的出台或者是产品四年一个注册周期的变换而进行修订，因此，在前言中应该详细说明标准版本的演变情况，以便于后续人员了解整个产品的发展情况。同时，在每次变换版本时，还应该在前言中说明新版本与旧版本的不同之处，特别是由于产品的变化引起的产品标准内容的变更，或者是执行新的国家标准、行业标准后产品标准内容的变化情况，便于使用到这份标准的人员可以很快地了解新版本标准的大致情况。

编写注册产品标准前言时常见的错误

—— 阐述标准重要意义（应在编制说明中叙述）；

—— 介绍立项或编制过程；

—— 提出要求。

3．范围

标准的通常写法：

本标准规定了ＸＸＸ（产品名称）的分类、要求、试验方法、检验规则、标志与

使用说明书、包装、运输和贮存。

本标准适用于ＸＸＸ（产品名称）（以下简称ＸＸＸ）。

4.规范性引用文件

（1）引导语

见 GB/T 1.1-2009 中 P10 倒数第 5 行。

下列文件中的条款通过本标准的引用而成为本标准的条款。凡是注明日期有引用文件，其随后所有的修改单（不包括勘误的内容）或修订版均不适用本标准，然而，鼓劲根据本标准达成协议的各方研究是否可使用这些文件的最新版本。凡是不注日期的引用文件，其最新版本适用于本标准。

（2）引用内容

除可引用"标准"以外，还可引用其他文件，如标准化指导性技术文件、法规、规程、规范。

（3）引用方式

"注日期引用"和"不注日期引用"两种。

a）注日期引用：

只使用所注日期的版本，其以后的修订新版本、修改单均不适用，勘误表除外。

b）不注日期引用：

无论所引用文件如何更新，其最新版本都适用于引用它的标准。

（4）引用文件排列顺序

a）国家标准、行业标准、地方标准、国内有关文件、ISO 标准、IEC 标准、ISO 或 IEC 有关文件、其他国际标准以及其他国际有关文件。

b）国家标准、ISO 标准、IEC 标准按标准顺序排列；行业标准、其他国际标准先按标准代号的拉丁字母顺序排列，再按标准顺序号排列。

目前几乎所有企业都采用 a）的引用方式。

（5）不允许引用的文件：标准草案、不能公开得到的文件、内部发行的标准。

5.分类与命名

为符合要求的产品（系列）建立一个分类、型号、产品代码或者产品标记。

分类这一章中一般包含：产品分类、型号命名、产品代码或标记、产品型式、结构及组成、规格、尺寸、基本参数等。

——产品分类可按产品的型式、功能、工作方式、控制方式、用途等进行分类。

——型号命名首先应制定命名原则。

——表示产品型式的图样应按国家技术制图标准绘制和标注，不得使用草图。

——产品的结构组成、配置应明确。

——系列产品标准，应将所生产的型号、配置、基本参数列表表示。

——标准中的计量单位应采用法定计量单位。

1）分类

可以按产品性能分类、也可以按产品结构型式分为台式和立式两种。

2）结构

ＸＸＸ（产品名称）主要由ＸＸＸ、ＸＸ、ＸＸＸ、等部分构成。

3）型号命名

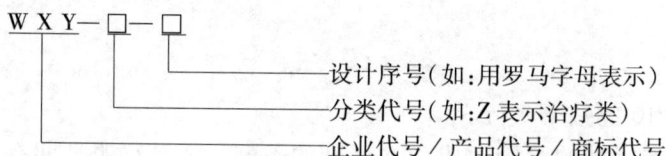

ＷＸＹ－□－□

　　　　　设计序号（如：用罗马字母表示）
　　　　　分类代号（如：Ｚ表示治疗类）
　　　　　企业代号／产品代号／商标代号

4）基本参数

表明产品的某些重要特性的量，是产品的基本性能或基本技术特征的标志，是确定产品的功能范围或用户选用产品的基本依据，是产品的技术指标。

基本参数见表1

表8-1　基本参数

型号	频率 Hz	幅度 V	脉宽 ms
WXY -□- Ⅰ			
WXY -□- Ⅱ			

示例1：徐州岳效电子设备有限公司生产的 YX-8100 型影像工作站的分类与型号

3．分类与命名

3.1 按电击防护分类属于 Ⅰ类 B 型 连续运行的普通设备

3.2 工作站由主机和显示器两部分组成。

3.3 型号命名

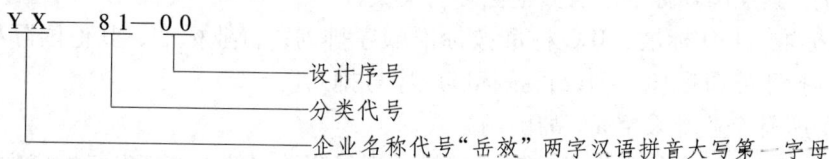

ＹＸ──81──00

　　　　　设计序号
　　　　　分类代号
　　　　　企业名称代号"岳效"两字汉语拼音大写第一字母

3.4 基本参数

3.4.1 主机

a）模拟信号输入 标准电视信号 Vp-Plwty525 线或 625 线

b）视频信号输出 幅度 $1Vp=p$、阻抗 75Ω

c）内存容量≥10G

d）时钟频率≥MHz

3.4.2 显示器

清晰度：TVL800 线；

3.4.3 最大耗电功率小于 200VA；

示例2：如高分子导管类产品

A 分类

A1 XXX 的型式和基本尺寸应符合图X、表X的规定。

A2 XXX 应采用符合 GB15593-1995 规定的聚氯乙烯制造。

6．要求

产品标准中的要求这一章是最直接体现产品的安全性、有效性的一个章节，编写这一章节时，应该依据对整个产品进行风险分析的基础上，对产品使用过程中可能引起的风险必须进行定量或定性规定要求全部在这一章中给予规定。安全性、有效性要求的编写应考虑要求的合理性、有效性、安全性、适用性、完整性和协调性。

（1）选择"要求"技术内容的原则

确定"要求"的技术内容时，除遵守"标准的编写基本要求"外，还应符合以下三个原则：

a）目的性原则

制订产品标准的目的：保证产品的适用性；保证卫生、安全和环境保护；保证接口的互换性。

b）功能特性原则

产品标准应把产品的所有特性均反映出来，要尽可能用定量表示的性能参数来表述产品质量特性，而少用说明、描述性的方式。

c）可检验性原则

标准中的要求都应可被证实，即有一项要求就应有一条试验方法和其对应。

（2）"要求"的内容

下列内容并不是任何产品标准都需包含的，可根据产品的特点和使用、安全要求而进行考虑。

a）使用性能；

b）理化性能；

c）安全性能；

d）稳定性能；

e）材料要求；

f）外观、规格尺寸；

g）环境适应性。

——编写使用性能应包括重要性能和一般性能指标（含外观、尺寸、技术指标和功能性指标等）。有国标、行标的产品要符合相应标准要求。同时要充分考虑最新技术水平对产品的影响。没有相应国标、行标的产品制订注册产品标准时，要根据产品预期使用情况确定。要保持标准中的性能要求与使用说明书中提示或告之用户的指标一致。

——直接接触人体组织用于治疗/诊断的部件应注明材质，并应规定相应的生物学检测项目或进行生物学评价。如该材料已有国家标准或行业标准的，应注明标准号，并不得随意在材料上标注"医用"两字。

——随生产实施过程可能出现差异的项目、影响使用效果的性能指标，应列在标准要求条款中，并有相应的检验方法。

——编写安全性要求，应注意选择：

（a）医用电气设备——GB9706.1～GB9706.24通用/专用安全标准。先专用安全标准后通用安全标准。

（b）生物材料和人工器官——GB/T16886.1～GB/T16886.16 医疗器械生物学评价系列标准。

（c）口腔标准——YY/T0127.1～YY/T0127.11 口腔材料生物学评价系列标准。

（d）器械的消毒灭菌——GB18278～GB18282 系列标准。

（e）YY0570－2005 医用电气设备第二部分：手术台安全专用要求、YY0571－2005 医用电气设备第二部分：医院电动床安全专用要求。

——要求中只能列入能被证实的条款。能量化的指标一定要量化，并给出极限值或允差。

——基本参数若又属要求内容时，应在要求中列出，不应遗漏。

（3）应注意的几个问题：

a）能定量的指标一定要定量。避免"足够""一定"之类的词；

b）在表述中，一般采用"应"或"不应"而不可用"基本""大概""可能"等词句；

c）不包含索赔、担保、费用结算等合同要求；

d）产品本身以外的要求，如工艺、安装、维修等要求不应列入"要求中"；

e）注意符合相关标准的规定；

f）层次划分要合理；

g）允许"要求"与"试验方法"编排在一章中，章的标题为"要求与试验"。

7. 试验方法

在试验方法章节中要对测定对象的特性是否符合规定要求，并对测定条件、设备、方法、顺序、操作步骤和结果进行数据的统计处理作出规定。

在编写试验方法这一章时应注意以下几点：

——试验方法应与要求相对应。有要求就必须有相应的试验方法。

——试验方法一般应引用已颁布的标准试验方法，若无现行的标准试验方法可引用。制定的试验方法应科学，具有可操作性及可再现性。

——试验中使用的仪器、设备、量具、标准样品等应规定其精度等级、量程等，而不要规定其型号。

——一项要求原则上只有一种试验方法，试验方法应有再现性。

——标准样品的取得、检定和保存方法应明确规定。

——有害试样和试验方法的危险性应明确说明并严格规定预防措施。

——如有必要可指明试验方法适用的场合（出厂检验、型式检验）。

——产品标准中试验方法的制定确认过程中，企业应进行实验、验证，确认确实可行，试验时还应考虑操作时的误差要求，要避免标准中试验方法描述含糊而导致实际操作时可能有多种解释。

8. 检验规则、判定规则、验收规则

产品的检验应包括出厂检验和周期检验，企业应该按照产品的特性选择抽样方法，可以采用计数抽样、百分比抽样或其他的抽样方法，也可以直接明确样品的数量等。

在这一章中，关键是要明确出厂检验和周期检验的抽样方法、检验项目、合格或不合格如何判定等内容。

$$(1)\ 质量评定程序\begin{cases}检验分类\\每类检验所包含的检验项目\\组批规则\\判定规则\\复验规则\end{cases}$$

a) 检验分类

按行业特点可分

$$\begin{cases}出厂检验（常规检验、交收检验、交付检验、逐批检验。）\\型式检验（例行检验、周期检验）\end{cases}$$

按产品特点可分

$$\begin{cases}质量一致性检验\\定型检验（鉴定检验）\end{cases}$$

b) 检验项目

根据检验类别分别确定检验项目。

如检验项目的顺序会影响检验结果时，应规定检验项目的顺序。

c) 组批规则

根据需要规定组批条件、批量、组批时机、组批方法等，如：每一生产批的产品组成一个检验批或每一消毒批的产品组成一个检验批。

d) 判定规则与复验规则

——对每一类检验按检验项目对产品性能特性和功能影响大小，确定判定产品合格或不合格的条件，也可在规定不合格分类的基础上确定判定条件。

——根据产品及行业特点可对不合格批次再次提交检验并规定复验规则，例如允许复验的项目、复验的条件、复验的次数以及复验结果的综合判定。

在医疗器械注册产品标准中一般按以下进行表述

假设检验规则为标准中的第 N 章

（一）设备类产品

N 检验规则

N.1 检验分为出厂检验和型式检验二种。

N.2 出厂检验

N.2.1 出厂检验为逐台检验。

N.2.2 检验项目：X－－X（要求中条款号）。

N.2.3 判定：若有一项不合格则判该台产品不合格。

N.3 型式检验

N.3.1 在下列情况之一时，应进行型式检验：

a) 产品注册时；

---

b）连续生产中每 X 年一次；

c）国家监督部门提出要求时。

N.3.2 型式检验应从出厂检验合格的产品中随机抽取 1 台。

N3.3 检验项目为技术要求的全部项目。

N.3.4 判定：若有一项不合格（除安全性能外），可双倍取样，对不合格项进行复测，若仍有一项不合格，则判该次型式检验不合格。

N.4 安全项目检验规则：见附录 A（规范性附录）。此条是指医用电气产品，并将安全部分列为附录 A 的情况而言

（二）单件大批量产品（如一次性使用产品、卫生材料等）

N 检验规则

N.1 检验分为逐批检验（出厂检验）和型式检验（周期检验）。

N.2 逐批检验

N.2.1 逐批检验按 GB/T2828.1 - 2003 的规定。

N.2.2 每一生产批（或灭菌批）为一检查批。

N.2.3 逐批检验从一次正常抽样方案开始，其不合格分类、检查项目、接收质量限（AQL）及检查水平按表 X 的规定。

N.3 型式检验

N.3.1 在下列情况之一时，应进行型式检验。

a）产品注册时；

b）连续生产时每 X 年一次；

c）每一原料批的产品；

d）国家监督部门提出要求时。

N.3.2 型式检验按 GB/T2829 - 2002 的规定。

N.3.3 型式检验采用一次抽样方案，其不合格分类、试验组、检查项目、判别水平、不合格质量水平（RQL）抽样方案按表 X 的规定。例：

表 8 - 2　逐批检查抽样方案

不合格分类	A	B		C
不合格分类组	I	I	II	I
检查项目	4.10.3　4.11.1	4.1	4.5　4.8	4.2　4.3　4.9
检查水平	全部合格	S—1	S—3	S—4
AQL	—	2.5	1.0	6.5

——如何使用抽样方案表

表 8 – 3　样本量字码（在 GB/T2828.1 中 P13 为表 1）

批量范围	特殊检查水平				一般检查水平		
	S—1	S – 2	S – 3	S – 4	I	II	III
1 ~ 8	A	A	A	A	A	A	B
9 ~ 15	A	A	A	A	A	B	C
16 ~ 25	A	A	B	B	B	C	D
26 ~ 50	A	B	B	C	C	D	E
51 ~ 90	B	B	C	C	C	E	F
91 ~ 150	B	B	C	D	D	F	G
151 ~ 280	B	C	D	E	E	G	H
281 ~ 500	B	C	D	E	F	H	J
501 ~ 1200	C	C	E	F	G	J	K
1201 ~ 3200	C	D	E	G	H	K	L
3201 ~ 10000	C	D	F	G	J	L	M

例：

表 8 – 4　正常检验一次抽样方案（主表）（在 GB/T2828.1 中为表 2 – A）

样本量字码	样本量	接收质量限（AQL）														
		0.4		0.65		1.0		1.5		2.5		4.0		6.5		10	
		Ac	Re	Ac	Re	Ac	Re	Ac	Re	Ac	Re	Ac	Re	Ac	Re	Ac	Re
A	2	↓		↓		↓		↓		↓		↓		0	1	↓	
B	3									↓		0	1	↑		↓	
C	5									0	1	↑		↓		1	2
D	8							0	1	↑		↓		1	2	2	3
E	13					0	1	↑		↓		1	2	2	3	3	4
F	20			0	1	↑		↓		1	2	2	3	3	4	5	6
G	32	0	1	↑		↓		1	2	2	3	3	4	5	6	7	8
H	50	↑		↓		1	2	2	3	3	4	5	6	7	8	10	11

表 8 – 5　型式检验抽样方案

不合格分类	A	B		C
试验组	I	I	II	I
检查项目	4.10　4.11	4.1　4.4　4.6	4.5　4.8	4.2　4.3　4.9
判别水平	—	II		
RQL	全部合格	20		25
抽样方案	—	8〔0　1〕	16〔1　2〕	16〔2　3〕

9. 标志、标签、使用说明书

产品标准应根据自己的产品特点、使用要求、相关标准及法律法规等的要求规定标志、标签和说明书的要求。如果有其他的随机文件，随机文件作为产品的一部分，应对随机文件作出规定。

1）标志或标签

（1）产品上、小/内包装上、中包装上、大/外包装上均应规定其标志。

（2）标志的内容：

a）产品名称、型号、规格；

b）生产企业名称、注册地址、生产地址、联系方式；

c）医疗器械注册证书编号；

d）产品标准编号；

e）产品生产日期或批（编）号；

f）电源连接条件、输入功率；

g）限期使用的产品、应标明有效期限；

h）依据产品特性应标注的图形、符号以及其他相关内容（如对于一次性使用无菌产品，则应有"无菌"、"一次性使用"、"包装破损、严禁使用"，灭菌方式，有效年月等。外包装上的"易碎物品"、"怕雨""怕晒"等标志应按 GB/T191 - 2008 的有关规定。）

（3）凡无法在产品上直接标注的项目，可在其小包装及使用说明书上标出。

（4）检验合格证上的标志：

a）产品名称；

b）编号/批号；

c）检验员代号；

d）检验日期。

2）在医疗器械注册产品标准中对说明书的表述：

——使用说明书的编写应符合 GB99691 - 1998 及国家食品药品监督管理局 10 号令的要求。若是医用电气产品还应符合电气安全要求中对使用说明书的要求。若国标、行标中对使用说明书有规定要求的也应符合相应国标或行标的要求。

10. 包装、运输与储存

产品标准应根据产品特点及相关标准规定产品的包装要求、运输储存要求。

1）包装

小、中、大包装各采用何种材料。并说明使用说明书和检验合格证在何包装中。

2）运输

按合同规定（或可用一般交通工具）。运输中应避免日晒、雨淋及机械碰撞。

3）储存

经包装的产品应储存在干燥、通风、无腐蚀性物质的室内。

——若对储存有特殊要求的产品应规定具体的储存条件。

11. 附录

如果注册产品标准有附录部分，应明确附录的性质，是规范性附录还是资料性附录，规范性附录给出标准正文的附加条款，资料性附录给出对理解或使用标准起辅助作用的附加信息。同时在注册产品标准的前言部分，也应提示标准具有附录部分并明确附录的性质。

规范性附录

需要对标准条款进一步明确、细化、补充说明。这时可以使用规范性附录使标准的结构更合理、层次更清楚，主题更突出。

规范性附录是构成标准整体的不可分割的组成部分，故使用标准时同时应使用附录。

（规范性附录如何编写我们以后再讲）

12．编制说明

编制说明是为了帮助使用者全面了解和贯彻标准所作的必要说明，它不作为标准的组成部分，也不能作为仲裁的依据。注册产品标准编制说明一般包括下列内容。

（1）产品概述。主要内容包括产品结构、工作原理、预期目的和用途，国内外同类产品批准上市的情况，等等。

（2）主要技术条款规定的依据（针对主要性能、使用性能、安全性能），包括：

①强制性标准执行情况的说明。

②风险分析与评价——结合对应的指标。

③国内外文献资料、专利、检索。

④设计验证、自检报告、数据。

⑤公式推理、调研—医院。

⑥与人接触的材料是否已在临床应用过，安全性、可靠性是否已得到证明。

a）已应用过——大家公认的。

b）刚开始应用、未普及（提供证明材料厂——在专业、行业、刊物上发表及临床单位应用，其安全性、可靠性得到证明）。

c）新材料——必须进行生物学评价。对产品的使用状态必须介绍清楚，包括类别（接触、非接触、有源、无源器械、诊断、治疗）、接触部位（体表、体内、腔道）。

d）接触时间（≤60min、1～24h、1～30d、>30d）等内容。

（3）管理类别确定的：①产品分类目录；②产品分类规则。

（4）引用和参照相关标准和资料。

（5）产品试验方法、自检报告（对自测报告的分析与评价、指标数据、方法，及其合理性、有效性、安全性、可操作性）。

（6）与国内外同类产品标准的对比。

（7）采用国际标准情况。

（8）征求用户意见情况：①征求意见的处理情况；②涉及技术指标的认同情况。

（9）其他需要说明的内容。

目前医疗器械生产企业常用的标准编制说明的内容和格式

1．概述

产品概述（结构、工作原理、用途等），国内外有无同类产品及

对比情况，与人体接触的材料是否已在临床上应用过，其安全性、可靠性是否得到证明。

2．管理类别确定依据。（依据医疗器械分类目录其管理分类为 X 类）

3．主要技术要求确定依据。

——应逐条说明（如依据 XX 标准的规定、通过验证确定、临床提出的要求等）

——若是医用电气产品，还应说明对 GB9706.1 – 1995 中不适用条款的理由。

4．产品验证数据。

5．引用标准及资料。

四、编写注册产品标准时常见错误举例及建议

（一）错误举例

1．命名方面，与行业标准不相符，如：

（1）行业标准名称：一次性使用微量输液泵，企业自命名：一次性使用麻醉泵等。

（2）行业标准名称：气管插管，企业自命名：气管导管

（3）行业标准名称：非吸收性缝合线（为一大类产品），可注明蚕丝线、聚酯线，企业自命名为蚕丝线、聚酯线等。

2．结构组成方面，标准与说明书不一致。如：

（1）B 型超声诊断仪：标准中结构组成只有主配探头、实际产品及说明书中均有选配探头；

（2）多配件组合产品：标准中末明确常规配置和选用配置，实际产品及说明书中出现多种配置。标准中加注特殊配置按订货合同执行。

3．型号、形式、规格不明确

型号、形式、规格应体现出产品的不同点：

（1）设备类的不同形式——便携式、台式、立式、推车式；上开式、侧开式；方型、圆型等，标准没有明示。

（2）器械类的不同形式——弯头、直头；有光泽、无光泽不阐述清楚；

（3）灭菌形式——灭菌、非灭菌没写明；

（4）规格——装量规格、包装规格、尺寸规格写得很含糊。

4．试验方法不科学

（1）某高分子产品的变形实验——在37℃水中浸泡30分钟目测是否变形。预期用途：滞留体内30天，起支撑和引流作用。

（2）定制式产品的破坏性试验——应做硬度检测。

（3）试剂稳定性——试剂有效期限为12个月，取到期后三个月内的留样检测，应

符合要求。

5．影响产品性能的数据不明确

例：引流、吸引管的孔数＞2。此类管的孔数、孔的尺寸大小可影响管子的扯断强度及引流或吸引量。

6．组包类配置不合理

手术包中有枕套、鞋套、袖套、产垫和其他非器械类产品；

7．灭菌方法与产品的配置不科学

如，碘伏棉球采用环氧乙烷灭菌。

8．引用标准不确切

直接引用某标准的具体条款，但实际检验过程中并未按引用标准执行。

如 YY0076－92《金属制件的镀层分类技术条件》，直接描述本产品电镀件应符合本标准的某类，实际检测时只检了外观指标，忽略了镀层厚度的指标。

如 YY/T91055－1999《医疗器械油漆涂层分类、技术条件》直接描述本产品油漆件应符合本标准的某类，实际检测时只检了外观指标，忽略了涂层厚度、涂层硬度、涂层光泽、涂层及基体附着力、涂层耐湿热性等指标。

9．引用标准错误

GB9706.1《医用电气设备 第一部分：安全通用要求》与 GB9706.15《医用电气设备 第一部分：安全通用要求 1. 并列标准：医用电气系统安全要求》两个标准未区分。

医用电气设备定义（标准2.2.15条）：与某一专门供电网有不多于一个的连接，对在医疗监视下的患者进行诊断、治疗或监护，与患者有身体的或电气的接触，和（或）向患者传送或从患者取得能量，和（或）检测这些所传送或取得的能量的电气设备。

医用电气系统定义（标准2.203条）：不止一台医用电气设备或者是医用电气设备与其它非医用电气设备通过耦合，和（或）一个可移式多插孔插座连接成的具有规定功能的组合。

（二）建议

1. 不影响使用和安全的尺寸可规定一个范围。

（1）纱布叠片规格有 4×4 层数2、5×5 层数3、6×6 层数4…，建议改为长 20～50mm、宽 15～30mm，层数 2～8。尺寸允差不得超过标称值的 1.6%

（2）管类——长不得小于 50mm，

2. 标准前言或编制说明中明确产品的环境适应性，此范围所界定的特定领域决定了产品的适用性。该条件应在说明书中明示：如使用的场合——家庭使用、医疗机构使用、室内、室外；接触的人体部位——皮肤、黏膜、血液；强干扰环境——高频电刀、强磁场；麻醉气体等。

3. 该产品适用于 XXX 的治疗。该产品的适用范围经注册批准后才能确定，故不要写在标准中。

第七节　医疗器械注册产品标准中常见的问题

一、强制性标准、推荐性标准、国际标准

在编制注册产品标准时，对于与产品有关的强制性的国家标准、行业标准必须执行。推荐性的国家标准、行业标准应参照执行，如果不执行推荐性的国家标准、行业标准中的某些条款，企业必须在产品标准的编制说明中详细说明不采纳的理由，以及不采纳国家标准、行业标准后产品仍能保证安全、有效的说明。

二、安全专用要求标准、安全通用要求标准、系统安全要求标准

在编制有源医疗器械注册产品标准时对于与产品有关的强制性的安全标准不论是国家标准还是行业标准都必须执行。有安全专用要求的产品，还必须执行安全专用要求标准。一般安全专用要求标准优先于安全通用要求标准。如果产品不是一个单一的设备而是一个系统，就必须执行系统安全要求标准。

三、标准的修改和修订

企业在编制注册产品标准时，如果产品是企业的新产品，且这个种类的产品目前还没有现行的国家标准、行业标准可以直接采用，一般企业可以制定注册产品标准。

如果产品已有注册标准，且在有效期内，由于企业对产品进行了改进需要对注册标准的一些条款进行调整企业可以采取修改注册标准，以使企业生产的产品与注册标准相一致；同时，根据《医疗器械注册管理办法》的有关规定，企业应考虑注册标准的修改内容是否涉及产品注册的实质性内容，来决定产品是否需提交重新注册。

按照《医疗器械注册管理办法》的规定，产品需四年一个周期申报重新注册，一般企业在申报重新注册时，应该对原注册时的注册产品标准进行修订。如果在原四年的注册周期中曾对注册产品标准进行修改，那么，在标准修订时，应该将原修改的内容融合到新版的注册产品标准中。因此，企业在提交四年一次的重新注册资料时，应提交一份完整的、最新版本的注册产品标准。

四、纯软件产品的标准要求

目前在编制作为医疗器械的纯软件产品的注册产品标准还处于探索阶段，软件产品至少应符合信息产业的一些商业软件必须执行的标准，一般还应注意在注册产品标准中要注明软件具有的功能、软件运行的平台、软件的配置条件等内容。注册产品标准中应明确软件的版本号。

五、安全要求附录 A 及其编制说明

在编制有源医疗器械注册产品标准时，如果产品属于医用电气设备或医用电气系统，医疗器械注册管理部门可能要求标准中将安全作为一个规范性附录编写，并在前

言说明该附录的性质。一般电气安全标准都是强制性的国家标准或行业标准，而每个产品根据自身的特点，不可能对国家标准或行业标准的全部条款都适用，在这种情况下，企业应该在注册产品标准的编制说明中针对本企业产品不适用条款的原因逐一说明。

案例分析

2003 年第 4 季度 SFDA 部署的医疗器械产品质量抽查中，对某市生产企业成品库存的一次性使用静脉输液针进行抽样检测，经济南医疗器械质量监督检验中心检测，批号 031027 不符合国家标准，某市药监局接到检验报告马上告知该单位，该生产企业对检验结论予以认可。该市药监局对该产品进行立案调查，现场查到该单位成品库中还有未销售的一次性使用静脉输液针（批号 031027），当场予以查封扣押。

问： 药监局对该企业的行为如何定性？如何处罚？

答： 该单位行为属生产不符合国家标准的医疗器械。

依据《医疗器械监督管理条例》第三十七条规定，生产不符合医疗器械国家标准或者行业标准的医疗器械的，由县级以上人民政府药品监督管理部门予以警告，责令停止生产，没收违法生产的产品和违法所得，违法所得 5000 元以上的，并处违法所得 2 倍以上 5 倍以下的罚款；没有违法所得或者违法所得不足 5000 元的，并处 5000 元以上 2 万元以下的罚款；情节严重的，由原发证部门吊销产品生产注册证书；构成犯罪的，依法追究刑事责任。

------------------------ 目标检测题 ✎ ------------------------

一、选择题

（一）单项选择题

1. 需要在全国范围内统一技术要求，由国务院标准化行政部门组织制定的标准是（　）

　　A. 国家标准　　　B. 行业标准　　　C. 地方标准　　　D. 企业标准

2. "GB/T" 是（　）标准的标志

　　A. 国家强制性标准　　　　　　B. 国家推荐性标准

　　C. 行业强制性标准　　　　　　D. 行业推荐性标准

3. 医疗器械注册产品标准有效期为（　）

　　A. 一年　　　　B. 二年　　　　C. 四年　　　　D. 五年

（二）多项选择题

1. 医疗器械注册产品标准封面至少有下列内容（　）

　　A. 医疗器械注册产品标准标志 "YZB/（×）"

      B. "医疗器械注册产品标准"字样

      C. 产品名称

      D. 标准编号

      E. 发布日期、实施日期和发布单位等

2. 标准的"要求"章节的要求的编写除应考虑合理性、有效性、安全性、适用性、完整性和协调性等基本要求外，还应符合（　　）

      A. 目的性原则　　　　　　　　　B. 功能特性原则

      C. 可检验性原则　　　　　　　　D. 降低成本原则

3. 检验合格证上的标志应有（　　）

      A. 产品名称　　　　　　　　　　B. 编号/批号

      C. 检验员代号　　　　　　　　　D. 检验日期

二、问答题

1. 什么情况下，企业要编制注册产品标准?

2. 一份完整的注册产品标准包括哪些内容?

3. 有些产品已有国家标准或行业标准为什么企业还要编制注册产品标准?

4. 在编制注册产品标准的分类、命名、基本参数时应注意什么?

5. 在编制注册产品标准的要求时应考虑哪些方面?

第九章

医疗器械临床试验管理

📖 知识要点

本章介绍了医疗器械临床试验的概念；医疗器械临床试验方案；医疗器械临床试验报告的基本内容。

📖 学习目标

掌握：医疗器械临床试验的概念、目的；医疗器械临床试验报告的基本内容。

熟悉：医疗器械临床试验方案。

了解：医疗器械临床试验实施者和试验人员的要求

《医疗器械监督管理条例》第九条规定，省、自治区、直辖市人民政府药品监督管理部门负责审批本行政区域内的第二类医疗器械的临床试用或者临床验证。国务院药品监督管理部门负责审批第三类医疗器械的临床试用或者临床验证。

临床试用或者临床验证应当在省级以上人民政府药品监督管理部门指定的医疗机构进行。医疗机构进行临床试用或者临床验证，应当符合国务院药品监督管理部门的规定。

进行临床试用或者临床验证的医疗机构的资格，由国务院药品监督管理部门会同国务院卫生行政部门认定。

根据这一规定，国家食品药品监督管理于二〇〇四年一月十七日以第 5 号局令的形式发布了《医疗器械临床试验规定》。自 2004 年 4 月 1 日起施行。

第一节 医疗器械临床试验的概念

1. 医疗器械临床试验是指：获得医疗器械临床试验资格的医疗机构（以下称医疗机构）对申请注册的医疗器械在正常使用条件下的安全性和有效性按照规定进行试用或验证的过程。

2. 医疗器械临床试验的目的是评价受试产品是否具有预期的安全性和有效性。

3．医疗器械临床试验分医疗器械临床试用和医疗器械临床验证。

（1）医疗器械临床试用是指通过临床使用来验证该医疗器械理论原理、基本结构、性能等要素能否保证安全性有效性。

（2）医疗器械临床验证是指通过临床使用来验证该医疗器械与已上市产品的主要结构、性能等要素是否实质性等同，是否具有同样的安全性、有效性。

4．医疗器械临床试用的范围：市场上尚未出现过，安全性、有效性有待确认的医疗器械。

医疗器械临床验证的范围：同类产品已上市，其安全性、有效性需要进一步确认的医疗器械。

5．医疗器械临床试验的前提条件：

（1）该产品具有复核通过的注册产品标准或相应的国家、行业标准；

（2）该产品具有自测报告；

（3）该产品具有国务院食品药品监督管理部门会同国务院质量技术监督部门认可的检测机构出具的产品型式试验报告，且结论为合格；

（4）受试产品为首次用于植入人体的医疗器械，应当具有该产品的动物试验报告；

其它需要由动物试验确认产品对人体临床试验安全性的产品，也应当提交动物试验报告。

第二节　受试者的权益保障

（一）医疗器械临床试验不得向受试者收取费用。

（二）医疗器械临床试验负责人或其委托人应当向受试者或其法定代理人详细说明如下事项：

（1）受试者自愿参加临床试验，有权在临床试验的任何阶段退出；

（2）受试者的个人资料保密。伦理委员会、食品药品监督管理部门、实施者可以查阅受试者的资料，但不得对外披露其内容；

（3）医疗器械临床试验方案，特别是医疗器械临床试验目的、过程和期限、预期受试者可能的受益和可能产生的风险；

（4）医疗器械临床试验期间，医疗机构有义务向受试者提供与该临床试验有关的信息资料；

（5）因受试产品原因造成受试者损害，实施者应当给予受试者相应的补偿；有关补偿事宜应当在医疗器械临床试验合同中载明。

（三）受试者在充分了解医疗器械临床试验内容的基础上，获得《知情同意书》。《知情同意书》除应当包括本规定 第八条所列各项外，还应当包括以下内容：

（1）医疗器械临床试验负责人签名及签名日期；

（2）受试者或其法定代理人的签名及签名日期；

（3）医疗机构在医疗器械临床试验中发现受试产品预期以外的临床影响，必须对《知情同意书》相关内容进行修改，并经受试者或其法定代理人重新签名确认。

第三节 临床试验方案

一、开展医疗器械临床试验，申办者应当按照试验用医疗器械的不同类别、风险、预期用途等特性组织设计制定科学、合理的临床试验方案。

二、对尚未在中国境内出现的，安全性和有效性从原理上还未经医学证实的全新产品所设计的方案，一般应设计先以小样本进行可行性试验，待初步验证其安全性后，再根据临床统计学要求确定样本量开展后续临床试验。

三、医疗器械临床试验方案应包括以下内容：

（一）一般信息

（1）试验题目，方案的编号和日期；

（2）试验用医疗器械的名称、规格型号；

（3）申办者的名称、地址、相关资质和联系方式；

（4）参与临床试验机构的名称、地址和参与试验的所有研究者的姓名、资质及联系方式；

（5）监察计划 试验方案应说明在试验期间应遵守的监察安排以及计划的原始数据核查范围；

（6）数据和质量管理 试验方案应说明或引用关于数据库管理、数据处理、原始数据监察和检查、数据存档、存档时间及其他恰当的质量保证方面的程序；

（7）临床试验的总体概要；

（二）背景资料的描述

（三）试验目的

应详细描述临床试验的假设、主要目的和次要目的以及在试验中使用该器械的人群，至少应包括：

（1）要验证的试验用医疗器械的使用声明和预期用途及性能；

（2）要评估的风险和可预见的试验用医疗器械不良事件；

（3）要通过临床试验获得统计数据，以决定接受或拒绝某些特定的假设。

（四）试验设计

1. 试验的科学性、完整性和试验数据的可信性主要取决于试验的设计。

2. 试验方案设计应包括下列信息：

（1）试验方法的描述及选择理由，如：双盲对照或开放、双盲或单盲、有无对照组、平行设计、配对设计、多中心试验等；

（2）为减少、避免偏倚要采取的措施及说明，如：随机化方法和步骤、设盲方法、揭盲方法和紧急情况下破盲规定等；

（3）主要和次要终点及选择理由；

（4）为证明试验终点的可靠性，陈述选择将要测量的变量的理由以及用于评估、记录和分析变量的方法和时间安排；

（5）用于评估研究变量的测试设备以及用于监视维护和校准的装置情况；

（6）试验用医疗器械和对照医疗器械的有关信息：人体使用情况描述、对照医疗器械的选择理由、每个受试者预期使用试验用医疗器械的数量、频次及其理由等；

（7）使用的其他相关医疗器械或药物列表；

（8）受试者的纳入和排除标准；

（9）受试者停止试验或试验治疗的标准和程序说明，包括停止的时间和方式；

（10）从退出受试者收集数据的类型和时间选择、退出受试者的随访；

（11）替换受试者的决定和方式；

（12）监查受试者依从性的程序；

（13）入组分配；

（14）受试者参加试验的预期持续时间，全部试验周期，包括随访的次序和期限的说明；

（15）关于停止个别受试者、部分试验和全部试验的"停止规则"或"终止标准"的描述；

（16）不良事件与并发症的记录要求和严重不良事件、重大器械缺陷的报告方法以及经历不良事件后受试者的随访形式和期限；

（17）病例报告表的规定，直接记录在病例报告表上的所有数据和被考虑作为源数据的表述；

（18）可能对试验结果或对结果解释有影响的任何已知的或可预见的因素。

（五）有效性评价方法

（1）有效性参数的说明；

（2）评价、记录和分析有效性参数的方法和时间选择。

（六）安全性评价方法

（1）安全性参数的说明；

（2）评价、记录和分析安全性参数的方法和时间选择。

（七）统计考虑

（1）描述统计学设计、方法和分析规程的描述及其理由；

（2）计划招募的受试者数目。样本大小的选择理由，包括使用的显著性水平、试验的把握度、预计的脱落率和临床方面的理由。样本数的确定：根据统计学原理计算要达到试验预期目的所需的样本数量，根据不同产品的特性，确定最基本的数量。每一适用的病症、器械的每一功能，都应确定临床试验样本数，除非有理由证明能予以覆盖；

（3）终止试验的标准及其理由；

（4）所有数据的统计程序，连同缺失、未用或错误数据和不合理数据的处理程序，应包括中途退出和撤出数据，以及在验证假设时排除特殊信息的理由；

（5）报告偏离原定统计计划的程序。原定统计计划的任何变更应当在方案中和/或在最终报告中说明并给出理由；

（6）纳入分析中的受试者的选择标准及理由。

（八）对临床试验方案修正的规定

（1）试验方案中应规定对偏离进行审查，以确定是否需要修正方案或终止方案，对方案所有的修正必须经申办者和临床试验机构及研究者双方同意并记录修正理由；

（2）当临床试验机构和研究者的最初名单有改动时，每次改动可无需采用正式修正方案的方式更新名单，可由申办者留存一份更新名单，需要时提供，但最终报告必须提供所有临床试验机构和研究者的最终名单；

（3）以上情况，如果相关，应报告伦理委员会，对列入《临床试验较高风险医疗器械目录》的，必须向国家食品药品监督管理局提交申请和报告。

（九）对不良事件报告的规定

（1）明确报告严重不良事件的紧急联络人，并描述其详细情况；

（2）可预见的不良事件详情，如：严重/非严重、与器械相关/与器械无关，可能的发生率和控制这些事件的方法；

（3）按照适用的规定向申办者、伦理委员会和监管部门报告事件的详细程序，包括报告与器械相关/与器械无关事件类型的说明和时间要求。

（十）直接访问源数据/文件

申办者应当确保在方案中或在其他书面协议中说明临床试验机构和研究者应当允许与试验有关的监查、核查、伦理委员会和管理部门检查，可直接访问源数据/文件。

（十一）伦理学

临床试验涉及的伦理问题及说明以及《知情同意书》样张。

（十二）数据处理与记录保存

（十三）财务和保险

（十四）试验结果发表约定

应表明是否提交试验结果供发表，或者供发表的范围和条件。

（十五）临床试验机构的具体信息可以在试验方案中提供，或在一个单独的协议中述及，上述的某些信息可以包括在方案的其他参考文件如研究者手册中。试验结果发表约定可以在单独的协议中述及；财务和保险可以在单独的协议中述及。

四、多中心试验是由多位研究者按同一个试验方案在不同的临床试验机构中同期进行的试验，其临床试验方案的设计和实施要考虑以下各点：

（一）试验方案由申办者与各临床试验机构的研究者共同讨论认定，并确定一名协调研究者。协调研究者一般应为牵头单位临床试验机构的研究者；

（二）协调研究者应负责临床试验各试验机构间的工作协调，在临床试验前期、中期和后期，应组织研究者会议，并和申办者一起对整个试验的实施负责；

（三）各试验机构原则上应同期开展和结束临床试验；

（四）各试验机构临床试验样本量大小及理由和试验机构间的分配应符合临床统计分析的要求；

（五）申办者应根据同一个试验方案组织培训参加该项试验的所有研究者和其他试验人员，并由申办者和临床试验机构保留记录；

（六）多中心临床试验中各分中心数据资料应集中至牵头单位管理与分析，应当建立数据传递、管理、核查与查询程序；

（七）多中心医疗器械临床试验的伦理审查，应以审查的一致性和及时性为基本原则。各试验机构伦理委员会应由牵头单位负责建立协作审查工作程序。即各机构临床试验开始前可以由协调研究者所在试验机构的伦理委员会负责审查试验方案的伦理合理性和科学性，各参加试验机构伦理委员会可以采用会议审查或备案的方式，在接受牵头单位伦理委员会的审查意见前提下，负责审查该项试验在本试验机构的可行性，包括试验机构研究者的资格与经验、设备与条件等。一般情况下，参加单位伦理委员会不再对方案设计提出修改意见，但是有权不批准在其试验机构进行试验；

（八）多中心临床试验开展过程中，所有试验机构伦理委员会应对本试验机构临床试验进行跟踪审查，如发生严重不良事件，应及时审查，并应将审查结论告知申办者，由申办者通报其他试验机构伦理委员会；如认为必须对方案做出修改，应形成书面文件并通报给牵头单位伦理委员会和申办者，供其考虑和采取相应的行动，以确保各试验机构的试验都能够遵循同一方案。基于对受试者的安全考虑，参加试验机构伦理委员会有权中止在其试验机构进行的试验；

（九）多中心临床试验结束后，各中心应当分别出具临床试验小结，由协调研究者负责汇总编制完成临床试验总结报告。

第四节　医疗器械临床试验实施者

1. 申请注册该医疗器械产品的单位为医疗器械临床试验实施者。
实施者负责发起、实施、组织、资助和监查临床试验。
2. 实施者职责：
（1）依法选择医疗机构；
（2）向医疗机构提供《医疗器械临床试验须知》；
（3）与医疗机构共同设计、制定医疗器械临床试验方案，签署双方同意的医疗器械临床试验方案及合同；
（4）向医疗机构免费提供受试产品；
（5）对医疗器械临床试验人员进行培训；
（6）向医疗机构提供担保；
（7）发生严重副作用应当如实、及时分别向受理该医疗器械注册申请的省、自治区、直辖市食品药品监督管理部门和国家食品药品监督管理局报告，同时向进行该医疗器械临床试验的其他医疗机构通报；
（8）实施者中止医疗器械临床试验前，应当通知医疗机构、伦理委员会和受理该医疗器械注册申请的省、自治区、直辖市食品药品监督管理部门和国家食品药品监督管理局，并说明理由；
（9）受试产品对受试者造成损害的，实施者应当按医疗器械临床试验合同给予受试者补偿。
3.《医疗器械临床试验须知》应当包括以下内容：
（1）受试产品原理说明、适应症、功能、预期达到的使用目的、使用要求说明、安装要求说明；

（2）受试产品的技术指标；

（3）国务院食品药品监督管理部门会同国务院质量技术监督部门认可的检测机构出具的受试产品型式试验报告；

（4）可能产生的风险，推荐的防范及紧急处理方法；

（5）可能涉及的保密问题。

第五节　医疗机构及医疗器械临床试验人员要求

1. 承担医疗器械临床试验的医疗机构，是指经过国务院食品药品监督管理部门会同国务院卫生行政部门认定的药品临床试验基地。

2. 医疗器械临床试验人员应当具备以下条件：

（1）具备承担该项临床试验的专业特长、资格和能力；

（2）熟悉实施者所提供的与临床试验有关的资料与文献

3. 负责医疗器械临床试验的医疗机构及临床试验人员职责：

（1）应当熟悉实施者提供的有关资料，并熟悉受试产品的使用；

（2）与实施者共同设计、制定临床试验方案，双方签署临床试验方案及合同；

（3）如实向受试者说明受试产品的详细情况，临床试验实施前，必须给受试者充分的时间考虑是否参加临床试验；

（4）如实记录受试产品的副作用及不良事件，并分析原因；发生不良事件及严重副作用的，应当如实、及时分别向受理该医疗器械注册申请的省、自治区、直辖市食品药品监督管理部门和国家食品药品监督管理局报告；发生严重副作用，应当在二十四小时内报告；

（5）在发生副作用时，临床试验人员应当及时做出临床判断，采取措施，保护受试者利益；必要时，伦理委员会有权立即中止临床试验；

（6）临床试验中止的，应当通知受试者、实施者、伦理委员会和受理该医疗器械注册申请的省、自治区、直辖市食品药品监督管理部门和国家食品药品监督管理局，并说明理由；

（7）提出临床试验报告，并对报告的正确性及可靠性负责；

（8）对实施者提供的资料负有保密义务。

4. 负责医疗器械临床试验的医疗机构应当确定主持临床试验的专业技术人员作为临床试验负责人。临床试验负责人应当具备主治医师以上的职称。

第六节　记录与报告

一、在临床试验中，研究者应确保将任何观察与发现均正确完整地予以记录，并认真填写病例报告表。记录包括：

（一）所使用的试验用医疗器械的信息，包括器械的名称、型号、规格、接收日期、批号或系列号；

（二）每个受试者相关的病史及病情进展等医疗记录、护理记录等；

（三）每一受试者使用试验用医疗器械的记录，包括每次使用的日期、时间、器械的状态等；

（四）记录者的签名及日期。

二、临床试验记录作为原始资料，不得随意更改。如果确需作更改时也不得改变原始记录，只能采用附加叙述并说明理由，由做出更改的研究者签名并注明日期。

对显著偏离或在临床可接受范围以外的数据必须加以核实，由研究者作必要的说明。各检测项目必须注明所采用的计量单位。

三、申办者应准确、完整地记录与临床试验相关的信息，内容包括：

（一）试验用医疗器械运送和处理记录。包括器械的名称、型号、规格、批号或序列号，接收人的姓名、地址，运送日期等；器械退回维修或试验后医疗器械样品回收与处置日期、原因和处理方法等；

（二）与临床试验机构签订的协议；

（三）监察报告、核查报告；

（四）严重不良事件的记录与报告。

四、研究者应当按照临床试验方案的设计要求，验证或确认试验用医疗器械的安全性和有效性，并完成《临床试验报告》。对多中心临床试验，协调研究者应起草完成《临床试验报告》，分中心研究者应完成临床试验小结。

五、临床试验小结应当至少包括临床试验方案、病例报告表、一般临床资料、试验用医疗器械及对照产品、安全性和有效性数据集、不良事件的发生率及处理情况、方案偏离情况说明等。

六、临床试验报告应与试验方案一致，主要应包括：

（一）一般信息

试验用医疗器械名称、型号规格、临床试验机构、方案编号和日期、方案修改编号和日期、研究者、申办者等。

（二）摘要

（三）简介

简单介绍试验用医疗器械的相关研发背景，如原因、目的、目标人群、治疗、时间、主要终点等。

（四）临床试验目标

（五）临床试验方法

（六）临床试验内容

（七）临床一般资料

1. 试验范围，如病种

2. 病例的选择

（1）入选标准　　（2）排除标准

3. 样本量的计算

4．病例数

入组情况

（八）试验产品和对照产品

（1）试验产品　（2）对照产品

（九）所采用的统计方法及评价方法

1．统计分析方法

（1）分析人群　（2）统计分析方法

2．统计评价指标

（1）有效性指标　（2）安全性指标

3．缺失值和异常值的处理

（十）临床评价标准

1．有效性评价标准

（1）主要指标　（2）次要指标

2．安全性评价标准

（1）主要指标　（2）次要指标

（十一）临床试验的组织结构

（十二）伦理报告和知情同意书样张

（十三）临床试验结果

（十四）临床试验中发现的不良事件及其处理情况

（1）不良事件定义

（2）不良事件严重程度判定

（3）不良事件与试验产品及操作关系的判定

（4）严重不良事件定义

（5）本试验发现的不良事件及其处理情况

（十五）临床试验结果分析、讨论

（十六）临床试验结论

（十七）适应证、适用范围、禁忌证和注意事项

（1）适应证

（2）禁忌证

（3）并发证

（4）警告与注意事项

（十八）存在问题及改进建议

（十九）试验人员名单

（二十）其他需要说明的情况

（二十一）研究者签名及临床试验机构的试验管理部门意见。

七、《临床试验报告》应当由研究者签名、注明日期，并经医疗器械临床试验机构管理部门审核、盖章注明日期后交申办者。对于多中心临床试验，《临床试验报告》应当由牵头单位的研究者签名、注明日期，并经医疗器械临床试验机构管理部门审核、

盖章注明日期后交申办者。对各分中心临床试验小结应当由该中心的研究者签名、注明日期，并经该中心的医疗器械临床试验管理部门审核、盖章注明日期后交牵头单位。对多中心临床试验的《临床试验报告》应当包含各分中心的临床试验小结。

八、申办者、临床试验机构和研究者应保证临床数据的真实性和保密性。

第七节　试验用医疗器械管理

一、临床试验用医疗器械不得销售。

二、申办者应当参照《医疗器械说明书、标签和包装标识管理规定》的有关要求对试验用医疗器械作适当的包装与标识，并标明为临床试验专用。

三、试验用医疗器械的记录应包括生产日期、产品批号、序列号等与生产有关的记录及产品稳定性和质量有关的试验的记录以及装运、维护、交付各临床试验机构使用、试验后回收与处置日期等方面的信息。

四、临床试验用医疗器械的使用由研究者负责，研究者必须保证所有试验用医疗器械仅用于该临床试验的受试者，其用法应遵照试验方案。研究者在试验期间应按照要求储存和保管试验用医疗器械。试验后对试验用医疗器械的处理，研究者应当按照与申办者的协议规定进行，但应符合国家有关规定。上述过程需由专人负责并记录在案。研究者不得把试验用医疗器械转交任何非临床试验参加者。

第八节　临床试验基本文件管理

一、临床试验基本文件的管理可用于评价申办者和临床试验机构和研究者对临床试验质量管理规范和政府监管部门要求的执行情况。基本文件应当接受政府监管部门的检查。

二、在临床试验的不同阶段，临床试验机构及研究者和申办者应当建立基本文件保存制度。临床试验基本文件分为三个部分：临床试验准备阶段、临床试验进行阶段和临床试验终止或完成后。

三、临床试验机构应保存临床试验资料至临床试验终止后十年。申办者应保存临床试验资料至无该医疗器械使用时。

第九节　临床试验过程真实性的核查

省级以上食品药品监督管理部门负责对医疗器械临床试验的监督管理。2006 年 7 月 10 日国家食品药品监督管理局在全国医疗器械专项整治工作会议上强调，重点对有投诉、举报以及在审批过程中发现问题的注册品种进行核查，对违规申报或审批不当的产品予以纠正，对有弄虚作假行为的企业依法处理。特别是加强对临床试验过程真实性进行核查，核查的重点内容为：

1. 临床机构是否按临床试验实施方案进行临床试验，确认临床试验的有关文件

（伦理委员会批件、知情同意书等）的一致性、完整性和准确性。

2. 要求临床试验机构提供试验受试者的病例报告表、原始试验资料或试验记录。

核查临床试验的依从性：所获得的试验数据是否符合研究方案的要求，临床试验
3. 各步骤的实施方法及完成时间是否满足临床研究方案的要求。

4. 核查试验数据的可靠性：随机抽取一定比例的病例报告表并与原始记录进行核对，确认数据和原始记录的一致性。

案 例 分 析

2006年4月，根据举报，反映A公司于2006年4月取得的渐变多焦视力镜医疗器械产品注册证时，在报批过程中有弄虚作假行为。某食品药品监督管理局对此十分重视，立即组织调查。经核查证实以下情况：

1. 在办理医疗器械注册申报过程中，A公司提供审批的资料中两份临床试验报告标示M省、N省两家医院确认均为伪造。是原企业聘用人员自己编造的。

2. 执法人员查对相关票据和生产记录，确认A公司自2005年4月取得渐变多焦视力镜医疗器械产品注册证以来，共生产了100台，销售80台，获得违法所得8万元。

问：该案如何定性？如何处罚？

答：A公司的行为属在办理医疗器械注册申报时，提供虚假证明、文件资料、样品，或者采取其他欺骗手段，骗取医疗器械产品注册证书。

根据《医疗器械监督管理条例》第四十条规定，

①由原发证部门撤销产品注册证书，两年内不受理其产品注册申请；

②没收违法生产的20台产品；

③没收违法所得8万元；

④并处24万元到40万元的罚款。

目标检测题

一、选择题

（一）单项选择题

1. 医疗器械临床试验的目的是评价（　　）

　A. 受试医疗器械产品的安全性

　B. 受试产品的有效性

　C. 受试产品的合法性

　D. 受试产品是否具有预期的安全性和有效性

2. 临床试用或者临床验证应当在了（　　）

　A. 县级以上人民政府药品监督管理部门指定的医疗机构进行

B．省级以上人民政府药品监督管理部门指定的医疗机构进行

C．国务院药品监督管理部门指定的医疗机构进行

D．三级以上的医院进行

3．医疗器械临床试验实施者为（　　）

A．省级以上人民政府药品监督管理部门指定的医疗机构

B．省级以上人民政府药品监督管理部门

C．设区的市级药品监督管理部门

D．申请注册该医疗器械产品的单位

（二）多项选择题

1．医疗器械临床试验的前提条件（　　）

A．该产品具有复核通过的注册产品标准或相应的国家、行业标准

B．该产品具有自测报告

C．该产品具有国务院食品药品监督管理部门会同国务院质量技术监督部门认可的检测机构出具的产品型式试验报告，且结论为合格

D．受试产品为首次用于植入人体的医疗器械，应当具有该产品的动物试验报告

2．《医疗器械临床试验须知》应当包括（　　）

A．受试产品原理说明、适应症、功能、预期达到的使用目的、使用要求说明、安装要求说明

B．受试产品的技术指标

C．国务院食品药品监督管理部门会同国务院质量技术监督部门认可的检测机构出具的受试产品型式试验报告

D．可能产生的风险，推荐的防范及紧急处理方法

E．可能涉及的保密问题

二、问答题

1．医疗器械临床试验的含义是什么？

2．医疗器械临床试验的目的有哪些？

第十章

医用电气设备的安全要求与检测

> ### 📖 知识要点
>
> 本章介绍了医用电气设备安全的基础知识、防电击的常用措施以及电击危险的防护；着重介绍了医用电气设备安全性检测。
>
> ### 📖 学习目标
>
> 掌握：1. 电击危险的防护；2. 医用电气设备安全性检测。
> 熟悉：防电击的常用措施和医疗器械"类"与"型"概念的含义；医用电气设备常用机械安全性检测、供电电源的中断的要求和检测和识别、标记和文件的要求与检测。
> 了解：医用电气系统安全要求。

第一节 概 述

一、安全标准产生的历史背景

1893 年爱迪生为推广其发明的电器新产品，在芝加哥举办哥伦比亚展览会时，发现电器产品如果使用不当，就会有起火的危险；到 20 世纪 30 年代人们开始注意到电击伤人的危害问题；50 ~ 60 年代注意到有害辐射及爆炸伤人问题。

20 世纪 70 年代初期，由于医疗中大量使用医学仪器，常常因安全使用和管理不当而遭到致命性电击，使患者和医生对现代医用电气设备产生恐惧心理，严重地影响了医学仪器的发展，于是引起了相关仪器专家、学者和厂商的重视，一些国家先后研究制定医用电气设备安全使用标准。为了适应医疗仪器国际市场的需要，自 20 世纪 70 年代以来，两个较大的国际组织一直为制定和完善仪器的国际标准进行积极地工作，这两个组织是国际标准化组织（ISO）和国际电工委员会（IEC），前者主要制定不用电的仪器和器具仪表的标准，后者主要制定电子仪器的标准。在 IEC 中，有多个技术委员会（TC），医用电子仪器规定在 TC - 62，在其中设有四个专门分委员会（SC），这当中 SC – 62A 是负责制定有关医用电气设备通用安全标准的组织。主要制定的有《医用电气设备 第一部分：安全通用要求（IEC601 – 1）》于 1988 年公布，并于 1991 年做了小的修订，这个规定成为 IEC 各成员国制定本国医用电气设备安全标准的指南。

我国于 1979 年首次派员参加 IEC 年会，于 1988 年产首次发布了 GB9706.1 – 1988《医用电气设备 第一部分：安全通用要求》，该标准等效采用了 IEC601 – 1（1977）及第一号修订本中规定的内容。1995 年上海医疗器械质量监督检验中心负责起草了 GB9706.1 – 1995 版，该标准对 1988 版进行了修订。于 1996 年 12 月 1 日起实施，现行的医用电气设备安全通用标准是第三版，即 GB9706.1—2007《医用电气设备 第一部分：安全通用要求》于 2008 年 7 月 1 日起实施。

医用电气设备的安全，是总体安全（包括设备安全、医疗机构的医用房间内的设施安全和使用安全）的一个部分，该标准是对医疗监视下的患者进行诊断、治疗或监护，与患者有身体的或电气的接触，和（或）向患者传送或从患者取得能量，和（或）检测这些传递或取得的能量的医用电气设备提出安全要求。标准要求设备在运输、储存、安装、正常使用按制造厂的说明保养设备时，在正常状态下，单一故障状态下都必须是安全的，不会引起同预期应用目的不相关的安全方面的危险。对于生命维持设备以及中断检查或治疗会对患者造成安全方面危险的设备，其运行可靠性、用来防止人为差错的必要结构和布置，都作为一种安全因素在该标准中作出了规定。该标准共分 10 篇、59 个章节及 11 个附录，分别对医用电气设备的环境条件做了规定；对电击危险、机械危险、不需要的或过量的辐射等危险提出了要求；对工作数据的准确性和危险输出的防止、不正常的运行、故障状态以及有关医用电气设备安全的电气和机械结构的细节都做了规定和要求。

根据《医疗器械注册管理办法》，第二类、第三类医疗器械必须由国家食品药品监督管理局会同国家质量监督检验检疫总局认可的医疗器械检测机构进行注册检验、经检测符合适用的产品标准后方可用于临床试验或申请注册。在中华人民共和国境内销售、使用的医疗器械均应按《医疗器械注册管理办法》的规定申请注册，未获准注册的医疗器械，不得销售、使用，因此，有源医疗器械安全性评价的重要性日益显现出来。

在医疗器械的检测中，安全性是重要的检测内容。本章重点阐述医用电气设备安全的基本知识、基本概念、常用电气安全性和机械安全性检测方法以及医用电气系统的安全要求等内容。

二、现行安全通用标准的目的和适用范围

1. 目的

GB9706.1 – 2007《医用电气设备 第一部分：安全通用要求》标准（以下简称安全通用标准）的目的是规定医用电气设备的安全通用要求，并作为医用电气设备安全专用要求标准的基础。

2. 适用范围

安全通用标准适用于医用电气设备（见 2.2.15 的定义）的安全。

虽然该标准主要涉及安全问题，但它也包括一些与安全有关的可靠运行的要求。

本标准涉及的设备预期生理效应所导致的安全方面危险未被考虑。

除非标准正文中明确指明外，标准中的附录内容不要求强制执行。

3．通用标准与专用标准的关系

在使用中专用标准优先于本通用标准。

4．并列标准

在医用电气设备系列标准中，并列标准规定安全通用要求应适用于：

——组医用电气设备（例如：放射设备）；

——在通用安全标准中未充分陈述的，所有医用电气设备的某一特性（例如电磁兼容性）。

若某一并列标准适用于某一专用标准，则专用标准优先于此并列标准。

第二节　医用电气设备安全的基础知识

一、安全性

"安全"是指没有危害的意思。在生活中各个领域都存在"安全"的问题。在大量使用医用电气设备时，必须确保对患者和医生不造成危害，即保证安全。现代医院的医疗活动中引进各种技术先进的电气设备，对这些新技术在医疗活动中的作用效果应该给以科学的技术评价，一方面要对其在诊断和治疗中的有效性做出评价，另一方面还应该对其危险性做出评价。医疗仪器在这正反两个方面都必须满足医疗要求，才是一种成功的有用的新技术。如果只重视仪器的有效性而忽视安全性，很可能出现"手术成功而患者死亡"。反之，只重视安全性而忽视有效性，将降低医疗水平，治不好病。人们在选用医用电气设备时，经常重视有效性而忽视安全性。在医疗中使用不安全的技术和仪器，将对患者和仪器使用者的生命造成威胁，这是工程技术人员必须高度重视的一个严重问题。

前面把"安全"解释为"没有危害"，从工程学角度看，"没有危害"的事是没有的。在安全工程学中，把安全定义为发生危害的概率小。常用各种事件组合结果发生危害的概率大小表示安全程度，人们努力采取措施，防止或减少发生危害的概率，提高安全性。

在GB9706.1安全通用要求国家标准中，医用电气设备的安全性涉及一系列防止潜在危险发生的要求和措施，主要有以下方面。

1．防电击危险

医用电气设备是用在人体上进行诊断和治疗疾病的，其工作对象是患者。因患者一般处于对外来作用非常脆弱的状态，已无能力判断危险，或即使意识到危险也难以摆脱。有的疾病使患者对外界刺激的抵抗力降低，有的在诊断和治疗中，因外来的刺激而引起更坏的影响。如心脏病人因很小的电流就会引起心室纤颤，特别是在插入心导管进行治疗的情况下，即使是微小电流也容易因电击引起心室纤颤造成危险。在临床使用医用电气设备时，都希望不给患者以任何痛苦，但多少也要伴随着一定的痛苦，只不过是使其痛苦在一定的范围内，而不会造成危险。另外，患者因病或麻醉和药物的影响可能失去意识，处于不清醒状态，也使患者失去对危险的感觉。可见，使用医用电气设备对患者进行诊断和治疗时，必须从患者特点出发，充分考虑医疗仪器的安全性问题，尽量减少仪器的互相干扰和外界的影响，确保仪器的正常性能，达到医疗安全性目的。医疗仪器的安全使用和管理，这是临床医护人员和医学工程技术人员共同完成救死扶伤使命的必备条件。有关防电击危险的要求和检测将是本章介绍的重点。

2．防机械危险

国际和国内曾出现过因医用电气设备的某些机械结构设计或制造工艺的缺陷，给患者或医务人员带来的危害事故。

（1）设备支承患者部件的机械强度不足、提拎把手和手柄的承载能力过低；内窥镜手术进行时曾发生器械断裂；自体血液回收过程中离心碗破裂，血液流失等事故。

（2）运动部件未加防护，如意外接触皮带、齿轮。

（3）粗糙表面、尖角及锐边的碰伤。

（4）稳定性，如设备在运输或使用过程中因倾斜发生的倾倒。

（5）悬挂物，如无影灯的悬挂装置的断裂而跌落。

GB9706.1安全通用要求国家标准中，有对机械危险防护的要求和检测方法。

3．防过量辐射危险

来自以诊断、治疗为目的用于患者的医用电气设备的辐射，可能超过人类通常可接受的限度。必须对患者、操作者、其他人员以及设备附近的灵敏装置采用足够的防护装置，以使他们免受来自设备的不需要的或过量的辐射。

目前的GB9706.1安全通用要求国家标准中，主要针对X射线辐射和电磁兼容性，有关不需要的或过量辐射的防护和检测要求。

4．电磁兼容性（EMC）

在现代化医院中，使用着各种类型的医用电气设备或系统，它们在工作中产生一些有用的或无用的电磁能量，这些能量可能造成系统内各设备间的相互干扰，以及系统外部各种设备或系统间的相互干扰。如，手术中启用高频电刀，能对周围设备产生很大的电磁干扰，使其他设备无法正常工作。国内外也有报道，有关ICU病房中存在对电磁干扰敏感的医疗设备，如监护仪、输液泵等，受外界手机等的干扰而无法正常工作的案例。

新修订的GB9706.1安全通用要求国家标准的第36章，已规定执行行业标准"YY0505-2005医用电气设备电磁兼容要求与试验"。

5．防爆炸危险

主要针对与空气混合的易燃麻醉气及氧或氧化亚氮混合的易燃麻醉点燃危险的防护。手术室内，医用电气设备在存在有空气、氧气或一氧化氮与可燃麻醉气组合的混合气中使用时可能发生爆炸。

6．防超温、失火危险

设备在正常使用和正常状态下，并在规定的环境温度范围内具有安全功能的设备部件及其周围的温度一旦超过规定的极限温度，将给患者造成危险。如曾有过某医院的婴儿培养箱，由于箱温失控，超过正常状态时允许的温度极限值而使婴儿死亡的例子。

另外，设备在使用过程中可能由于滥用造成部分或全部损坏而引起失火危险，因此，设备应有足以防止失火危险的强度和刚度。

GB9706.1安全通用要求国家标准中，有对超温、防火的防护和检测的要求。

7. 防微生物

对于正常使用时与患者接触的部件，GB9706.1安全通用要求国家标准要求在说明书中规定其清洗、消毒、灭菌的方法，以确保不损坏或影响其安全防护性能。

8. 生物相容性

GB9706.1安全通用要求国家标准规定，预期与生物组织、细胞或体液接触的设备部件和附件的部分，应按照GB/T16886.1《医疗器械生物学评价 第一部分：评价与试验》国家标准中给出的指南和原则进行评估和形成文件，并通过检查制造商提供的资料来检验是否符合要求。

9. 防过量输出危险

设备的过量输出超过人能承受的安全极限，将给患者或操作者带来危险。造成过量输出的原因，可能是一台多功能设备的设计成能按不同治疗要求提供低强度或高强度的输出时，操作人员因不熟悉设备的安全操作造成的误设定，而影响患者或操作者的安全。

GB9706.1安全通用要求国家标准对过量输出提出了防止的要求和措施。

二、电流的生理效应

众所周知，人体本身就是一个电的导体。当人体成为电路的一部分时，就有电流通过人体，从而引起生理效应。值得注意的是，引起生理效应和人体损伤的直接因素是电流而不是电压。如10^7V电压，1μA电流的电源可能对人体无害，而220V电压、30A电流的电源却足以致人于死亡。

1. 电流对人体组织的基本作用

电流对人体组织的基本作用主要有以下三个方面。

（1）热效应。热效应又称为组织的电阻性发热，当电流通过人体组织时会产生热量，使组织温度升高，严重时就会烧伤组织，低频电与直流电的热效应主要是电阻损耗，高频电除了电阻损耗外，还有介质损耗。

（2）刺激效应。人体通入电流时，在细胞膜的两端会产电势差，当电势差达到一定值后，会使细胞膜发生兴奋。如为肌肉细胞，则产生与意志无关的力和运动，或使肌肉处于极度紧张状态，产生过度疲劳；如为神经细胞，则产生电刺激的痛觉。随着电流在体内的扩散，电流密度将迅速减少，因此，通电后受到刺激的只是距离通电点很近的神经与肌肉细胞。此外，从体内通入的电流和从体外流入的电流对心脏的影响也有很大的不同。

（3）化学效应。人体组织中所有的细胞都浸没在淋巴液、血液和其他体液中。人体通电后，上述组织液中的离子将分别向异性电极移动，在电极处形成新的物质。这些新形成的物质有好多是酸、碱之类的腐蚀性物质，对皮肤有刺激和损伤作用。直流电的化学效应除了电解作用外还有电泳和电渗现象，这些现象可能改变局部代谢过程，也可能引起渗透压的变化。

2. 影响电流生理效应与损伤程度的因素

影响电流生理效应与损伤程度的因素有电流、通电时间、电流频率、电流途径以及人的适应性，下面逐一进行分析。

1）电流

电流对于电流生理效应与损伤程度的影响是显而易见的。电流越大、影响越大，反之影响越小。表 10 - 1 列出了从体外输入人体的不同的低频电流所引起的不同的生理效应与损伤程度。假定的条件是：通电时间为 1s，电流从人体的一条臂流到另一条臂，或从一条臂流到异侧的一条腿。

表 10 - 1 低频电流通过人体的生理效应（50Hz）

电流（平均值）	生理效应与损伤程度（通电 1s）
0.5 - 1mA	感觉阈
2 - 3mA	电击感
5 mA	安全阈值
10 - 20 mA	最大脱开电流
>20 mA	疼痛和可能的肌肤损伤
>100 mA	心室纤维性颤动
>1A	持续心肌收缩
6A	暂时呼吸麻痹
>6A	严重烧伤和肌体损伤

（1）感觉阈。感觉阈是人体所能感觉到的最小电流。但该值因人而异，并且随测验的不同而不同，一般认为感觉阈在 0.5 - 1mA 范围内。

（2）脱开电流。脱开电流的定义是人体通电后，肌肉能任意缩回的最大电流。当通过人体的电流大于脱开电流时，被害者的肌肉就不能随意缩回，特别是手掌部位触及电路时形成所谓"黏结"，受害者就会丧失自卫能力而继续受到电击，直至死亡。男人最小脱开电流值 9.5mA，女人是 6mA，儿童更低一些。

（3）呼吸麻痹、疼痛和疲劳。较大的电流会引起呼吸肌的不随意收缩，严重的会引起窒息，肌肉的不随意强直性收缩和剧烈的神经兴奋会引起疼痛和疲劳。

（4）心室纤颤。心脏肌肉组织失去同步称为心室颤，它是电击死亡的主要原因。一般人心室颤电流阈值为 75 - 400mA。

（5）持续心肌收缩。当体外刺激电流大到 1 - 6A 时，整个心脏肌肉收缩，但电流去掉后，心脏仍能产生正常的节律。

（6）烧伤和肌体损伤。过大的电流会由于皮肤的电阻性发热而烧伤组织，或强迫肌肉收缩，使肌肉附着从骨上离开。

2）通电时间

通电时间越长，人体损伤越严重。这是因为人的皮肤电阻随着通电时间的延长而下降，从而使流过人体的电流增大。

3）电流频率

电流的生理效应与损伤程度，与作用于人体的电流频率关系大致有如下两个方面。

（1）电流频率与人体阻抗的关系。人体模型可等效为电阻和电容的组合，因此人体的阻抗与电流的频率有关，频率越高阻抗越低，流入人体的电流就越大。

（2）电流频率与刺激持续时间的关系。刺激持续时间随着电流频率增加而缩短。实验证明，当频率高于 100Hz 时，刺激效应随着电流频率增加而减弱；当频率高于 1MHz 时，刺激效应完全消失，只有生热作用。刺激效应最强的是 50～60Hz 的交流电，比 50Hz 低的频率，其刺激效应也减弱。

4）电流途径

同样的电流通过人体的不同部位和不同的器官，其生理效应与损伤程度大不一样，即电流的途径不同引起的危险性也不同。比如电流的途径接近心脏、肺、大脑等重要器官，就可能使心跳、呼吸停止，从而危及人的生命。另外，当电流加在体表上的两个点时，总电流中只有很少一部分电流通过心脏，这些加在体表上的宏大电流称为宏电流。当电流加在体表时，使心脏纤颤所需的电流值远比直接回到心脏上的电流大得多。在插有心导管的情况下，流过心导管的所有电流都流过心脏，这时，只要有 75～400μA 的电流就能引起心脏纤颤。进入人体内在心脏内部所加的电流所引起的电击称为微电击，微电击的安全限一般是 10μA。

5）人的适应性

对电击的适应能力因人而异，通常，男人比女人强，大人比小孩强，强壮的人比虚弱的人强。即使是同一个人，在电流变化率较小时适应性强，因此危险性减少；电流变化率增加时适应性减弱，危险性就增大。表 10-2 为电流对人体的作用。

表 10-2 电流对人体的作用

效 应 \ 性别 / 电流	直流电/mA		交流电/mA（有效值）			
			50		100	
	男	女	男	女	男	女
最小感知电流（略有麻感）	5.2	5.3	1.0	0.7	12	8
无痛苦感电流（肌肉自由）	9	6	1.8	1.2	17	11
有痛苦感电流（肌肉自由）	62	41	9	6	55	37
无痛苦感，不能脱离电流（肌肉自由）	76	51	16	10.5	75	50
强烈电击，肌肉强直，呼吸困难	90	60	23	15	94	63
可能引起室颤　电击0.03s	1300	1300	1000	1000	1100	1100
可能引起室颤　电击3s	500	500	100	100	500	500
一定引起室颤	上一项电流值的2.75倍					

三、电击的分类

使用医用电气设备遇到电的安全性问题最重要的即是电击,电击分为强(宏)电击和微电击两类。

1. 强电击

当人体触碰带电部位时将引起电击,其主要原因是当电流与人体接触时相当于连接一个等效电阻,如果形成一个导电的回路,将有一定电流经过人体。当电流从体外经过皮肤流经体内,然后再流出体外,使人体受到电的冲击称为强电击。如,电流从人的左手流进体内,由右手流出体外时,感受到电的冲击,即为强电击。

因人体的电阻是一个电容性阻抗,而这个阻抗随电流的电压和频率改变,(电压越高,绝缘,阻抗下降)。还受人体通过电流部位的干湿程度、年龄、性别等影响。故对同一个电源的带电部位触体时,由于不同人、不同触体部位、则受电击的强度不同;而不同频率和不同电压的电源造成电击的强度和危害也有所不同。

如图 10 - 1 所示,当把一台有漏电的医用仪器放在不锈钢桌面上,如果仪器的三蕊电源插头插到一个没有地线的两孔插座上时,医护人员一手接触不锈钢桌,另一手触摸漏电仪器外壳,如果仪器漏电流超过 1mA 以上,这个电流将从医护人员的左右手流进人体内,将有触电的麻感。如果仪器漏电流超过 100mA 以上,这时医护人员将受到强电击,表现出肌肉痉挛,呼吸困难,心室纤颤,如不及时抢救,将会死亡。

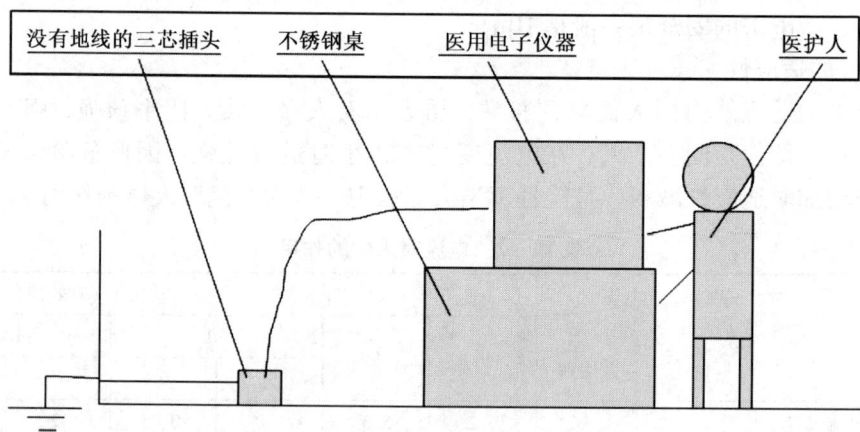

没有地线的三芯插头　　不锈钢桌　　医用电子仪器　　医护人

图 10 - 1　强电流事故一例

2. 微电击

微电击。是指很微小的电流通过心脏而造成的心室纤颤,这样的电击叫做微电击。现在世界各国和 IEC 的安全规定标准都把微电击的阈值定为 $10\mu A$(人的最小感知电流的 1/100),如超过此值将有造成微电击的危险。因此各种仪器要定期检测漏电流是否超过 $10\mu A$,如超过将禁止使用。

四、产生电击的因素

产生电击的原因不外乎两点，一是人与电源之间存在两个接触点，形成回路；二是电源电压和回路电阻产生了较大的电流，该电流通过人体产生生理效应。下面介绍几种可能产生电击的情况：

1. 仪器故障造成漏电

泄漏电流是从仪器的电源到金属外壳间流过的电流。所有的电子设备都有一定的泄漏电流。泄漏电流主要由电容泄漏电流和电阻泄漏电流两部分组成。电容泄漏电流又称为位移漏电流，它是由两根电线之间或电线与金属外壳之间的分布电容所致；电线越长，分布电容越大，产生的泄漏电流也越大。例如，50Hz 的交流电，2500pF 的电容产生大约 $1M\Omega$ 的容抗、$220\mu A$ 的漏电流。射频滤波器、电源变压器、电源线以及具有杂散电容的一切部件都可产生电容泄漏电流。电阻泄漏电流又称为传导漏电流，产生电阻漏电流的原因很多，比如绝缘材料失效、导线破损、电容短路等都可能产生传导漏电流。需要指出的是，由于仪器故障造成的漏电流一般属于电阻产生的传导漏电流。

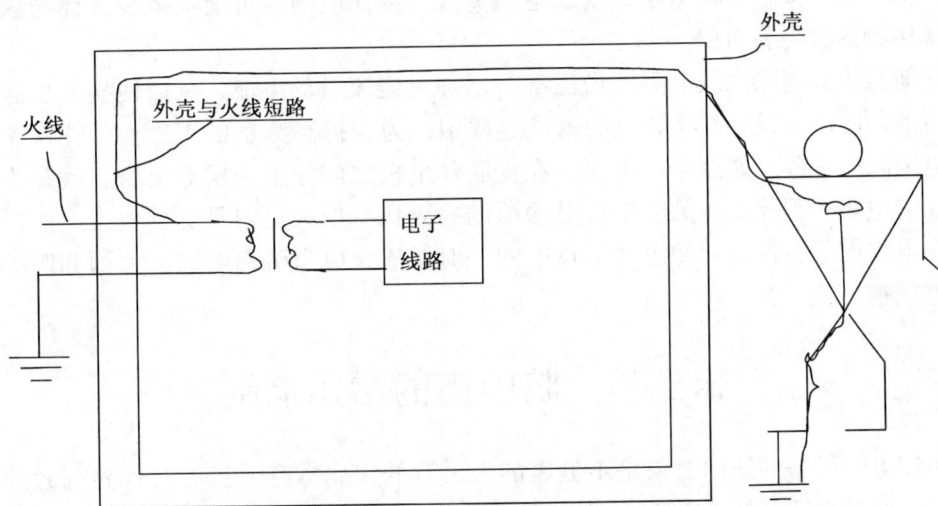

图 10-2 外壳与火线短路后引起电击

在漏电中最值得注意的是仪器外壳漏电和连接到人体的导联漏电，这些漏电都可产生电击事故。正常情况下，仪器外壳应该是不带电的，但是如果电源的火线偶然与仪器外壳短路，则金属壳体上就带有 220V，这时如果站在地上的人触及金属壳体，人就成为 220V 电压与地之间的负载，就会有数百毫安的电流通过人体，产生致命的危险。图 10-2 所示为外壳与火线短路后引起的触电的一个例子。

2. 电容耦合造成的漏电

电容几乎存在于任何地方。任何导体与地之间、用绝缘材料分开的两个导体之间都可等效为一个电容器而形成交流通路，从而产生由于电容耦合而造成的漏电。如仪器的外壳没有接地时，外壳与地之间就形成电容耦合。同样，在电源火线与地之间也形成电容耦合。这样，机壳与地之间就产生电位差，即外壳漏电。这种漏电的范围一般为几十微安到几百微安，最大不超过 $500\mu A$，因此人们触及外壳时，至多有点麻酥的感觉，不会有更大的电击危险，但对于电气敏感的病人，若这个电流全部流过心脏，就足以引起严重后果。

3. 外壳未接地或接地不良

几乎所有的医疗仪器都有一个可被医护人员或病人接触的金属外壳，如果这个外壳不接地或接地不良，那么在电源的火线和机壳之间的绝缘故障或电容短路都会在机壳和地之间形成电位差。当医护人员或病人同时接触到机壳和任何接地物体时，就会形成电击。

4. 非等电位接地

一般情况下，都要求仪器的外壳都必须接地，但是，如果有几台仪器同时与病人相连，那么各台仪器的外壳电位必须相等否则就会产生电击事故。

5. 皮肤电阻减少或消除

人被电击时皮肤电阻限制了能够流过人体的电流。皮肤电阻随着皮肤水分和油脂的数量不同而变化。显然，皮肤电阻愈大受到电击的危险愈小。皮肤电阻的大小还与接触面积有关，接触面积愈小，皮肤电阻愈大，因此应当尽可能地减少人体与仪器外壳直接接触的机会和面积。

任何减少或消除皮肤电阻的做法都会增加可能流过的电流，从而使病人更容易受到电击的危险。但是，在生物电的测量过程中，为了提高测量的正确性，往往希望把皮肤电阻减少一些。如测量心电时，在皮肤和电极之间涂上一层导电膏，就是为了减少皮肤的电阻，因此正在医院里接受诊治的病人比一般人更容易受到电击。测量的正确性和电击的危险性是生物医学测量中的一对矛盾，应当引起生物工程师和医护人员的足够重视。

第三节　防电击的常用措施

医用电气设备的适用对象是不健康的人，有的疾病本身使患者对外界刺激的抵抗力降低；有的由于诊断和治疗，外来的刺激很容易引起更不良的影响。如心脏病人，很小的电流就会引起心室颤动，在插入心导管的情况下，即使是微小的电流也容易因电击引起心室颤动。有的病人由于疾病或者麻醉和药物的影响有可能失去意识，意识处于不清醒状态时，患者失去对危险的感觉。其次，由于疾病种类和治疗的需要，要使患者身体不动，将身体固定在病床和诊查台上，这样的患者即使感觉到电击的危险也无法逃生。

可见，加强医用电气设备的电气安全措施，最大限度地减少病人遭受电击的可能性，有着特别重要的意义。

防止电击的基本着眼点有两个方面：一是将病人同所有接地物体和所有电流源绝缘开来；二是把病人所有够得着的导电表面都保持在同一电位上，但不一定是地电位。目的都是通过病人的电流减到最小。一般来说电击防护措施有以下几种。

一、保护接地

仪器外壳接地是最常用的安全措施，由于外壳可靠接地，即使火线与外壳短路，短路电流的极大部分也会从外壳地线回流到地，流过人体的电流只有其中很小一部分，同时又因短路电流足够大，可立即熔断线路上的保险丝，从而迅速切断仪器电源，保障人身安全。一般情况下，只要保证外壳接地良好、有效、可靠，即使仪器发生故障，外壳漏电；仍可保证病人安全而不受电击。

二、等电位接地

前面曾经讲过当多台仪器同时与病人相连时，如果各台仪器的外壳电位不等，就会发生电击。因此，等电位接地系统是防止电击的又一有力措施。

等电位接地系统是使病人环境中的所有导体表面和插座地线处于相同电位，然后接真正的"地"，以保护电气敏感病人，也能保护病人免受其他地方地线故障的影响。

三、双重绝缘

当仪器没有保护接地时，为了安全使用，仪器除了上述提及的基本绝缘外，还必须附加独立于基本绝缘以外的辅助绝缘或加强绝缘，由基本绝缘和辅助绝缘组成的绝缘称为双重绝缘。

采用双重绝缘后，即使仪器漏电，也不会引起电击事故。需要指出的是双重绝缘不但能防止宏电击，也能防止微电击。

四、低电压供电

低压供电的方式有两种，一是采用低压电池供电，二是采用低压隔离变压器供电。低压电池供电一方面可以达到低压供电的目的，另一方面由于它没有接地端，因此电池供电的仪器外壳可不接地，这样就可取消人体接地的措施，电池供电广泛应用于无线电遥测中，比如在 ICU、CCU 监护系统中往往需要对病人心电、脉搏、呼吸等生理参数进行不间断的监护。

遥测系统的主要组成部分是：传感器、放大器、发射机、发射天线、接收天线、接收机及记录器。以心率遥测为例，通常的做法是：将放大器、发射机组装在一个体积尽可能小的盒子内，线路由电池供电。发射信号被在远处的接收机接收，接收部分不与人体接触。又因电池电压通常较低，不会对人体构成危险，故低压电池供电是避免电击事故的一种有效方法。

低压隔离变压器通常使用在如眼底镜和内窥镜等仅有一个灯泡耗电量较大的医疗设备中，其输出低压部分与地绝缘。

五、应用部分浮置绝缘

医用电气设备具有应用部分的很多，应用部分是设备为了实现其功能需要与患者有身体接触的部分，为了防止通过应用部分使患者受到电击，而用基本绝缘把它和电路，特别是和电源的原线圈分开。但是，仅用基本绝缘这一种方法，当绝缘损坏时就不安全了。

为了在医疗中间使用多台医疗仪器而不引起电击事故，必须采取措施限制接触心脏的应用部分流过的电流。为此目的，把应用部分与仪器的其他部分和接地点绝缘，这种方法称为应用部分浮置绝缘或称浮动应用部分。绝缘应用部分的主要特点是，它可以利用高绝缘阻抗来限制通过应用部分的漏电流，确保患者安全。

第四节 医用电气设备几个重要的基本概念

一、定义

1. 医用电气设备

医用电气设备定义为：与一个专门供电网有不多于一个的连接，对在医疗监视下的患者进行诊断、治疗或监护，与患者有身体的或电气有接触，和（或）向患者传送或从患者取得能量，和（或）检测这些所传送或取得的能量的电气设备。

该定义规定了医用电气设备的界定范围。

（1）设备与供电网有一个或没有（内部电源）连接。如果存在多于一个的连接，则该设备实质上构成一个医用电气系统。

（2）设备处于医疗监视下，用于对患者进行诊断、治疗或监护。这里强调设备处于医疗监护下，用于诊断、治疗或监护病人为目的，这不同于一般家用保健电气设备，更与非诊断、治疗或监护用途的其他设备相区别。

（3）设备与患者有身体的或电气的接触，和（或）向患者传递或从患者取得能量，和（或）检测这些所传递或取得的能量。也就是说，设备与患者必须有身体或电气的接触，或从患者传递或取得的能量，或检测这些所传递或取得的能量，这三者可以是其中之一，也可以任意组合。

（4）明确了设备中由制造商指定的附件也是设备的一部分。

2. 医用电气系统

CB9706.15 是医用电气设备安全通用要求的一个并列标准，它适用于医用电气系统的安全，该标准对医用电气系统用了如下定义：医用电气系统是指不止一台医用电气设备或者是医用电气设备和其他非医用电气设备通过耦合，和（或）一个可移式多插孔插座连接成的具有规定功能的组合。

不止一台医用电气设备或者是医用电气设备和其他非医用电气设备通过耦合是指不同台设备间的所有功能性连接，而可移式多插孔插座连接即为两个或两个以上的插孔插座，这种插座与软电缆/电线相连组成一体，当与网电源相连时，可以方便地从一个地方移到另一个地方。符合上述定义的医用电气系统，其医用电气设备的安全性评价应满足 GB9706.1 标准外，还应符合 GB9706.15 的安全要求。

3. 非医用电气设备

是指为不同专业应用领域（不一定是医学领域）使用而制造的设备。

二、安全通用标准中几个重要的术语

安全通用标准第二条为术语和定义．该条共列了十二大类、110 个名词、术语，这些术语对掌握使用标准、统一理解标准具有独特的意义，不掌握它们就无法使用标准，甚至造成误用。特别是以下几个重要的名词和术语。

1．带电

指一个部分所处的状态，当与该部分连接时，便有超过允许值的漏电流从该部分流向大地或从该部分流向该设备的其他可触及部分。

这里的"带电"不是我们平时所认为"有电流、电压就是带电"，而强调"连接"后会产生超值电流，即当与该部件连接时，便有超过允许漏电流值的电流从该部件流向地或从该部件流向该设备的其他可触及的部件。

2．"类"与"型"

CB9706.1 标准从六个不同角度对医用电气设备进行分类，并要求按不同的类别用不同的标记作识别。

1）按附加保护措施分类，可分成 I 类设备，II 类设备和内部电源设备三种。

（1） I 类设备，I 类设备是指对电击的防护不仅依靠基本绝缘，而且还有附加安全防护措施，把设备与供电装置中固定布线的保护接地导线连接起来，使可触及的金属部件即使在基本绝缘失效时也不会带电的设备，如图 10-3 所示。

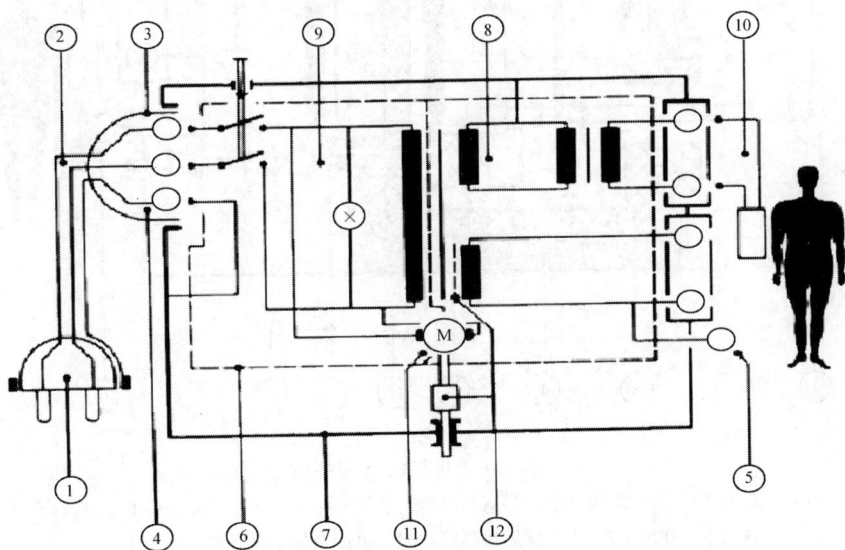

图 10-3　I 类设备的图例
① 有保护接地点插头　②可拆卸的电源软电线　③设备连接装置　④保护接地点和插脚
⑤功能接地逆子　⑥基本绝缘　⑦外壳　⑧中间电路　⑨网电源部分　⑩应用部分
⑪有可触及的电动机　⑫辅助绝缘或保护接地屏

具有基本绝缘和接地线是 I 类设备的基本条件（基本特征）。也就是说 I 类设备除了对电击防护具有基本绝缘外，还必须将设备中可触及的金属部件与固定布线的保护接地导线连接起来。

（2）Ⅱ类设备。Ⅱ类设备是指对电击防护不仅依靠基本绝缘，而且还有如双重绝缘或加强绝缘那样的附加安全保护措施，但没有保护接地措施，也不依赖于安装条件的设备。Ⅱ类设备一般采用全部绝缘的外壳，也可以采用金属的外壳。如图10-4所示。

采用全部绝缘的外壳Ⅱ类设备，是有一个基本连续的坚固的、并把所有导电部件封闭起来的绝缘外壳，当然，一些小的部件（如铭牌、螺丝、铆钉等）除外，这些小部件至少用相当于加强绝缘的绝缘与带电部件隔离。

带有金属的外壳的设备有一个金属制成的基本连续的封闭外壳，其内部全部采用双重绝缘和加强绝缘，或整个网电源部分采用双重绝缘。

Ⅱ类设备也可以因功能需要备有功能接地端子或功能接地导线，以供患者电路或屏蔽系统接地用，但功能接地端子不得用作保护接地，且要有标记，以区别保护接地端子，在随机文件中也必须加以说明。功能接地导线只能作内部屏蔽的功能接地，且必须是绿/黄色的。

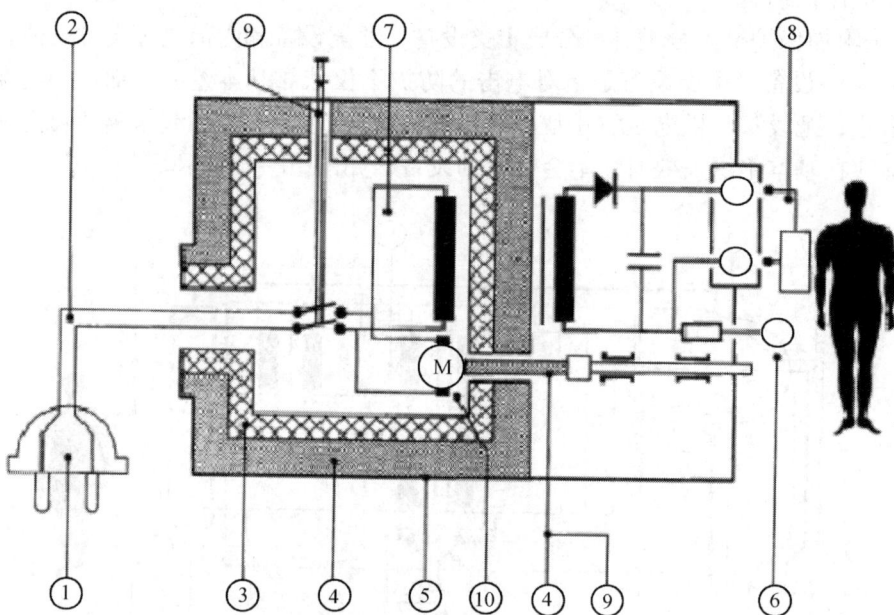

图10-4　Ⅱ类设备的图例

① 网电源插头　②电源软电线　③基本绝缘　④辅助绝缘　⑤外壳　⑥功能接地端子
⑦ 网电源部分　⑧应用部分　⑨加强绝缘　⑩有可触及轴的电动机

（3）内部电源设备。内部电源设备是能以内部电源进行运行的设备。内部电源一般具有两种情况。

第一种是具有和网电源相连装置的内部电源设备。这种设备必须为双重分类，如Ⅰ类内部电源设备，Ⅱ类内部电源设备。

这种内部电源设备当与电网电源相连接时，必须符合Ⅰ类设备或Ⅱ类设备要求。当其末与电网电源相连时，必须符合内部电源设备的要求。如，有的设备使用电池就可以工作，但在设备上还有一个输入插孔，用来与电源变换器连接。通过这种连接，设备就可以使用电网电源进行工作，因此，这样的设备必须符合Ⅰ类或Ⅱ类设备的要求。

第二种是只使用电池供电的设备。

2）按防电击的程度分类

由于医用电气设备使用的场合不同，对设备的电击防护要求的宽严程度也不同。这是由于电流对人体的损害程度与通过人体电流大小、持续时间、通过人体的途径、电流的种类以及人体的状态等多种因素有关。医用电气设备同患者有着各种各样的接触部件，有与体表接触和体内接触，甚至也有直接与心脏接触，如各种理疗仪器大多同患者的体表接触；各种手术设备（电刀、妇科灼伤器）要同患者的体内接触；而心脏起搏器、心导管插入装置则要直接与心脏接触，按其使用场合不同，规定不同的对电击防护程度，在标准中划分为 B 型、BF 型、CF 型。

表 10 - 3　触体部分的种类和型号

	适用体表、体腔	适用心脏
不绝缘	B	-
触体部分绝缘	BF	CF

"C" 代表 "心脏"，"B" 代表 "躯体"，"CF" 代表 "浮置隔离"。连接心脏的部分一定是绝缘触体部分（CF）。

（1）B 型应用部分. 符合 GB976.1 规定的对于电击防护要求，尤其是关于漏电流容许值的要求的应用部分，并用符合附录 D 中表 D2 的符号 1 来标记.

注：B 型应用部分不适合直接用于心脏.

（2）BF 型应用部分. 符合 GB976.1 规定的对于电击防护程度高于 B 型应用部分要求的 F 型应用部分，并用符合附录 D 中表 D2 的符号 2 来标记.

注：BF 型应用部分不适合直接用于心脏.

（3）CF 型应用部分. 符合 GB976.1 规定的对于电击防护程度高于 BF 型应用部分要求的 F 型应用部分，并用符合附录 D 中表 D2 的符号 3 来标记.

（4）防除颤应用部分。具有防护心脏除颤器对患者的放电效应的应用部分。

表 10 - 4　GB9706.1 医用电气设备标准对各型应用部分最大漏电流值的要求（单位 mA）

电流	型／状态	B 型		BF 型		CF 型	
		正常状态	单一故障状态	正常状态	单一故障状态	正常状态	单一故障状态
对地漏电流		0.5	1	0.5	1	0.5	1
外壳漏电流		0.1	0.5	0.1	0.5	0.1	0.5
患者漏电流		0.1	0.5	0.1	0.5	0.01	0.05
患者辅助电流	d. c	0.01	0.05	0.01	0.05	0.01	0.05
	a. c	0.1	0.1	0.1	0.5	0.01	0.05

3．网电源部分

设备旨在与供电网作导电连接的所有部件的总称。就本定义而言，不认为保护接地导线是网电源的一个部件。

这里所指的所有部件一般是指变压器的一次绕组之前的部分，包括保险丝、电源开关及有关的连接导线，有的还有抗干扰元件和通电指示元件等或延伸至隔离之前，而保护接地导线不是网电源部分的一个部件。

4．内部电源

包含在设备内并提供设备运行所必需的电能的电源。

5．应用部分

应用部分是指正常使用设备的一部分，即设备为了实现其功能需要与患者有身体接触的部分，或可能会接触到患者的部分。

应用部分的主要特征是与患者接触，但应用部分不仅仅是与患者接触的全部部件，而且还应包含连接患者用的导线在内（心电图机的导联线）。对那些操作者在操作设备时必须同时触及到患者和某一部件时，则该部件可以考虑作为应用部分，设备在使用过程中可能与患者接触的部件也应考虑作为应用部分。

6．信号输入、输出部分

（1）信号输入部分。设备的一部分，但不是应用部分，用来从其他设备接收输入信号的电压、电流，例如，为显示、记录或数据处理之用。

（2）信号输出部分。设备的一部分，但不是应用部分，用来向其他设备接收输出信号的电压或电流；例如，为显示、记录或数据处理之用。

信号输入、输出部分不同于应用部分，应用部分的特征是同患者接触；信号输入部分的特征是用来接收从其他设备来的信号电压和电流；信号输出部分的特征是用来向其他设备输出信号电压和电流。信号输入部分和信号输出部分都是与其他设备有关，而不是与患者有关。

7．高电压

任何超过1000V交流或1500V直流或1500V峰值的电压称为高电压。

8．可触及的金属部分

不使用工具即可接触到的设备上的金属部件。这种接触可以是使用功能上需要的接触，也可以是无意的偶然接触。设备的金属外壳是可触及的金属部件，而那些用标准测试指能触及到的设备上的金属部件，也应视为可触及的金属部件。

9．安全特低电压

在用安全特低电压变压器或等效隔离程度的装置与供电网隔离，当变压器或变换器由额定供电电压供电时，在不接地的回路中，导体间交流电压不超过25V或直流电压不超过60V名义电压。根据上述定义，安全特低电压必须具备下面三个条件：与供电网有效隔离；回路不接地；电压为$AC \leqslant 25V$，$DC \leqslant 60V$．不能认为交流电不超过25V，直流电不超过60V就是安全特低电压。

10．电气间隙、爬电距离

电气间隙是指两个导体部件之间的最短空气路径。

爬电距离是指沿两个导体部件之间绝缘材料表面的最短路径。

表 10 – 5　电气间隙和爬电距离（单位：mm）

		直流电压，V	15	36	75	150	300	450	600	800	900	1200	
		直流电压，V	12	30	60	125	250	400	500	660	750	1000	
相反极性部分间等同于基本绝缘	A – f		0.4	0.5	0.7	1	1.6	2.4	3	4	4.5	6	电气间隙
			0.8	1	1.3	2	3	4	5.5	7	8	11	爬电距离
基本绝缘或辅助绝缘	$A – a_1$，$A – b$ $A – c$，$A – j$ $B – d$，$B – c$		0.8	1	1.2	1.6	2.5	3.5	4.5	6	6.5	9	电气间隙
			1.7	2	2.3	3	4	6	8	10.5	12	16	爬电距离
双重绝缘或加强绝缘	$A – a_2$， $A – e$，$A – k$ $B – a$，$B – e$		1.6	2	2.4	3.2	5	7	9	12	13	18	电气间隙
			3.4	4	4.6	6	8	12	16	21	24	32	爬电距离

确定电气间隙的基本因素是瞬时过电压、电场条件（电极形状）、污染、海拔高度，还有下述可能影响电气间隙的因素：防电击防护、机械状况、隔离距离、电路中绝缘故障的后果、工作的连续性。

爬电距离是由考虑中的距离的微观环境决定的。影响爬电距离的基本因素是电压、污染、绝缘材料、爬电距离的位置和方向、绝缘表面和形状、静电沉积、承受电压的时间等。因此，设计者应根据具体情况，充分考虑这些影响电气间隙和爬电距离的基本因素及其他可能的影响因素。

电气间隙和爬电距离在绝缘配合中的作用是不同的，因此在按各自作用选取最小爬电距离可能会小于最小的电气间隙值。在设计中这样设计和选用是不合理的。在此条件下最小爬电距离应当等于最小电气间隙。表 10 – 5 所示为 GB9706.1 新标准规定的电气间隙和爬电距离的值。

11．基本绝缘、双重绝缘、加强绝缘、辅助绝缘

基本绝缘：用于带电部件上对电击起基本防护作用的绝缘。

双重绝缘：由基本绝缘和辅助绝缘组成的绝缘。

加强绝缘：用于带电部件的单绝缘系统，它对电击的防护程度相当于本标准规定条件下的双重绝缘。

辅助绝缘：附加于基本绝缘的独立绝缘，当基本绝缘发生故障时由它来提供对电击的防护。

为了便于理解上述四种绝缘，下面作简单说明。

基本绝缘是对带电部件提供基本防护，使之在正常条件下不会带电。如Ⅱ类设备的不可触及的带电部件就可以采用基本绝缘，在一般配情况下能起到防电击的作用。

辅助绝缘的是附加于基本绝缘的独立绝缘，以便在基本绝缘万一失效时对带部件进行电击的防护。这时特别注意"独立"二字，即它与基本绝缘之间是相互独立的，可以分开使用，单独进行电介质强度试验，辅助绝缘的电介质强度要比基本绝缘高些。

双重绝缘与加强绝缘的区别是：前者是由基本绝缘和辅助绝缘两个独立的绝缘构

成，而后者是个单独的绝缘系统。尽管它们的电介质强度相当，但应用场合不一定相同，双重绝缘一般用于需要双重保护的带电部件，而加强绝缘则不然。

12. 功能接地端子和保护接地端子

功能接地端子是指直接与测量供电电路或控制电路某点相连的端子，或直接与为功能目的而接地的屏蔽部分相连的端子。保护接地端子是指为安全目的与Ⅰ类设备导体部件相连的端子，该项端子通过保护接地导线与外部保护接地系统相连接。

功能接地端子与保护接地端子的目的不同。功能接地端子是为安全以外的目的，而直接与测量供电线路或控制电路某一点（往往是电路的公共端）相连接，或直接与某屏蔽部分相连接，而这屏蔽是为功能性目的的接地。保护接地端子是为了安全目的而与Ⅰ类设备导体部件相连接的。这个端子必须要与外部保护接地系统（大地）相连接。功能接地端子不能作为保护接地端子用。

13. 漏电流 leakage current

非功能性电流。有对地漏电流、外壳漏电流、患者漏电流和患者辅助电流四种。

（1）对地漏电流

由网电源部分穿过或跨过绝缘流入保护接地导线的电流。

在保护接地导线断开的单一故障状态下，如果有接地的人体接触到与该保护接地导线相连接的可触及导体（如外壳），则这个对地漏电流将通过人体流到地，当这个电流大于一定值时，就有电击的危险。

（2）外壳漏电流

从在正常使用时操作者或患者可触及的外壳或外壳部件（应用部分除外），经外部导电连接的可触及而不是保护接地导线流入大地或外壳其他部分的电流。

如果是Ⅱ类设备，由于它们不配备保护接地线，则要考虑其全部外壳的漏电流；如果是Ⅰ类设备，而它又有一部分的外壳没有和地连接，则要考虑这部分的外壳漏电流；另外，在外壳与外壳之间，若有末保护接地的，则要考核两部分外壳之间的外壳漏电流。

（3）患者漏电流

从应用部分经患者流入大地的电流，或是由于在患者身上出现一个来自外部电源的非预期电压而从患者经 F 型应用部分流入大地的电流。这时是应用部分一定要接到患者身上，而患者又接地（站在地上），如果应用部件对地存在一个电位差，则必然有一个电流从应用部分经患者到大地，这便是患者漏电流。

作为 F 型隔离的应用部分本来是浮动的，但是当患者身上同时有多台设备在使用时，或者发生其他意外情况时，使患者身上出现一个外部电源的电压，这里也会产生患者漏电。

（4）患者辅助电流

正常使用时，流经应用部分部件之间的患者电流，此电流预期不产生生理效应，例如放大器的偏置电流、用于阻抗容积描记器的电流。这里是指设备有多个部件的应用部分，当这些部件同时接到患者身上，在部件与部件之间 若存在电位差，则有电流流过患者。而这个电流又不是设备生理治疗功能上需要的电流，这就是患者辅助电流。

如心电图机各导联电极之间的流过患者身上的电流，阻抗容积描记器各电极之间流经患者的电流均属患者辅助电流。

"患者辅助电流"这一定义还应区别于打算产生生理效应的（如对神经和肌肉刺激、心脏起搏器、除颤、高频外科手术，即患者功能电流）电流。

（5）漏电流的允许值

漏电流是衡量医疗仪器电气安全的一项重要指标，它的允许值在 GB9706.1 中做了规定，如表 10-6。

在正常状态或单一故障状态下，不论何种波形和频率，漏电流有效值不应大于 10mA。

表 10-6   连续漏电流和患者辅助电流的容许值

单位为毫安

电流		B 型		BF 型		CF 型	
		正常状态	单一故障状态	正常状态	单一故障状态	正常状态	单一故障状态
对地漏电流（一般设备）		0.5	1[1]	0.5	1[1]	0.5	1[1]
按注2)、注4)的设备对地漏电流		2.5	5[1]	2.5	5[1]	2.5	5[1]
按注3)的设备对地漏电流		5	10[1]	5	10[1]	5	10[1]
外壳漏电流		0.1	0.5	0.1	0.5	0.1	0.5
按注5)的患者漏电流	d. c.	0.01	0.05	0.01	0.05	0.01	0.05
	a. c.	0.1	0.5	0.1	0.5	0.1	0.5
患者漏电流（在信号输入部分或信号输出部分加网电源电压）		—	5	—		—	
患者漏电流（应用部分加网电源电压）		—		—	5	—	0.05
按注5)患者辅助电流	d. c.	0.01	0.05	0.01	0.05	0.01	0.05
	a. c.	0.1	0.5	0.1	0.5	0.1	0.5

（参见 GB6706.1 标准附录 A 表 4 患者漏电流的原理说明）

GB6706.1 标准（以下简称"标准"）附录 A 表 4 的注：

1）对地漏电流的唯一单一故障状态，就是每次有一根电源导线断开 见 19.2a 和图 6。

2）设备的可触及部分未保护接地，也没有供其它设备保护接地用的装置，且外壳漏电流和患者漏电流（如适用）符合要求。例：某些带有屏蔽的网电源部分的计算机。

3）规定是永久性安装的设备，其保护接地导线的电气连接只有使用工具才能松开，且紧固或机械固定在规定位置，只有使用工具才能被移动。这类设备的例子是：

- X 射线设备的主件，例如 X 射线发生器，检查床或治疗床。
- 有矿物绝缘电热器的设备。
- 由于符合抑制无线电干扰的要求，其对地漏电流超过表 4 第一行规定值的设备。

4）移动式 X 射线设备和有矿物绝缘的移动式设备。

5）标准附录 A 表 4 中规定的患者漏电流和患者辅助电流的交流分量的最大值仅是指电流的交流分量。

14. 单一故障状态

设备内只有一个安全方面危险的防护措施发生故障，或只出现一种外部异常情况的状态（3.6 条）

单一故障状态可以是设备本身引起的，也可以是设备的外部异常情况引起的。单一故障状态有两个特征：只与安全相关，设备损坏到失去运行功能不包括在内；单一性，只出现一个影响安全性能的故障。

设备在单一故障状态下仍应保持安全，因此单独一个保护措施发生故障是允许的。一般说来，如设备按标准的要求进行设计和制造，两个独立故障同时发生的概率就相当小。各种单一故障是考核测试的主要项目，经验证测试它们必须符合标准的有关要求；各种单一故障在测试时，用模拟的方法来创造测试的条件，通过验证考核设备在单一故障状态下的符合性。

下列故障是单一故障，这些故障在 GB9706.1 标准中有特定的要求和试验。

（1）断开一根保护接地导线。

（2）断开一根电源导线。

（3）F 型应用部分上出现一个外来电压。

（4）信号输入部分或信号输出部分有一个外来电压。

（5）与氧或氧化亚氮混合的易燃麻醉气外壳的泄漏。

（6）液体的泄漏。

（7）可能引起安全方面危险的电气元件故障。

（8）可能引起安全方面危险的机械零件故障。

（9）温度限制装置故障。

若一个单一故障状态不可避免地导致另一个单一故障状态时，则两者被认为就是一个单一故障状态。

15. 安全系数

安全系数是指最小断裂载荷与安全工作载荷之比。

这里涉及两个概念，即最小断裂载荷与安全工作载荷。

最小断裂载荷：符合胡克定律（当应力不超过材料的弹性极限时，应力与应变成正比关系）的最大载荷，即平时的破坏载荷。

安全工作载荷：某一部件在安装和使用说明书中要求都得遵守的情况下，根据制造厂声明的所可承受的最大负载，即平时设计负载。

安全系数的选择，要根据具体情况作具体分析，除了要考虑载荷与应力计算的准确程度、材料性质的均匀性和构件的工作环境等主观估量和客观实际之间必须存在的差异等因素外，还必须保证构件有必要的强度储备，以防构件在出现偶然的不利工作条件下发生破坏。一般来说，脆性材料的安全系数要取大些，重要的、工作条件差的构件比一般的构件安全系数应大些。

第五节　电击危险的防护

GB9706.1 标准中第 13 –20 章和第 54 –59 章中包含电击危险的防护的要求、试验方法。

一、"类"的划分

医用电气设备仅仅依靠基本绝缘对电击进行防护是不够的，万一基本绝缘被破坏，则可能发生电击的危险。因此，必须在结构的设计中采取附加的防护措施，

按照防护措施不同，医用电气设备可分成 I 类设备，II 类设备和内部电源设备三种。

（1）I 类设备，I 类设备对电击的防护不仅依靠基本绝缘，而且还有附加安全防护措施，把设备与供电装置中固定布线的保护接地导线连接起来，使可触及的金属部件即使在基本绝缘失效时也不会带电的设备，如图 10 –3 所示。

I 类设备：标准中规定了 I 类设备除基本绝缘外，可采取的附加保护措施：

1）对可触及的金属部件保护接地。

保护接地是 I 类设备附加的保护措施。要求设备的金属外壳，其他可触及的导电部件均与保护接地可靠连接，设备的网电源输入插头应有保护接地端子，使用直流电源的 I 类设备也必须有独立的保护接地导线。

2）I 类设备的某些部件可以采取双重绝缘或加强绝缘。[例如超声诊断设备的探头采用塑料外壳构成双重绝缘，低频电子脉冲治疗设备的应用部分（电极）通过输出变压器构成双重绝缘]。

3）I 类设备的某些部件可采用安全特低电压，或者用保护阻抗防护（如某些 I 类设备的手控盒）。

具有基本绝缘和保护接地线是 I 类设备的基本条件（基本特征）。也就是说 I 类设备除了对电击防护具有基本绝缘外，还必须将设备中可触及的金属部件与固定布线的保护接地导线连接起来。

（2）II 类设备。

II 类设备对电击防护不仅依靠基本绝缘，而且还有如双重绝缘或加强绝缘那样的附加安全保护措施，但没有保护接地措施，也不依赖于安装条件的设备。如图 10 –4 所示。

II 类设备一般采用全部绝缘的外壳，也可以采用金属的外壳。

采用全部绝缘的外壳 II 类设备，是有一个基本连续的坚固的、并把所有导电部件封闭起来的绝缘外壳，当然，一些小的部件（如铭牌、螺丝、铆钉等）除外，这些小部件至少用相当于加强绝缘的绝缘与带电部件隔离。

带有金属的外壳的设备有一个金属制成的基本连续的封闭外壳，其内部全部采用双重绝缘和加强绝缘，或整个网电源部分采用双重绝缘。

II 类设备也可以因功能需要备有功能接地端子或功能接地导线，以供患者电路或

屏蔽系统接地用，但功能接地端子不得用作保护接地，且要有标记，以区别保护接地端子，在随机文件中也必须加以说明。功能接地导线只能作内部屏蔽的功能接地，且必须是绿/黄色的。

（3）内部电源设备。内部电源设备是能以内部电源进行运行的设备。内部电源一般具有两种情况。

1）具有和网电源相连装置的内部电源设备（如交、直流两用的心电图机），必须为双重分类。

2）内部电源设备打算与电网相连时，必须符合Ⅰ类设备或Ⅱ类设备的要求。

例如，具有外接直流电源插口，可通过交流–直流变换器与网电源相连接的设备，必须符合Ⅰ类或Ⅱ类设备的要求。

二、"型"的划分

按防电击的程度分类：由于医用电气设备使用的场合不同，对设备的电击防护要求的宽严程度也不同。这是由于电流对人体的损害程度与通过人体电流大小、持续时间、通过人体的途径、电流的种类以及人体的状态等多种因素有关。

医用电气设备同患者有着各种各样的接触部件，有与体表接触、有同体内接触，甚至也有直接与心脏接触，如各种理疗仪器大多同患者的体表接触；各种手术设备（电刀、妇科灼伤器）要同患者的体内接触；而心脏起搏器、心导管插曲入装置则要直接与心脏接触，按其使用场合不同，规定不同的对电击防护程度，在标准中划分为B型、BF型、CF型设备，或者称为B型应用部分、BF应用部分和CF型应用部分三种。

型的划分是表明设备防电击的程度，特别是对漏电流容许值的要求。

1. B型应用部分

一般虽有应用部分，但应用部分与患者无电气连接（如：超声诊断设备、血压监护设备等）的设备，或虽有电气连接，但不直接应用于心脏的设备均可设计为B型应用部分。（对地漏电流正常状态0.5mA，单一故障状态为1mA。）

2. BF型应用部分

具有F型隔离（浮动）应用部分的B型设备。该类设备要求在应用部分和地之间加1.1倍的网电源电压时，患者漏电流不超过GB9706.1标准中19.3条表4的规定（正常状态为0.1mA，单一故障状态为0.5mA）。

BF型设备对漏电流容许值的要求并不高于B型应用部分。

低频电子脉冲治疗设备，其专用安全标准规定必须为BF型应用部分设备。

3. CF型应用部分

直接应用于心脏的设备或设备部件必须设计为CF型应用部分。该类设备对电击危险的防护程度，特别是患者漏电流容许值要求高于BF型应用部分设备（正常状态0.01mA，单一故障状态为0.05mA。）

目前，大部分心电图机，心电监护设备均设计为CF型应用部分。

4. 直接用于心脏的具有一个或几个CF型应用部分的设备，可以另有一个或几个能同时应用的附加的B型或BF型应用部分（如，手术中应用的多参数病人监护设备，其心电部分设计为 CF 型应用部分，血压、呼吸监护部分设计为 B 型应用部分，肌肉松弛程度的监护部分设计为 BF 型应用部分）。

三、可能的产品类、型

在产品标准的"安全要求"中，应明确指出产品对电击的防护类型，

一般有五种类的组合：Ⅰ类；Ⅱ类；内部电源；Ⅰ类、内部电源；Ⅱ类、内部电源。

有六种型的组合：B 型；BF 型；CF 型；B + BF 混合型；B + CF 混合型；B + BF + CF 混合型。

还应指出进液防护类型：普通；防滴；防溅；防浸设备。

如：心电监护设备可设计为：Ⅰ类 CF 型应用部分普通设备；某种超声治疗设备可设计为：Ⅱ类 B 型应用部分防溅设备；带有心电同步显示的超声诊断设备可设计为：Ⅰ类、带 CF 型应用部分的设备等。

四、电压和（或）能量的限制

电压和（或）能量的限制是防止患者、操作者或其他人在断电瞬间触及带电部件而发生危险。

1. 安全通用标准（以下简称"标准"）15.b）要求：

用插头与电源连接的设备，必须设计成在拔断插头后 1 秒时，各电源插脚间电压或插脚与设备机身之间电压不超过 60V。

测试要求：

（1）使用内阻不影响测量值的仪表测量，一般应使用在线测量装置；

（2）测试应在电源开关"通"／"断"的最不利位置进行；

（3）测量 10 次，取最大值。

注意：通过检查设计文件或内部结构，当满足以下要求时：

采用了干扰抑制电容器，且每一线对地的电容量在额定电压小于 250V 时，小于 3000pF 的设备；或额定电压不大于 125V 时，小于 5000pF 的设备，可不进行插脚与设备机身之间的试验；线间接有不大于 0.1μF 的电容时，不必进行线间（插脚）的试验。

2. 标准 15.c）要求：设备电源切断后：立即打开正常使用时用的调节孔盖，可触及的带电部件剩余电压不应超过 60V。如果电压超过 60V，应测量其剩余能量，不应超过 2mJ。

只能用工具才能打开测试孔盖，并装有手工放电装置，而且必须加以标记。在这种情况下要通过检查其内部结构和标记来作出是否合格的判断。

1s 是立刻进行测量的含义。测量时要注意安全，特别是对高压和接有大容量电容器的带电部件。

五、外壳和防护罩

外壳和防护罩是用于防止人与带电部位接触，或防止与基本绝缘发生故障后可能

带电的部位接触，同时也用于防止如机械的、热的、化学的等其它方面的危险。

1．外壳和保护罩必须设计成能防止"意外接触"

"意外接触"的部件是指在正常使用时，人不用工具，也不用太大的力便可触及到的部件。

人可能通过以下途径与设备带电部件接触：

（1）自然状态下伸直或弯曲的手指

（2）拿在手里的笔。

（3）项链或类似的悬挂物。

（4）操作者调节控制装置时，使用的螺丝刀。

（5）一个能往外拉出的小片，或小片拉出后手指便可进入的孔。

是否能对这些状态进行有效的防护，该标准规定了模拟试验方法，分别用 10cm × 20cm 的金属箔、有挡板的测试指、标准测试针、悬挂在盖孔上的金属测试棒、试验钩和试验指的组合来模拟。

2．标准对不能由总开关切断电源的带电部件提出防护要求

设备机壳内带有交流 25V 或直流 60V 以上线路电压的各部件，如果不能由一个外部总开关或一个可随时拔出的插头装置与电源断开，则必须用附加盖罩防护，以防止在机壳打开之后而意外触及。或者可以在空间上互相隔开排列，但必须清晰地作出"带电"标记。

这时仅使用标准附录 D 中符号"注意！查阅随机文件"标记是不够的，应在设备外表上有警告性说明。

3．标准还对防止与带电部件接触的外壳提出要求

（1）必须使用工具才能打开；否则必须设计自动装置，在打开外壳时自动切断电源。

（2）不用工具便可开启的外壳或设备部件，以及允许操作者在正常使用时触及的一些带电部件，这些带电部件的电压不应超过交流 25V，直流 60V，并且其供电电源必须与网电源隔离，隔离方法采用标准 17g）1）中的一种。例如，指示灯罩，电池箱盖等。

（3）对取下灯泡后允许触及的灯座带电部件，使用说明书必须提示操作者不要同时接触该类部件和患者。

六、隔离

在正常状态和单一故障状态下，应用部分必须与设备的带电部分隔离到允许漏电流值不被超过的程度。标准提出了为满足该项要求可以采取的措施：

（1）应用部分仅用基本绝缘与带电部件隔离，但要保护接地（例如牵引床、洁牙机等设备，其应用部分仅用基本绝缘与带电部件隔离，但已保护接地）。

（2）应用部分用一个保护接地的金属部分与带电部件隔离（例如：某些热疗设备，其应用部分—远红外辐射器与加热体之间使用保护接地的金属导热板隔离）。

（3）应用部分未保护接地，但用一个中间保护接地电路与带电部分隔离（例如，低频电子脉冲治疗设备，其应用部分浮地，但用一个原、副边分别绕制在铁芯两侧，并且铁芯保护接地的脉冲变压器与带电部件隔离。这样，即使原边与铁芯间的绝缘被破坏，由于铁芯保护接地，因此也不会造成流向应用部分的漏电流超过容许值）。

（4）应用部分用双重绝缘或加强绝缘与带电部件隔离（例如，脑电图机等设备的导联插头座）。

（5）用"保护阻抗元件"防止超过容许值的患者漏电流和患者辅助电流流向应用部分（例如，心电图机和心电监护设备的前置放大器，采用 DC－DC 技术，使应用部分浮动，防止患者漏电流超过容许值，并且其前置放大器采用高输入阻抗的结型场效应管（或 IC）作输入级，降低偏置电流，防止患者辅助电流超过容许值）。

应用部分与带电部件的隔离是否符合要求，通过对患者漏电流和患者辅助电流的测量来检验。

七、保护接地、功能接地和电位均衡

标准规定了医用电气设备对保护接地、功能接地和电位均衡的要求和检测方法：

1. Ⅰ类设备中可触及部件和带电部件间用基本绝缘隔离时，必须以足够低的阻抗与保护接地端子连接。

应注意的是，用装饰层覆盖的金属部件，当装饰层的强度不符合机械强度试验要求时，被认为是可触及的金属部件。但是Ⅰ类设备中允许有不连接保护接地端子、但采用其它方法与网电源部分隔离的可触及部件。隔离方法有：

（1）采用双重绝缘；

（2）用已保护接地的金属屏蔽；

（3）用已保护接地的金属部件或中间电路与网电源部分隔离。

这些方法的隔离效果应保证在正常状态和单一故障状态下；从这些可触及金属部件至地的漏电流不超过标准的容许值。满足以上要求的可触及部件可以浮动，或与功能接地端子连接。

2. 标准18e）对保护接地端子提出了要求，它必须适合于经电源线的保护接地导线和电源插头与供电系统的保护接地线连接，或者通过固定的永久安装的保护接地导线与网电源的保护接地线连接。

3. 标准18c）规定了设备如果有电位均衡导线连接装置，必须符合的要求：

（1）容易接触到。

（2）正常使用中能防止意外断开。

（3）不用工具即可拆下导线。

（4）电位均衡导线不能包含在电源线中。

（5）联接装置必须有标志。

4. 标准18f）对保护接地阻抗的要求：

（1）不用电源软电线的设备，其保护接地端子至保护接地的所有可触及金属部件间的保护接地阻抗不大于 0.1Ω。

（2）带有电源输入插口的设备，插口的保护接地端与保护接地的所有可触及金属部件间见的保护接地阻抗不大于 0.1Ω。

（3）带有不可拆卸电源软电线的设备，网电源插头的保护接地插脚至已保护接地的可触及金属部件间的保护接地阻抗不大于 0.2Ω。

保护接地电阻的测量方法：

使用 $50 - 60Hz$，空载电压不超过 $6V$ 的正弦波交流电源，产生 $10 - 25A$ 的电流，时间至少为 $5s$，测量上述部件之间保护接地连接的电压降，计算其保护接地阻抗。

使用大电流测量的原因，是需要有足够的幅值引起电气设备中的保护装置（熔断器、断路器、对地漏电流断路器等）在短时间内动作，并且考核保护接地线不会被熔断。试验时间至少为 $5s$，是为了指示出保护接地连接太细或接触不良而产生的过热。这样的"薄弱点"只用测量电阻值的方法是不能发现的。

八、保护接地一端子和连接

1．设计的要求

（1）保护接地端子，无论是固定的电源导线，还是电源软电线，所用的紧固件，必须是在夹紧或松开接线时都不会使内部布线受到应力，也不会使爬电距离和电气间隙降低到规定值以下。

（2）如果用设备电源输入插口做设备的电源连接，则设备电源输入插口中的接地脚必须被看作是保护接地端子。

（3）保护接地端子是专用的，不能同时兼有设备不同部分的连接作用，亦不能作为与接地无关的元件的固定装置使用。

（4）保护接地连接必须先于电源连接，电源断开之后方可断开。这一要求适用于通过插头座与网电源连接的设备，包括设备上的辅助网电源插头座。如果设备具有可互换的部件，该要求亦适用。

2．工艺的要求

不借助工具不可能使紧固件松动。包括在设备内部做保护接地连接的螺钉不可能在外部使它松动。

检查和试验方法：

（1）检查材料和结构。

（2）手工进行试验。

第六节　医用电气设备安全性检测

一、漏电流及其检测方法

（一）漏电流概念

漏电流是指非功能性电流，涉及的种类有对地漏电流、外壳漏电流、患者漏电流及患者辅助电流四种。

1）对地漏电流

由网电源部分穿过或跨过绝缘流入保护接地导线的电流。

2）外壳漏电流

从在正常使用时操作者或患者可触及的外壳或外壳部件（应用部分除外），经外部导电连接的可触及而不是保护接地导线流入大地或外壳其他部分的电流。

3）患者漏电流

从应用部分经患者流入大地的电流，或是由于在患者身上出现一个来自外部电源的非预期电压而从患者经 F 型应用部分流入大地的电流。

4）患者辅助电流

正常使用时，流经应用部分部件之间的患者电流，此电流预期不产生生理效应，例如放大器的偏置电流、用于阻抗容积描记器的电流。

（二）标准第 19.1 条的规定

1．起防电击作用的电气绝缘必须有良好的性能，以使穿过绝缘的电流被限制在规定的数值内。

2．连续的对地漏电流、外壳漏电流、患者漏电流及患者辅助电流的规定值适合于下列条件的任意组合时，测量值不得超过规定的容许值。

（1）标准中所规定的潮湿预处理之后和在工作温度下。

（2）在正常状态和规定的单一故障状态下。

（3）设备已通电处于待机状态和完全工作状态，且网电源部分的任何开关处于任何位置。

（4）在最高额定供电电压下。

（5）电压为 110% 最高额定网电压下。

3．接至安全特低电压电源的设备，不仅在该电源符合本标准要求，而且设备与电源组合起来试验符合容许漏电流要求时，才能认为符合本标准的要求。

4．I 类设备外壳漏电流的测试必须仅限于：

1）未保护接地的每一部分到地；

2）未保护接地外壳的各部分之间；

如果外壳全部保护接地，则不考虑外壳漏电流。

5．必须测量的患者漏电流

（1）对 B 型应用部分设备，从连在一起的所有患者连线，或按制造厂的说明对应用部分加载进行测量。

（2）对 BF 型应用部分设备，轮流地从应用部分的同一功能的连在一起的所有患者连线，或按制造厂的说明对应用部分加载进行测量。

（3）对 CF 型应用部分设备，轮流地从每个患者连接点进行测量。

6．患者辅助电流必须在任一患者连接点与连接一起的所有其他患者连线之间进行测量。

（三）单一故障状态：标准第 19.2 条要求

1．对地漏电流、外壳漏电流、患者漏电流及患者辅助电流必须在下列单一故障状态下进行测量：

（1）每次断开一根电源线。

（2）断开保护接地导线（在对地漏电流时不适用）。若是固定永久性安装的保护接地导线，不需要测量。

2. 患者漏电流必须在下列单一故障状态下测量：

（1）将最高额定网电压值的 110% 的电压加到地与任一未保护接地的信号输入或信号输出部分之间。

（2）将最高额定网电压值的 110% 的电压加到任一 F 型应用部分与地之间。

（3）将最高额定网电压值的 110% 的电压加到地与任一未保护接地的可触及金属部分之间。

（四）容许值，标准第 19.3 条的要求

a）在表 10-6 中给出了直流、交流及复合波形的连续漏电流和患者辅助电流的容许值。除非另有说明，其值均为直流或有效值。

b）表 10-6 所列的容许值适用于流经标准图 15 网络并按该图示（或按标准图 15 测量电流频率特性的装置）进行 测量的电流。

另外，在正常状态或单一故障状态下，不论何种波形和频率，漏电流有效值不应超过 10mA。

（五）各类型产品漏电流可能的组合

根据上节讲述医用电气设备可能的类型为：Ⅰ 类 B 型、Ⅱ 类 B 型、Ⅰ 类 BF 型、Ⅱ 类 BF 型 Ⅰ 类 CF 型、Ⅱ 类 CF 型、内部电源 BF 型、内部电源 CF 型、及综合型（如 Ⅰ 类内部电源设备、Ⅱ 类内部电源设备及应用部分兼 B 型、BF 型或 CF 型的设备）。

在确定某个产品要检测哪类漏电流时，先要确定产品的防电击类型，再确定产品是否具有应用部分及信号输入、信号输出部分。

1. Ⅰ 类设备 测对地漏电流；如此设备还具有未保护接地的外壳部分，则还要测外壳漏电流。

2. Ⅱ 类设备：测外壳漏电流；

3. 内部电源设备：测外壳漏电流；

4. 具有应用部分的设备：测患者漏电流。如果应用部分有多个连接点与患者接触则可能还有患者辅助电流。如果是 BF 或 CF 型设备在测量时还应考虑由应用部分上外来电压所引起的 F 型应用部分的患者漏电流情况。

5. 具有信号输入或信号输出部分的设备：在测量外壳漏电流和患者漏电流时，要考虑由信号输入或信号输出部分上的外来电压引起的漏电流情况。

注：考虑由应用部分上（BF 型、CF 型设备）外来电压或由信号输入或信号输出部分上外来电压，是因为同时连接至一个患者并符合标准要求的其他一些设备的保护装置双重故障，或由一个不符合标准要求的设备的保护装置的单一故障，都能在（可能与信号输入或信号输出部分有导电连接的）F 型应用部分上造成出现外来电压的情况。

各种类型产品可能的漏电流组合见表 10-7。

表 10 –7　各类型产品可能的漏电流组合表

产品类型		对地漏电流	外壳漏电流	患者漏电流	患者漏电流〔在输入（输出）部分加电网电压〕	患者漏电流〔在应用部分加电网电压〕	患者辅助电流
Ⅰ类普通设备	（1）外壳已全部保护接地，没有信号输入（输出）部分，没有应用部分						
	（2）外壳部分保护接地，没有信号输入（输出）部分，没有应用部分						
	（3）外壳已全部保护接地，具有信号输入（输出）部分，没有应用部分						
	（4）外壳部分保护接地，具有信号输入（输出）部分，没有应用部分						
Ⅰ类B型设备	（1）外壳已全部保护接地，没有信号输入（输出）部分，应用部分只有一个						
	（2）外壳已全部保护接地，没有信号输入（输出）部分，应用部分有多个连接点						
	（3）外壳部分保护接地，没有信号输入（输出）部分，应用部分只有一个						
	（4）外壳部分保护接地，没有信号输入（输出）部分，应用部分有多个连接点						
	（5）外壳已全部保护接地，具有信号输入（输出）部分，应用部分只有一个						
	（6）外壳已全部保护接地，具有信号输入（输出）部分，应用部分有多个连接点						
	（7）外壳部分保护接地，具有信号输入（输出）部分，应用部分只有一个连接点						
	（8）外壳部分保护接地，具有信号输入（输出）部分，应用部分有多个连接点						

续表

产品类型		对地漏电流	外壳漏电流	患者漏电流	患者漏电流〔在输入（输出）部分加电网电压〕	患者漏电流〔在应用部分加电网电压〕	患者辅助电流
I 类 BF 型 CF 型	（1）外壳已全部保护接地，没有信号输入（输出）部分，应用部分只有一个						
	（2）外壳已全部保护接地，没有信号输入（输出）部分，应用部分有多个连接点						
	（3）外壳部分保护接地，没有信号输入（输出）部分，应用部分只有一个						
	（4）外壳部分保护接地，没有信号输入（输出）部分，应用部分有多个连接点						
	（5）外壳已全部保护接地，具有信号输入（输出）部分，应用部分只有一个						
	（6）外壳已全部保护接地，具有信号输入（输出）部分，应用部分有多个连接点						
	（7）外壳部分保护接地，具有信号输入（输出）部分，应用部分只有一个连接点						
	（8）外壳部分保护接地，具有信号输入（输出）部分，应用部分有多个连接点						
II 类 普通设备	（1）具有信号输入（输出）部分，没有应用部分						
	（2）没有信号输入（输出）部分，没有应用部分						
II 类 B 型	（1）具有信号输入（输出）部分，应用部分只有一个						
	（2）具有信号输入（输出）部分，应用部分有多个连接点						
	（3）没有信号输入（输出）部分，应用部分只有一个						
	（4）没有信号输入（输出）部分，应用部分有多个连接点						

续表

产品类型		对地漏电流	外壳漏电流	患者漏电流	患者漏电流［在输入（输出）部分加电网电压］	患者漏电流［在应用部分加电网电压］	患者辅助电流
Ⅱ类 BF型 CF型	（1）具有信号输入（输出）部分，应用部分只有一个						
	（2）具有信号输入（输出）部分，应用部分有多个连接点						
	（3）没有信号输入（输出）部分，应用部分只有一个						
	（4）没有信号输入（输出）部分，应用部分有多个连接点						
内部电源普通设备	（1）具有信号输入（输出）部分，没有应用部分						
	（2）没有信号输入（输出）部分，没有应用部分						
内部电源B型	（1）具有信号输入（输出）部分，应用部分只有一个						
	（2）具有信号输入（输出）部分，应用部分有多个连接点						
	（3）没有信号输入（输出）部分，应用部分只有一个						
	（4）没有信号输入（输出）部分，应用部分有多个连接点						
内部电源BF型CF型	（1）具有信号输入（输出）部分，应用部分只有一个						
	（2）具有信号输入（输出）部分，应用部分有多个连接点						
	（3）没有信号输入（输出）部分，应用部分只有一个						
	（4）没有信号输入（输出）部分，应用部分有多个连接点						

（六）漏电流的测量

1．可能需要测量的漏电流项目

1）对地漏电流：　　正常状态

　　　　　　　　　　单一故障状态

2）外壳漏电流：　　正常状态

　　　　　　　　　　单一故障状态

信号输入或信号输出部分加网电压

3）患者漏电流：　　正常状态

单一故障状态

信号输入或信号输出部分加网电压

应用部分加网电压

4）患者辅助电流：　直流　正常状态

单一故障状态

交流　正常状态

单一故障状态

2. 测量概述

1）对地漏电流、外壳漏电流、患者漏电流及患者辅助电流的测量，在：

——设备达到符合标准第七篇所要求的工作温度之后，和

——在标准 4.10 规定的潮湿预处理之后。将设备置于温度约等于 t℃（t 为潮湿箱内的温度），相对湿度在 45% ~ 65% 的环境里，并应在潮湿处理之后 1h 才开始测量。

应先进行设备不通电的测量。

2）设备接到电压为最高额定网电源电压的 110% 的电源上。

3）能适用单相电源试验的三相设备，也可将其三相电路并联起来作为单相设备来试验。

4）对设备的电路排列、元器件布置和所用材料的检查表明无任何安全方面危险可能性时，试验次数可减少。

3. 漏电流测量供电电路及与设备的连接、测量布置

（1）规定与有一端大约为地电位的供电网相连的设备，以及对电源类别未予规定的设备连接到图 10 - 5［GB976.1 - 27 标准图（以下简称"标准图"）10］所示电路。

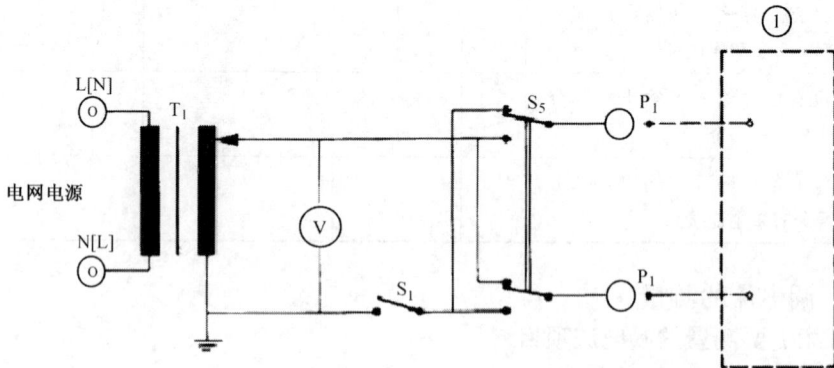

图 10 - 5（标准图 10）供电网的一端近似地电位时的测量供电电路（19.4b）

（2）规定接到相线对中线之间的电压近似相等而电压方向相反的供电网的设备，连接到图 10 - 6（标准图 10）所示电路。

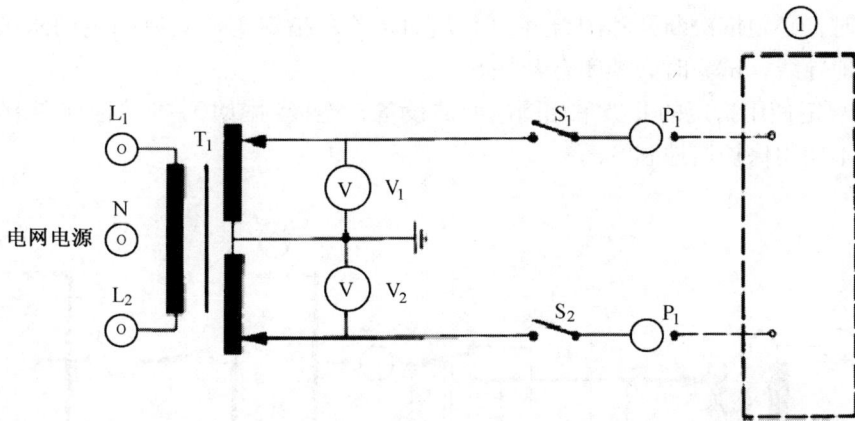

图 10 - 6 （标准图 11）供电网对地电位近似对称时的测量供电电路（19.4b）

（3）规定与多相网电源连接的多相或单相设备，连接到图 10 - 7（标准图 12）和图 10 - 8（标准图 13）所示电路。

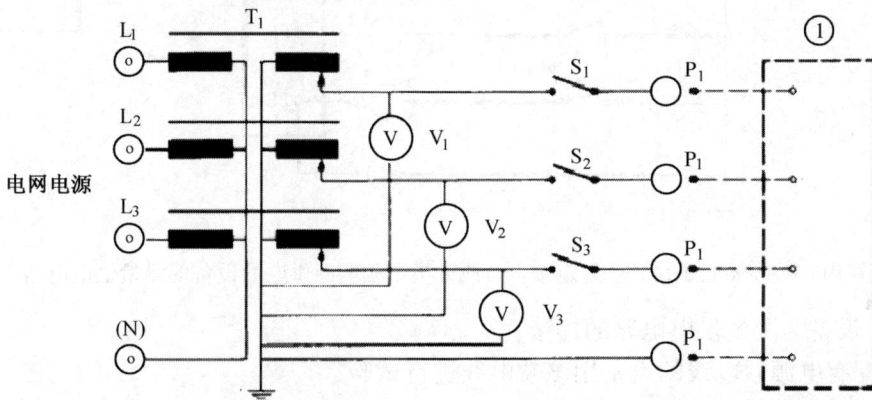

图 10 - 7 （标准图 12）规定接至多相供电网的多相设备的测量供电电路（19.4b）

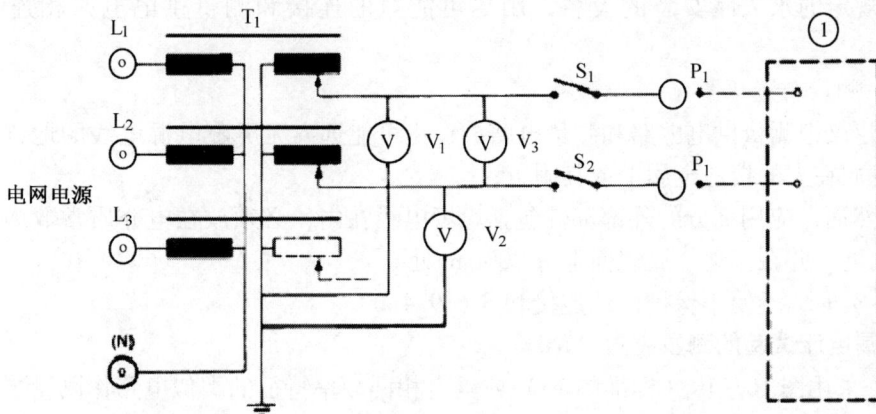

图 10 - 8 （标准图 13）规定接至多相供电网的单相设备的测量供电电路（19.4b）

（4）规定使用指定的Ⅰ类单相网电源的设备，连接到图10－9（标准图14）所示电路试验时，必须依次断开和闭合开关S然而，若所指定电源具有固定的永久性安装的保护接地导线，试验时必须闭合开关S。

（5）规定使用指定的Ⅱ类单相网电源的设备，连接到图10－9（标准图14）所示电路，但不使用保护接地和S。

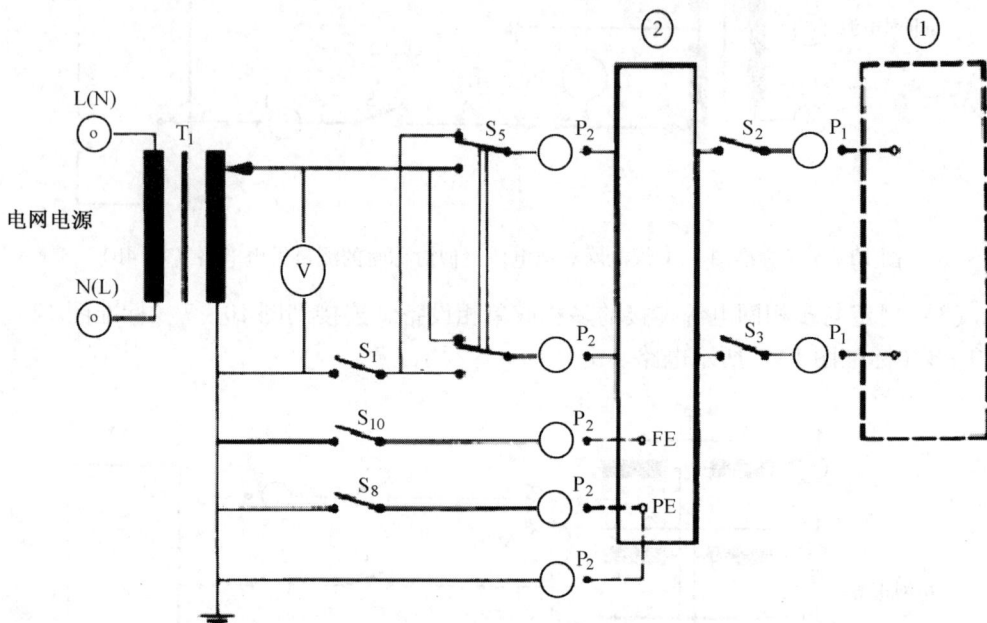

图10－9（标准图14）由规定按Ⅰ类或Ⅱ类单相电源供电的设备的测量供电电路

（6）设备与测量供电电路的连接

a）配有电源软电线的设备用该软电线进行试验；

b）配有电源输入插口的设备，用3m长或长度和型号由制造厂规定的可拆卸的电源软电线进行试验；

c）规定的永久性安装的设备，用尽可能短的连接和测量供电电路相连来进行试验；

（7）测量布置

a）建议把测量供电电路和测量电路放在尽可能远离无屏蔽电源电线的地方，并避免把设备放在大的接地金属上或其附近；

b）然而，应用部分的外部部件包括患者电线在内，必须放在电介质常数为1的绝缘体表面上，并在接地金属表面上方200mm处。

在Ⅱ类时，不使用保护接地连接和S（19.4b）

4. 漏电流试验的测量装置（MD）

（1）采用图10－10（标准图15）或具有相同频率特征的类似电路作测量装置；

（2）对测量仪表的要求

a）对从直流到小于或等于1MHz频率的交流，都必须有一约1MΩ或更高的阻抗；

$R_1=10k\Omega\pm5\%^{1)}$

$R_2=1k\Omega\pm1\%^{1)}$

$C_1=0.015\mu F\pm5\%^{1)}$

[1]无感元件。

[2]仪表阻抗＞＞测量阻抗Z。

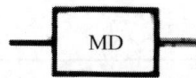

图 10 – 10 （标准图 15）测量装置的图例及其频率特性（见 19.4e）

b）必须指示测量阻抗两端的直流、交流、或有频率从直流到小于或等于 1MHz 频率分量的复合波形电压的真正有效值；

c）指示的误差最高不超过指示值的 ±5%

5．各种漏电流的测量

（1）对地漏电流的测量

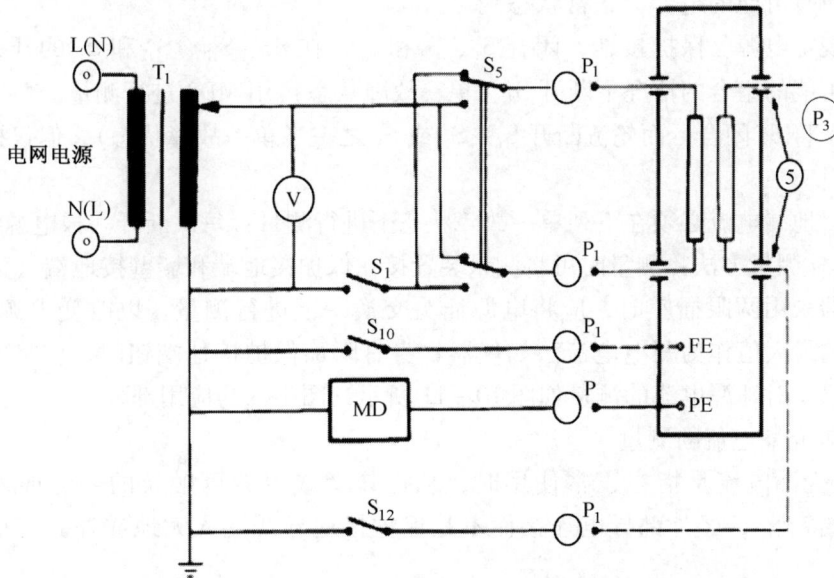

图 10 – 11 （标准图 16）具有或没有应用部分的 I 类设备对地漏电流的
测量电路（19.4f）和表 4 的注用标准图 10 的测量供电电路的图例

a) Ⅰ类设备，不论其有无应用部分，按图 10 – 11（标准图 16）测量电路测量；

测量时，将 S_5、S_{10} 和 S_{12} 的开、闭位置进行所有可能的组合：

S_1 闭合（正常状态），和 S_1 断开（单一故障状态）按照 19.4a）、表 4 及其注 1~4 进行测量，

S_1 断开（单一故障状态）

表 10 – 8　用标准图 16 测量漏电流时的开关组合

正常状态

S_1	√	√	√	√	√	√	√	√
S_5	√	√	√	√	×	×	×	×
S_{10}	√	√	×	×	√	√	×	×
S_{12}	√	×	√	×	√	×	√	×

单一故障状态

S_1	×	×	×	×	×	×	×	×
S_5	√	√	√	√	×	×	×	×
S_{10}	√	√	×	×	√	√	×	×
S_{12}	√	×	√	×	√	×	√	×

b）使用规定的Ⅰ类单相电源，具有或没有应用部分的设备对地漏电流按图 10 – 11（标准图 17）的电路测量（19.4f）4 的注）采用标准图 14 的测量供电电路

用 MD_1 和 MD_2 进行测量，闭合 S_8、S_1、S_2 和 S_3，并将 S_5、S_{10}、S_{11} 和 S_{12} 的开、闭位置进行所有可能的组合（正常状态）。

如果规定电源已保护接地，闭合 S_1、S_2 和 S_3，在 S_5、S_{10}、S_{11} 和 S_{12} 的开、闭位置进行所有可能的组合的情况下断开 S_8（单一故障状态）用 MD2 进行测量。

另外，将 S_8 闭合，而轮流断开 S_1、S_2 或 S_3 之一（单一故障状态），但仅按表 4 的注进行测量。

注：对地漏电流必须在下列单一故障状态下进行测量：每次断开一根电源线。

c）具体测量方法：测量时可将测量装置接在保护接地端和墙壁接地端（大地）之间。当仪器采用两眼插座时，应将电源插头交换一下进行测量，以改变电源的极性，取两者中的最大值作为漏电电流。如仪器本身有附加保护接地端钮时，应将它和接地断开后测量。对地漏电流的测量如图 10 – 11 所示，图中⑤为应用部分。

（2）外壳漏电流的测量

1）外壳漏电流是指在正常使用时，从操作者或患者可触及的外壳或外壳部件（应用部分除外），经外部导电连接而不是保护接地导线流入大地或外壳其他部分的电流。

测量时，测量仪表的一端和墙壁接地端钮连接，另一端和仪器露出的金属部分的某点连接，如图 10 – 12 所示。测量必须在接地线断开和接地线连通两种情况下进行（一般是接地线断开时数值偏大），同时电源的极性也要变换。

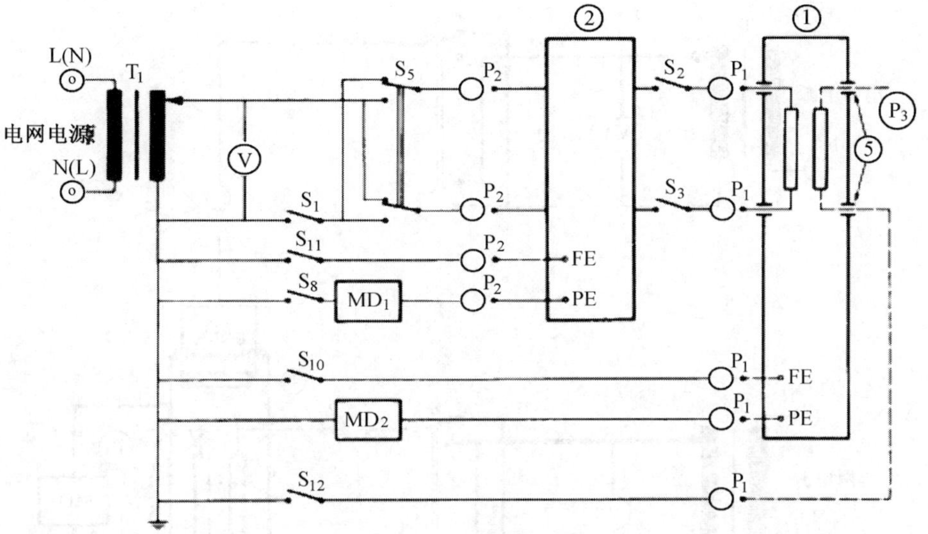

图 10 – 12 （标准图 17） 具有或没有应用部分的设备对地漏电流的测量电路

2）外壳漏电流测量电路

测量时，

a）Ⅰ类设备，不论其有无应用部分，按图 10 – 13 （标准图 18）用（标准图 10）相应的测量供电电路试验。用 MD1 在地和未保护接地外壳的每个部分之间测量。用 MD2 在未保护接地外壳的各部分之间测量。

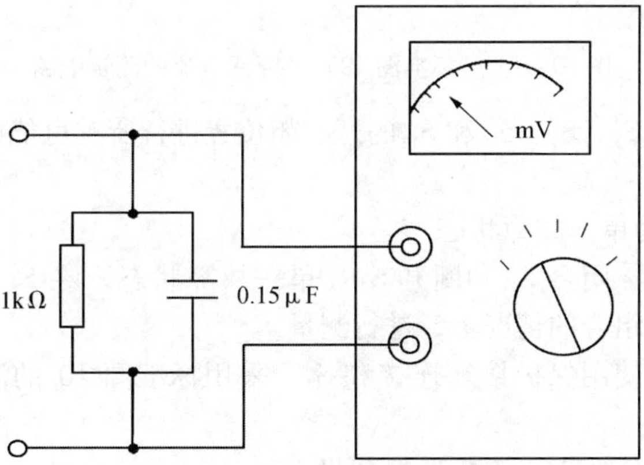

图 10 – 13　测量漏电流的仪器

b）Ⅰ类设备，不论其有无应用部分，按 GB9706.1 标准图 18 用图 10 相应的测量供电电路试验，但不使用保护接地连接和 S_7 用 MD_1 在外壳和地之间或当外壳有几个部分时在外壳每一部分之间测量。

c）规定与 SELV（安全特低电压）电源相连的设备及内部电源设备，流过外壳不同部分之间的外壳漏电流用标准图 18 中 MD_2 试验。

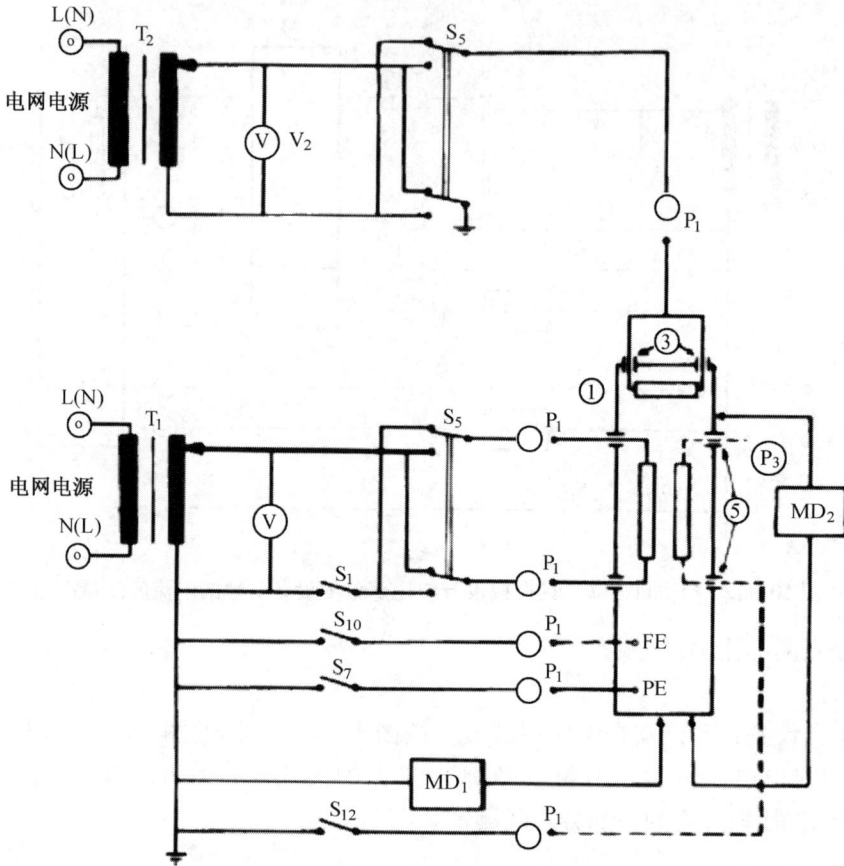

图 10 - 14 （标准图 18） 外壳漏电流的测量电路

测量时，将 S_1、S_5、S_9、S_{10} 和 S_{12} 的开、闭位置进行所有可能的组合 （如果是 I 类设备，则闭合 S_7）。

其中 S_1 断开时为单一故障状态。

仅为 I 类设备时，闭合 S_1 和断开 S_7 （单一故障状态） 在 S_5、S_9、S_{10} 与 S_{12} 的开、闭位置进行所有可能组合的情况下，进行测量。

对 II 类设备，不使用保护接地连接和 S_7，采用标准图 10 的测量供电电路的图例 （见 9.4g）

d） 使用指定的 I 类设备及 II 类设备供电电源的设备，不论有无应用部分，按图 10 - 14 （标准图 19 用标准图 14） 的测量供电电路试验。但 II 类设备不使用保护接地和 S_8。

仅当设备是 I 类时，才使用设备的保护接地连接和 S_8。

在 S_1、S_5、S_9 和 S_{11} 的开、闭位置进行所有可能组合的情况下，用 MD1 和 MD2 进行测量 （如果规定的电源属 I 类，则闭合 S_8）。其中 S_1 断开为单一故障状态。

若规定的电源仅为 I 类时：

在 S_5、S_9 与 S_{11} 的开、闭位置进行所有可能组合的情况下，闭合 S_1 并断开 S_7 （单

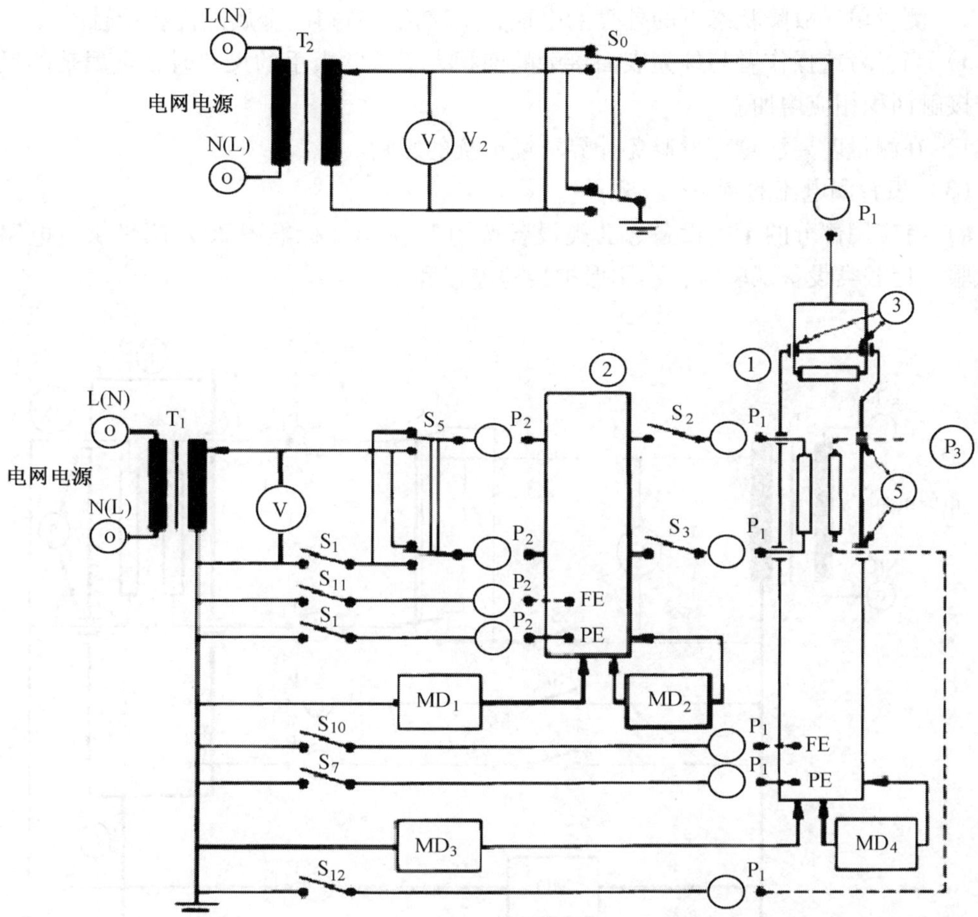

图 10-15 （标准图 19）使用规定的单相电源具有或没有应用部分的设备外壳漏电流的测量电路规定为Ⅱ类单相电源供电时，不使用保护接地连接和 S_7。

采用标准图 14 的测量供电电路的图例（见图 10-9）

一故障状态），用 MD_1 和 MD_2 进行测量。

用 MD_3 和 MD_4 进行测量（如果本身属Ⅰ类设备，则闭合 S_7；如果规定的电源属Ⅰ类，则闭合 S_8），并在闭合 S_1、S_2、S_3 时（正常状态），以及在 S_5、S_9、S_{10}、S_{11} 和 S_{12} 的开、闭位置进行所有可能组合的情况下，断开 S_1 或 S_1 或 S_3 时（单一故障状态）。

用 MD_3 和 MD_4 测量下列每一个单一故障状态：

当设备属于Ⅰ类时断开 S_7，或（当规定的电源属Ⅰ类）时断开 S_8 在 S_5、S_9、S_{10}、S_{11} 和 S_{12} 的开、闭位置进行所有可能组合的情况下，并闭合 S_1、S_2 和 S_3。

在测量时注意：

1）若设备的外壳或外壳的一部分是绝缘材料制成的，必须将最大面积为 $20cm \times 10cm$ 的金属箔紧贴在绝缘外壳或外壳的绝缘部分上。为此，可用约 $0.5N/cm^2$ 的力压在绝缘上，如有可能，移动金属箔以确定外壳漏电流的最大值。

金属箔不得接触到可能已保护接地的任何外壳金属部分. 然而，未保护接地的外壳的金属部件，可以用金属箔部分地或全部地覆盖.

2）测量单一故障状态下的外壳漏电地，金属箔布置得与金属部件相接触。

3）当患者或操作者与外壳表面接触的面积大于正常人手的尺寸时，金属箔的尺寸可按接触面积相应增加。

4）在测量时要注意尽量避免外界环境干扰的影响。

（3）患者漏电流的测量

a）有应用部分的Ⅰ类设备、Ⅱ类设备按图10-16（标准图20）测量供电电路进行试验，但Ⅱ类设备试验时，不用保护接地连接和S_7。

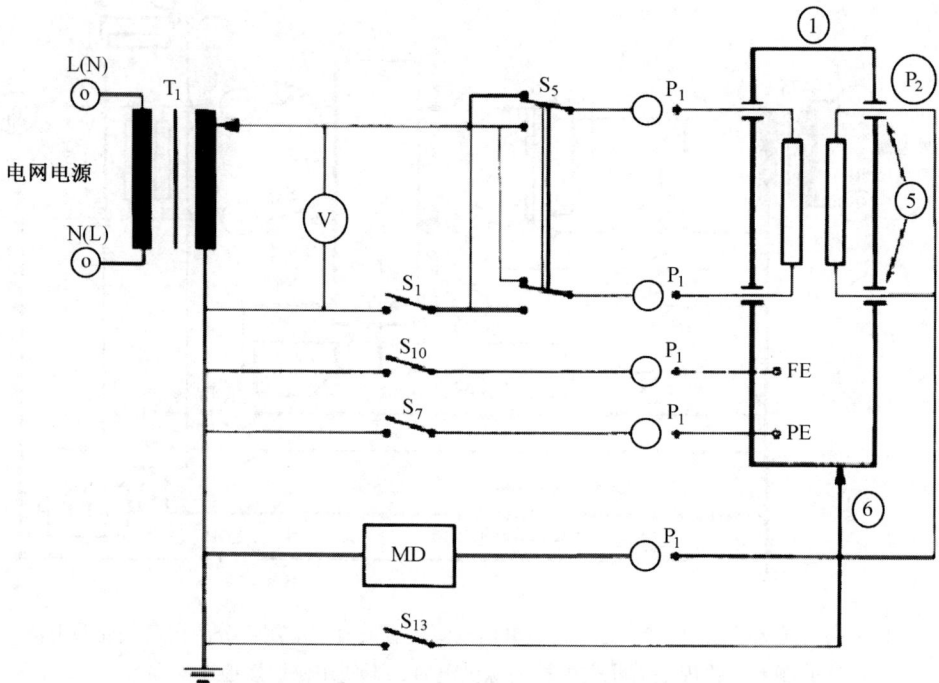

图10-16（标准图20）从应用部分至地的患者漏电流的测量电路
对Ⅱ类设备则不使用保护接地连接和S_7
采用图10的测量供电电路的图例（见19.4h）

在S_1、S_5、S_{10}的开、闭位置进行所有可能组合的情况下测量（如果是Ⅰ类设备则闭合S_7）。S_1断开时是单一故障状态。

如仅为Ⅰ类设备时：若可行，进行17a）所要求的试验（单一故障状态）。在S_5、S_{10}与S_{13}的开、闭位置进行所有可能组合的情况下闭合S_1并断开S_7（单一故障状态）进行测量。

b）有F型应用部分的Ⅰ类设备、Ⅱ类设备，另外再按图10-17（标准图21）电路进行测量；但Ⅱ类设备则不使用保护接地连接和S_7。设备中未永久接地的信号输入与信号输出部分必须接地。

对于Ⅱ类设备：

1）在金属外壳（如有）接地，并在应用部分加上外来电压进行测量；

2）若Ⅱ类设备外壳用绝缘材料制成。则在任何正常使用位置时，应将设备放在至少等于外壳水平投影尺寸、接地的、平坦的金属面上。

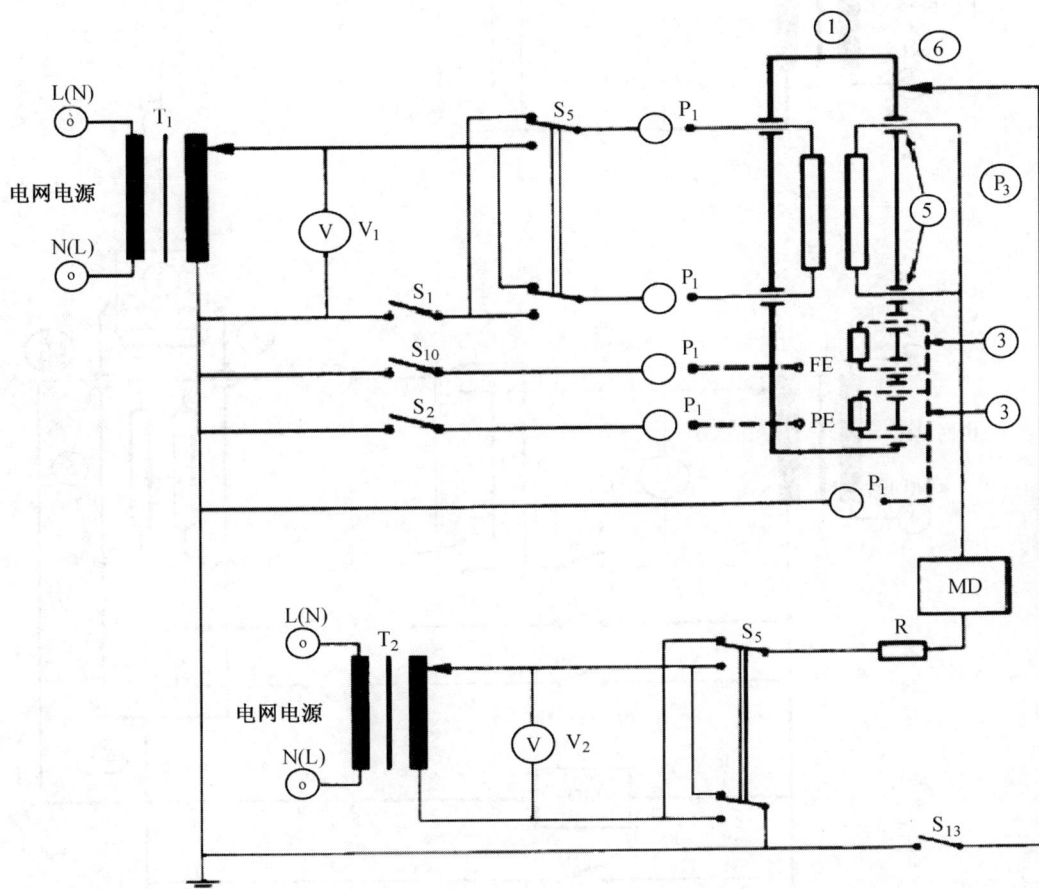

图 10－17 （标准图 21）由应用部分上的外来电压所引起的从 F 型应用部分至地的
患者漏电流的测量电路
对Ⅱ类设备时不使用保护接地连接和 S_7）
采用图 10 的测量供电电路的图例（见 19.4h）

在 S_5、S_9、S_{10} 和 S_{13} 的开、闭位置进行所有可能组合的情况下，闭合 S_1 进行测量（如果是Ⅰ类设备，还要闭合 S_7）（单一故障状态）。

注：标准图 21 中变压器 T_2 所设定的电压值必须等于设备最高额定电压的 110%。

c）有应用部分和信号输入和（或）信号输出部分的Ⅰ类设备、Ⅱ类设备，需要时还必须按图 10－18 （标准图 22）电路进行测量；但Ⅱ类设备时不使用保护接地连接和 S_7。

在 S_5、S_9、S_{10} 和 S_{13} 的开、闭位置进行所有可能组合的情况下，闭合 S_1 进行测量（如果是Ⅰ类设备，还要闭合 S_7）（单一故障状态）。

注：标准图 22 中变压器 T_2 所设定的电压值必须等于设备最高额定电压的 110%；

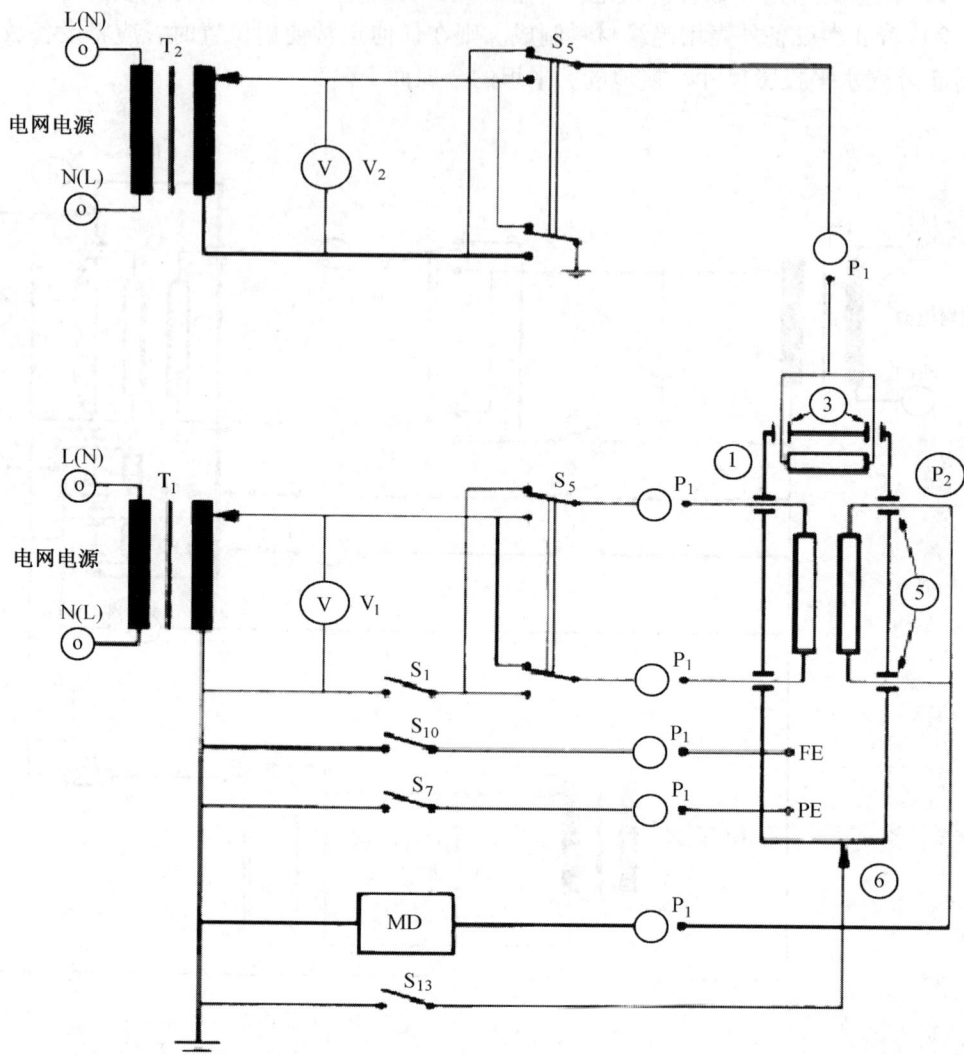

图 10 - 18 （标准图 22）由信号输入部分或信号输出部分上的外来电压引起的
从应用部分至地的患者漏电流的测量电路
对 Ⅱ 类设备时不使用保护接地连接和 S_7
采用图 10 的测量供电电路的图例（见 19.4h）条

除非制造厂规定要接负荷，信号输入和信号输出部分应短接；

在接负载的情况下，试验电压依次加到信号输入和信号输出部分的所有各极上。

d) 内部电源设备，按图 10 - 19（标准图 23）电路进行测量；

外壳用绝缘材料制成的，必须用标准中 19.4g）5）条中所述的金属箔。

在应用部分和设备外壳之间测量（正常状态）。若适用，进行 17a）所要求的试验。

e) 有 F 型应用部分的内部电源设备，按图 10 - 20（标准图 24）电路进行测量；

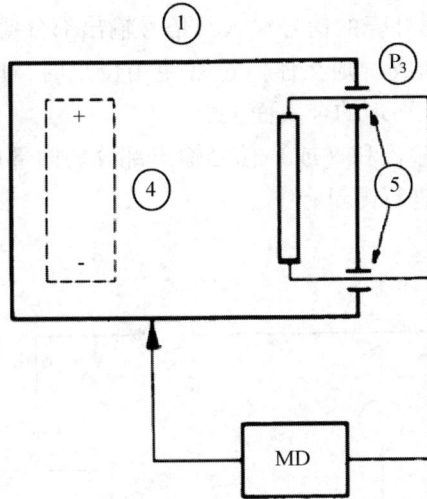

图 10 - 19 （标准图 23）内部电源供电设备从
应用部分至外壳的患者漏电流的测量电路
（见 19.4h）条

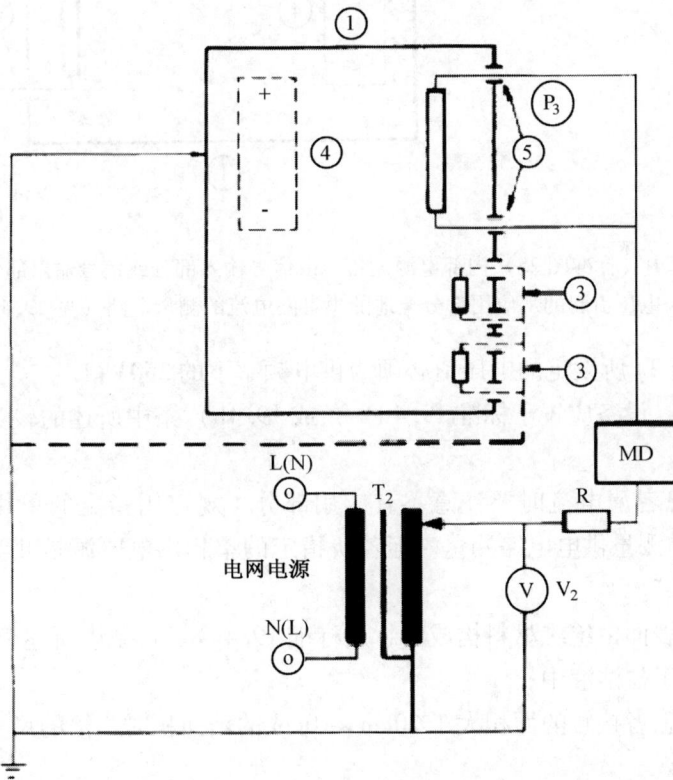

图 10 - 20 （标准图 24）内部电源供电设备从 F 型应用部分至外壳的
患者漏电流的测量电路（见 19.4h）条

注：变压器 T2 所设定的电压值必须为供电频率下的 250V；

作此试验时，设备金属外壳的信号输入及信号输出部分要接地；

设备外壳用绝缘材料制成。则在任何正常使用位置时，应将设备放在至少等于外壳水平投影尺寸、接地的、平坦的金属面上。

f）有应用部分和信号输入和（或）信号输出部分的内部电源设备，如适用，按图 10-21（标准图 25）电路进行测量；

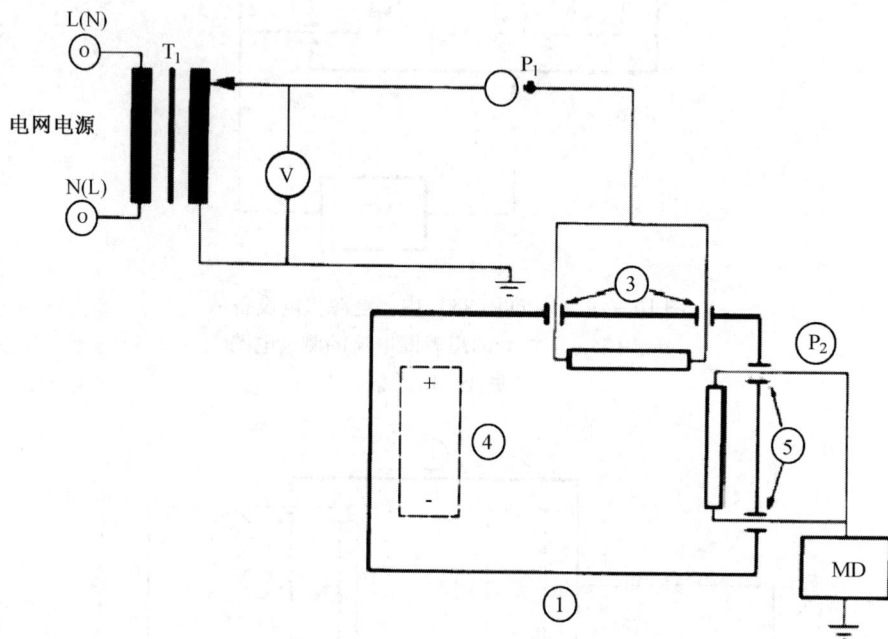

图 10-21 （标准图 25）内部电源设备，由信号输入部分或信号输出部分上的外来电压引起的从应用部分至地的患者漏电流的测量电路（见 19.4h）

注：变压器 T_2 所设定的电压值必须为供电频率下的 250V；

做此试验时，设备应置于标准 19.4d）条或 19.4h）条中所述的较为不利的正常使用位置上。

g）在测量患者漏电流时要注意：有应用部分，规定用指定的单相供电电源的设备，用中图 14 的测量供电电路测量。但若所指定的单相供电电源是 Ⅱ 类，则不使用保护接地连接和 S_8；

应用部分的表面由绝缘材料构成时，用标准 19.4g）5）条中所述金属箔进行测量，或将应用部分浸于盐溶液中；

应用部分与患者接触的面积大于 20cm×10cm 的箔面积时，箔的尺寸增至相应的接触面积；

若制造厂规定要对应用部分加载，则测量装置必须依次接到负载（应用部分）的所有极上。

h）在测量患者漏电流时，与应用部分的连接

1）对 B 型设备，从连在一起的所有患者连线对应用部分加载进行测量

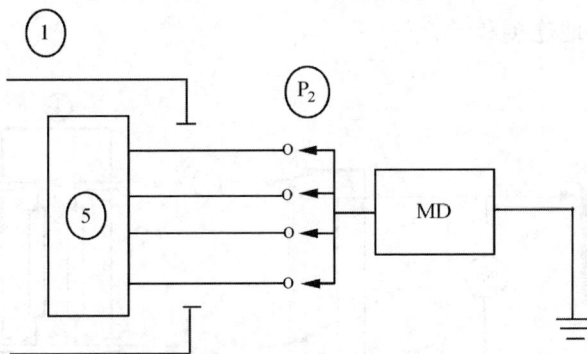

图 10 - 22　测量测量患者漏电流应用部分连接示例

2）对 BF 型设备，轮流地从应用部分的同一功能连在一起的所有患者连接线对应用部分加载进行测量。

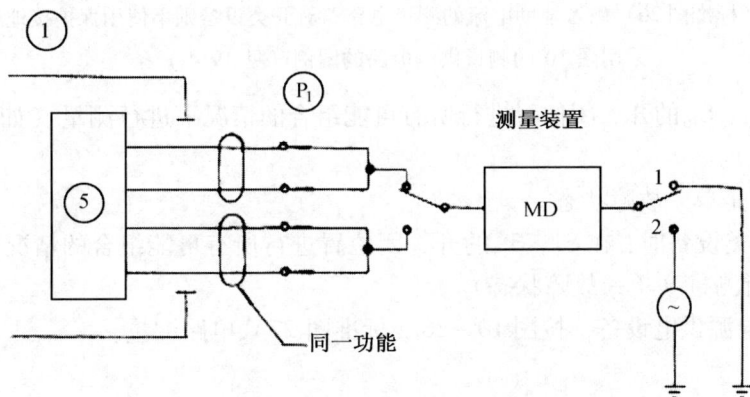

图 10 - 23　BF 型设备测量患者漏电流连接示例

3）对 CF 型应用部分的设备，轮流地从每一患者连接线测

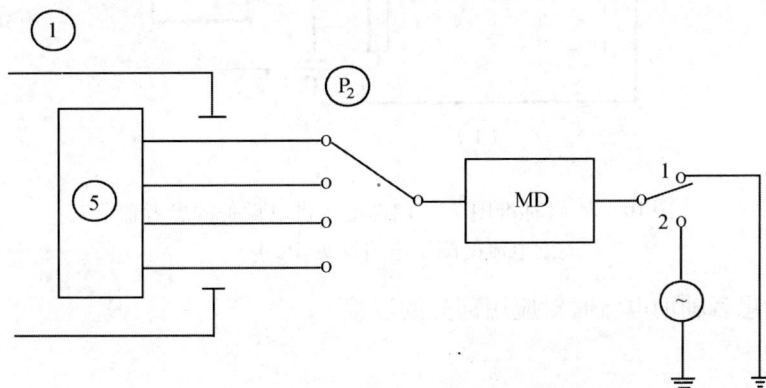

图 10 - 24　CF 型设备测量患者漏电流连接示例

（4）患者辅助电流的测量

a）有应用部分的Ⅰ类、Ⅱ类设备，按图 10 - 25（标准图 26）电路进行测量，但Ⅱ类设备不用保护接地连接和 S_7。

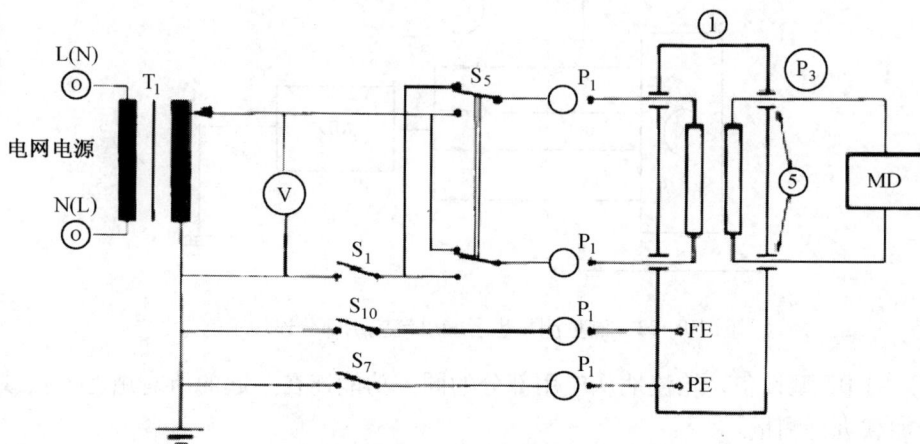

图 10 - 25（标准图 26）患者辅助电流的测量电路，对Ⅱ类设备则不使用保护接地连接和 S_7
采用图 10 的测量供电电路的图例（见 19.4j）条

在 S_1、S_5、S_{10} 的开、闭位置进行所有可能组合的情况下进行测量（如果是Ⅰ类设备，要闭合 S_7）。

S_1 断开时是单一故障状态。

若仅为Ⅰ类设备时：在 S_5、S_{10} 的开、闭位置进行所有可能组合的情况下，闭合 S_1 并断开 S_7 进行测量（单一故障状态）。

b）内部电源供电设备，按图 10 - 26（标准图 27）电路测量。

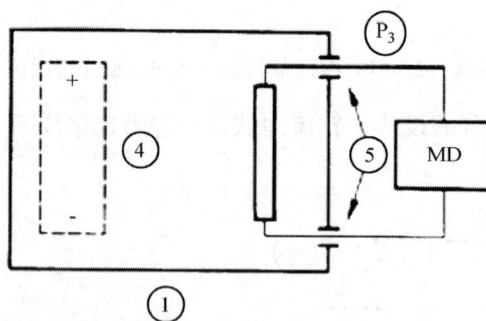

图 10 - 26（标准图 27）内部电源供电设备的患者辅
助电流的测量电路（见 19.4j）

c）测量患者辅助电流时对应用部分的连接

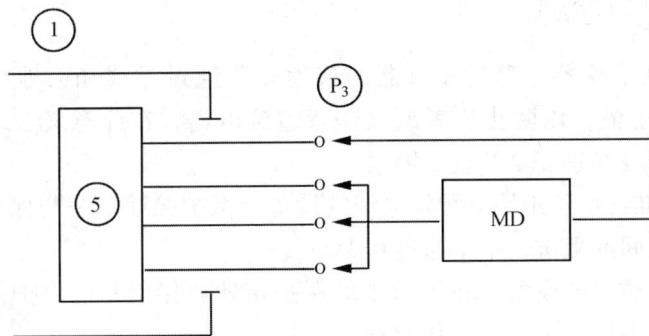

图 10 – 27　测量患者辅助漏电流连接示例

B、BF、CF 型应用部分的设备，在任一患者连接点和连在一起的所有其他患者连接点之间测量。

d）有应用部分，规定使用指定的单相供电电源设备，用标准中图 14 电路试验，若所指定的单相供电电源是 Ⅱ 类，则不用保护接地连接和 S_7。

（六）确定漏电流项目举例

按照防电击的程度不同，医用电气设备有多种类型组合，而且根据设备使用功能的不同，其电气部分的要求也不同，针对某一个产品检测的漏电流项目如何确定。现举例如下：

一种交直流两用的心电图机，设计时确定为 Ⅰ 类 BF 型，且具有信号输入部分及信号输出部分，部分外壳未保护接地。问，应测试哪几种漏电流？

答：因该产品电击防护类型为 Ⅰ 类 BF 型内部电源的普通设备。

故，测量漏电流时，除了考虑 Ⅰ 类设备所需的漏电流测量外，还应考虑内部电源设备所需的漏电流测量要求。因此，应测：

1．对地漏电流：正常状态≤0.5mA

单一故障状态≤1mA

按标准图 16 测试

2．外壳漏电流：正常状态≤0.1mA

单一故障状态≤0.5mA

按标准图 18 测试

3．患者漏电流：正常状态≤0.1mA

单一故障状态≤0.5mA

应用部分加网电压≤0.5mA

按标准图 20、21、22、23、24、25 分别测试

4．患者辅助电流：交流和直流各进行

正常状态≤0.01mA

单一故障状态≤0.05mA

按标准图 26、27 分别测试

二、接地电阻检测

一般的医疗电子仪器，都是靠仪器的接地端子通过导线和大地相连，俗称"接地"，从而旁路漏电流，以防止患者或操作者遭到电击，在此意义上，接地线是否良好，接地端子是否良好是安全的重要因素。

GB9706.1标准规定了不用电源软电线的设备，保护接地端子与保护接地的所有可触及的金属部件之间的阻抗，不得超过 0.1Ω；

带有电源输入插口的设备，在插口中的保护接地连接点与已保护接地的所有可触及金属部件之间的阻抗，不得超过 0.1Ω；

带有不可拆卸的电源软电线设备，网电源插头中的保护接地脚与已保护接地的所有可触及金属部件之间的阻抗，不得超过 0.2Ω。

欲测量接地线导通与否，用最小刻度是 1Ω 左右的仪表即可，但若要知道接地线的正确电阻值，则需要最小刻度为 0.1Ω 左右的低阻测量仪器，以便能准确的量出 $0.1 \sim 0.2$ 这样小的电阻。但是测量如此小的电阻时，被测点与表笔之间的接触电阻也属同一数量级，所以一般应采用如下试验方法。

用50Hz或6Hz，空载电压不超过6V的电源，产生25A或1.5倍于设备额定电流，两者取较大一个的（±10%），在 5－10s 的时间里，在保护接地端子或设备电源输入插口保护接地连接点或网电源插头的保护接地脚和在基本绝缘失效情况下可能带电的每一个可触及金属部件之间流通。测量上述有关部分之间的电压降，根据电流和电压降确定的阻抗，不得超过上述规定的值。

三、电介质强度测量

如果物体某一部分带电后，其电荷只能停留在该部分，而不能显著地向其他部分传布，这种不导电的物体称为绝缘体，又称电介质，如玻璃、石蜡、塑料等都是电介质。电介质具有不导电的能力。但实际上绝缘材料在电场作用下都会有一很小的电流通过，这一电流称为漏电流。电工上常用体积电阻率和表面电阻率来表征材料内部和表面的绝缘特性，它们的数值越大，材料的绝缘性能越好。

当施加于电介质两端的外电场强度高于某一临界值后，其电流突然上升，电介质失去绝缘性能，这种现象称为击穿，其临界电场强度称为电介质强度或电气强度，即材料能承受而不致遭到破坏的最高电场强度，其值为在规定的试验条件下发生击穿的电压除以施加电压的两电极间的距离所得的商。电介质强度试验是检验不同带电部件的绝缘材料能否承受过电压的能力，是电气安全要求中一个重要的检验项目，是保证每一台设备都符合标准要求的必须检测的目。标准中规定了对带电部件和其他部分之间的电介质强度要求。

（一）绝缘的种类

一般说来绝缘有四种。

1. 基本绝缘 用于带电部件上对电击起基本防护作用的绝缘。

2. 双重绝缘 由基本绝缘和辅助绝缘组成的绝缘。

3. 加强绝缘　用于带电部件的单绝缘系统，它对电击的防护程度相当于本标准规定条件下的双重绝缘。

4. 辅助绝缘　附加于基本绝缘的独立绝缘，当基本绝缘发生故障时由它来提供对电击的防护。

（二）绝缘路径（绝缘图）的检验和试验电路

GB9706.1标准规定了对带电部件和其他部分之间的电介质强度要求，这些电介质强度要求是为了便于检验医用电气设备不同部位的绝缘质量，仅限于可能引起安全方面危险的部件（绝缘路径）需要承受相应的电击试验，这些部件和要求如下所述。

1. 对所有各类设备的通用要求

（1）A－a$_1$；在带电部件和已保护接地的可触及金属部件之间。这种绝缘必须是基本绝缘。

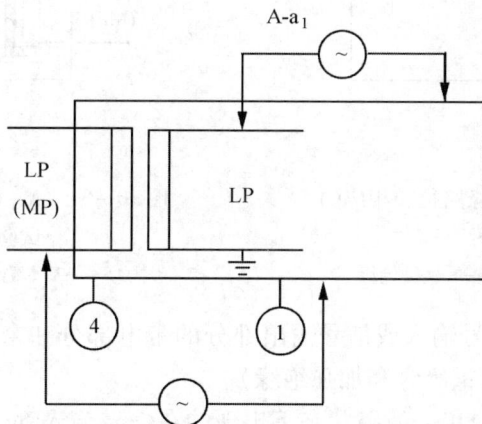

图 10－28　A－a$_1$ 绝缘路径和相应的试验电路图
①——可触及金属部分

如：Ⅰ类设备的网电源的输入端与机壳之间的绝缘；

中间电路的"带电部件"（如有）与机壳之间的绝缘；

（2）A－a$_2$；在带电部件和未接地可触及金属部件之间。这种绝缘必须是双重或加强绝缘。

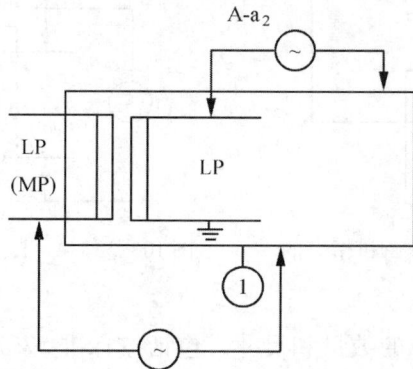

图10－29　A－a$_2$；绝缘路径和相应的试验电路图
①——外壳

如：Ⅱ类设备的网电源的输入端与机壳之间的绝缘；

中间电路的"带电部件"（如有）与机壳之间的绝缘；

（3）A－b；在带电部件和以双重绝缘中的基本绝缘与带电部件隔离的导体部件之间。这种绝缘必须是基本绝缘。

（4）A－c；在外壳和以双重绝缘中的基本绝缘与带电部件隔离的导体部件之间。这种绝缘必须是辅助绝缘。

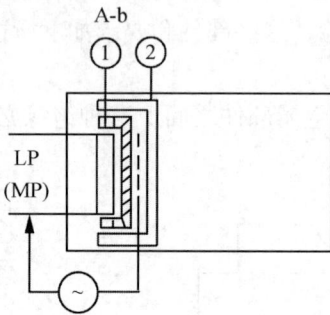

图 10－30　A－b；绝缘路径和相应的
试验电路图
①——基本绝缘；②——辅助绝缘

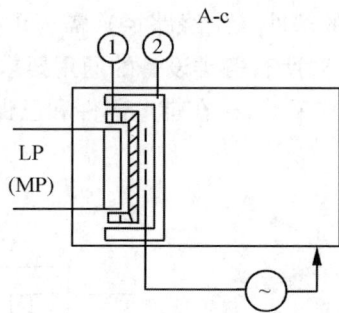

图 10－31　A－c；绝缘路径和相应的
试验电路图
①——基本绝缘；②——辅助绝缘

（5）A－e；在非信号输入或信号输出部分的带电部分和未保护接地信号输入或信号输出部分之间，（是双重绝缘和加强绝缘）。

注：如果在正常下或单一故障状态下出现的在信号输入部分和信号输出部分电压，不超过安全特低电压，就不需要单独测试。

（6）A－f；在网电源部分相反极性之间。这种绝缘必须是基本绝缘。

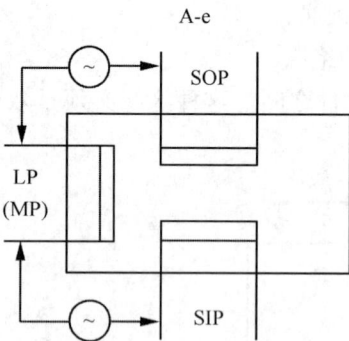

图 10－32　A－e；绝缘路径和相应的
试验电路图

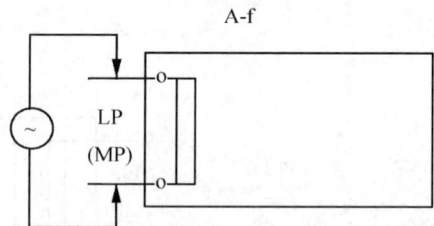

图 10－33　A－f；绝缘路径和相应的试验电路图

注：只有在检查了绝缘的数量和尺寸，包括按标准 57.10 条的爬电距离和电气间隙，并确定其不能完全符合要求之后，才须检查 A－f 部分的电气绝缘。

（7）A－g；在用绝缘材料作内衬的金属外壳（或罩盖）和为试验目的用来与内衬

表面相接触的金属箔之间。当通过内衬测得带电部件与外壳（或罩盖）之间的距离小于 57.10 条所要求的电气间隙时，可以应用这种内衬。

注：a）当外壳（或罩盖）已保护接地，要求的电气间隙按基本绝缘考虑，内衬必须按基本绝缘处理；

b）当外壳（或罩盖）未保护接地，要求的电气间隙按加强绝缘考虑。

c）若带电部件和内衬表面距离不小于按基本绝缘要求的电气间隙，那个距离必须当作基本绝缘处理。内衬必须当作辅助绝缘。

d）若上述距离小于按基本绝缘的要求，则内衬必须按加强绝缘处理。

（8）A-j；在未保护接地的可触及部件、电源软电线绝缘损坏时会带电的部件和进线入口处

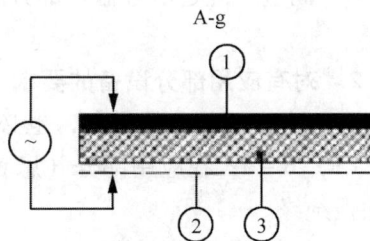

图 10-34　A-g；绝缘路径和相应
的试验电路图

①——金属外壳；②——金属箔；
③——绝缘内衬

套管内的、电线保护套内的、电线固定件内的或类似物件内的电源软电线上缠绕的金属箔之间，或（和）插在电线位置处其直径与软电线相同的金属杆之间。这种绝缘必须是辅助绝缘。

（9）A-k；依次在信号输入部分、信号输出部分和未保护接地的可触及部件之间。这种绝缘必须是双重绝缘或加强绝缘。

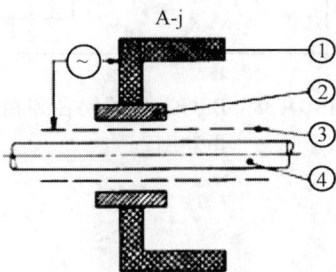

图 10-35　A-j；绝缘路径和相应的
试验电路图

①——可触及部分；②——套管；
③——金属箔；④——电源软电线或金属杆

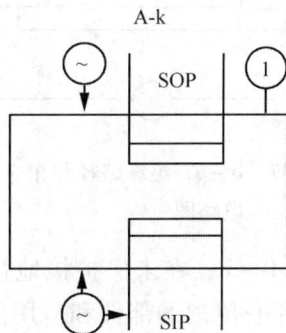

图 10-36　A-k；绝缘路径和
相应的试验电路图

①——未保护接地的可触及部分

注：如果至少满足下列条件之一，这种绝缘就不需要单独检验。

a）在正常使用时出现的在信号输入部分和信号输出部分上的电压，不超过安全特低电压；

b）信号输入部分和信号输出部分内任一元件失效时，漏电超过单一故障状态时的容许值；

c）信号输入部分或信号输出部分已保护接地或用标准 17g 条中所述的任何方法与可触及部件隔离；

d）制造厂规定信号输入部分或信号输出部分只能和符合随机文件规定要求的设备相连。

2. 对有应用部分设备的要求

对于有应用部分的设备，也必须试验电介质强度。

（1）B-a；在应用部分（患者电路）和带电部分之间。这种绝缘必须是双重绝缘或加强绝缘。

当应用部分和带电部件之间的总隔离由一个以上的电路绝缘组成时，这些电路实际上可能具有不同的工作电压，必须注意到隔离措施的每一部分随的是从有关基准电压导出的合适的试验电压。这意味着试验 B-a 可由两个或更多个在隔离措施中各个隔离部分上的试验来代替。

（2）B-b；在应用部分各部件之间和（或）在应用部分与应用部分之间。这条要求具体专用标准确定。

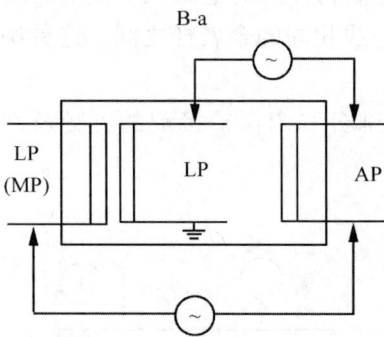

图 10-37　B-a；绝缘路径和相应的试验电路图

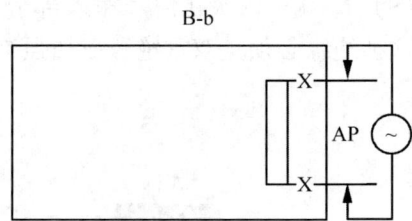

图 10-38　B-b，绝缘路径和相应的试验电路图

（3）B-c；在未保护接地且仅以基本绝缘与带电部件隔离的部件和应用部分之间。这种绝缘必须是辅助绝缘。

（4）B-d；在 F 型应用部分（患者电路）和包括信号输入及信号输出部分在内的外壳之间。这种绝缘必须是基本绝缘。

（5）B-e；在包括应用部分的任何部件接地的正常使用时，如 F 型应用部分上有电压使其与外壳之间的绝缘受到应力时，则在 F 型应用部分（患者电路）和外壳之间。这种绝缘必须是双重绝缘或加强绝缘。

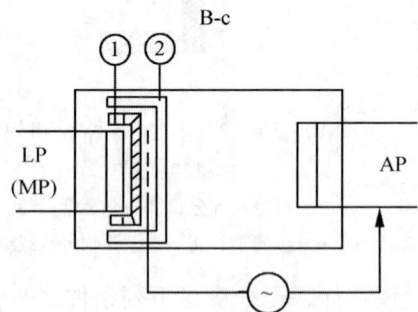

图 10-39　B-c，绝缘路径和相应的试验电路图
①——基本绝缘；②——辅助绝缘

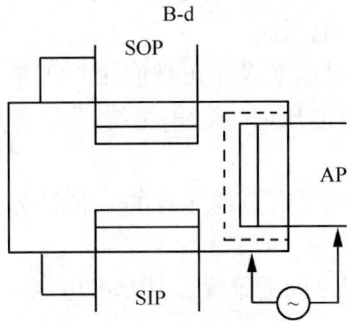

图 10 - 40 B - d；绝缘路径和相应的
试验电路图

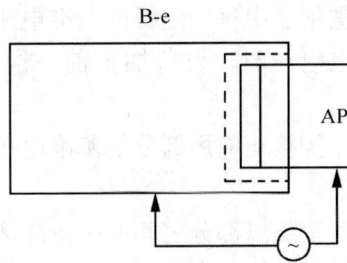

图 10 - 41 B - e；绝缘路径和相应的
试验电路图

上述提及的图 10 - 28 到图 10 - 41 是标准中的附录 E 给出的，这些图为在电介质强度试验时的绝缘路径和相应的试验电路。

注：上述各图中所标符号说明：

MP - 网电源部分

AP - 应用部分

SOP - 信号输出部分

SIP - 信号输入部分

LP - 带电部分

× - 为测量目的而断开的电路

（二）试验电压值的确定

1. 绝缘程度的确定

在进行电介质强度试验前，应先确定待试验电气绝缘要求达到怎样的绝缘程度，即标准据说中的基本绝缘、辅助绝缘、双重绝缘或加强绝缘。

绝缘程度可根据上述的绝缘路径 A - a ~ A - j、B - a ~ B - e 中规定来确定试验电压。

2. 试验电压值的确定

电气绝缘的电介质强度必须足以承受下表中规定的试验电压。

表 10 - 9 试验电压

被试绝缘	对基准电压（U）相应的试验电压（V）					
	$U \leqslant 50$	$50 < U \leqslant 150$	$150 < U \leqslant 250$	$250 < U \leqslant 1000$	$1000 < U \leqslant 10000$	$10000 < U$
基本绝缘	500	1000	1500	$2U + 1000$	$U + 2000$	注1)
辅助绝缘	500	2000	2500	$2U + 2000$	$U + 3000$	注1)
加强绝缘和双重绝缘	500	3000	4000	$2(2U + 1500)$	$2(U + 2500)$	注1)

注1）如有必要，由专用标准规定.

表中基准电压（U）是在正常使用时，当设备加上额定供电电压或制造厂商所规定的电压两者中较高电压时，设备有关绝缘可能受到的电压。

双重绝缘中每一绝缘的基准电压（U），等于该双重绝缘在正常使用、正常状态和额定供电电压时，设备加上前一段条文中所规定的电压时，每一绝缘部分所承受的电压。

未保护接地应用部分的基准电压（U），患者接地（有意或无意的）被认为是一种正常状态。

对两个隔离部分之间或一个隔离部分与接地部分之间的绝缘，其基准电压（U）等于两个部分的任何两点最高电压的算术和。

F型应用部分和外壳之间绝缘的基准电压（U）取包括应用部分中任何部分接地的正常使用状态时，该绝缘上出现的最高电压。然而，基准电压应不低于最高额定供电电压，或在多相设备时不低于相对中线的电压，或内部电源设备时不低于250V。

对防除颤应用部分基准电压（U）的确定不考虑可能出现的除颤电压。

3. 试验步骤

（1）单相设备和按单相设备来试验的三相设备，必须按表10-9规定的电压值加在部分上，开始，必须加上不超过一半规定值的电压，然后必须在10s内将电压逐渐增加到规定值，保持此值一分钟之后，必须在10s内将电压逐渐降至一半规定值以下。

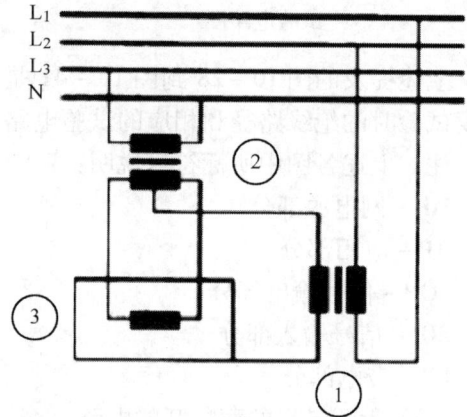

图10-42 （标准图28）电热元件在工作温度下电介质强度试验电路图例（见20.4条）

①-试验用变压器；②-隔离变压器；③-受试设备

（2）在以下两种条件下分别试验

a）在设备升温至工作作后，立即用接入线路已闭合的电源开关断开设备电源后、或对于电热元件，升温到工作温度后，使用标准图28的电路使设备保持在工作状态下；

b）在潮湿预预之后，让设备保留在潮湿箱内，在设备不通电的情况下，立即进行，有时是通电后再断开，设备不通电，并在所有要求的消毒程序之后。

4. 试验结果的判定

试验时不得发生闪络或击穿现象。

如发生轻微的电晕放电，但当试验电压暂时降到高于基准电压（U）的较低值时，放电现象停止，且这种放电现象不会引起试验电压的下降，则这种电晕放电可以不考虑。

（三）电介质强度试验举例

例一 某一I类设备，要进行电源输入端与外壳之间（A-a_1）电介质强度试验。

电源输入端可能出现的最高电压为：220V+20V，基准电压为：U=242V，问试验电压值为多少？

答：（A-a₁）条所要求的绝缘程度为基本绝缘，查表10-9得到：试验电压值为：1500V。

例二 某一BF型设备，要进行应用部分和电源输入端之间（B-a）电介质强度试验。应用部分可能出现50V电压。电源输入端可能出现的最高电压U1为242V，问试验电压值是多少？

答：基准电压为：U=U1+U2=50+242=292V≈300V，（B-a）条文所要求的绝缘程度为：双重绝缘或加强绝缘，查表10-9得到：

试验电压值为：2（2U+1500）≈2（2×300+1500）≈4200V。

例三 如有一台医用电气设备，属Ⅰ类BF型，具有未保护接地的绝缘外壳部分，没有信号输入、信号输出部分，应用部分可能的最高电压值为100V，经判断设备内部没有带电部件，在考虑电介质强度试验时，至少要考虑A-a₁、A-a₂、B-a、B-e几个部分的绝缘要求：

答：（1）A-a₁网电源部分与外壳之间：要求是基本绝缘

网电源部分可能最高电压为220V+22V=242V

外壳可能电压：0V

基准电压：U=242V+0V=242V

查表：试验电压为1500V

（2）A-a₂网电源部分与未保护接地外壳之间：要求是双重或加强绝缘

网电源部分可能最高电压为220V+22V=242V

外壳可能电压：0V

基准电压：U=242V+0V=242V

查表：试验电压为4000V

（3）B-a在应用部分与网电源输入部分之间：要求是双重绝缘

网电源可能最高电压为220V+22V=242V

应用部分可能电压：100V

基准电压：U=242V+100V=342V 约为350V

查表：试验电压为2（2U+1500）=2（2×350+1500）=4400V

（4）B-e在F型应用部分与外壳之间：要求是双重绝缘

应用部分可能电压：100V，但根据F型应用部分与外壳之间绝缘的基准电压（U）必须不低于最高额定供电电压的原则，应确定为242V

外壳可能电压：0V

基准电压：U=242V+0V=242V

查表：试验电压为4000V

四、电源变压器检测

对电源变压器的检测有过热、电介质强度和结构等项目。

（一）过热检测

用于医用电气设备的电源变压器，必须防止其基本绝缘、辅助绝缘和加强绝缘在任何输出绕组短路或过载时过热。变压器外部的或变压器外壳外部的防止过热的保护装置，如熔断器、过电流释放器、热断路器等保护装置，必须连接成使保护装置至变压器间的布线之外的任何元器件损坏时，不会造成保护装置不起作用。通过检查来检验是否符合要求。表 10 – 10 为过热时的最高温度。

表 10 – 10　环境温度为 25℃时电源变压器绕组过载和短路状态下允许的最高温度

绕组和与其接触的铁心叠片部分	最高温度/℃
A 级材料	150
B 级材料	175
E 级材料	165
单位 F 级材料	190
H 级材料	210

1．短路

有限制绕组温度的保护装置的电源变压器，接至保持 90% – 110% 额定供电电压或保持额定电压范围最低值的 90% – 110% 的电压，取二者最不利的电压。轮流短路每一个次级绕组，除初级绕组外的其他各绕组均按正常使用加载次级绕组的所有保护装置必须动作。在表 10 – 10 的最高温度被超出之前，保护装置必须动作。

2．过载

电源变压器包括它的保护装置，按正常工作条件来试验。

按标准第 42 条规定的条件，直到达到热稳态；供电电压保持在 90% 或 110% 的额定供电电压，或保持在 110% 额定供电电压范围内的最高值，取最不利的电压值；轮流对每一绕缓或抽头段进行试验，其他绕组或抽头段按有关设备正常使用加载。变压器的抽头段和绕组过载时，按下述要求加载。

（1）用符合 GB9364〈小型熔断器的管状熔断体〉和 GB9815〈家用类似用途的熔断器〉的熔断器作保护装置的电源变压器分别加载 30min 和 1h，流过熔断器的试验电流，按表 10 – 10，并将熔断器以可忽略阻抗的连接代替。

（2）如果短路电流小于上述的试验电流，则将变压器抽头段或绕组短路直至达到热稳定状态。

表 10 – 11　电源变压器试验电流

保护熔断丝（片）额定电流的标示值 I/A	试验电流与熔断丝（片）额定电流之比
I≤4	2.1
4 < I≤10	1.9
10 < I≤25	1.75
I > 25	1.6

（3）用熔断器作保护装置的电源变压器，将流过变压器抽头段或绕组的电流加载到热熔断器不至于动作的最大值，试验继续到达热稳定状态。

（4）用过电流释放器作为保护装置的电源变压器，加载到释放器跳闸电流的95%直至达热稳定状态。

（5）无保护装置限制绕组温度的电源变压器，必须将会引起最不利结果的次级绕组或次级绕组抽头段的输出端短路。试验必须继续直至到达热稳定状态。

为达到这些试验的目的，跳闸电流按下述整定。

1）无延时的过电流释放器。引起释放动作的最低电流值。

2）有延时的过电流释放器。从室温开始，经最大）延时或经1h，两者中取较短时间，引起释放器动作的电流值。

试验时，温度不得超过表10－10给定值。

（二）电介质强度检测

电源变压器初级绕组和其他绕组、屏蔽及铁芯之间的电气绝缘，假设在组装的设备中按前面规定已进行过电介质强度试验，则不必重复试验。

电源变压器初级绕组和次级绕组的匝间和层间绝缘的电介质强度，必须在潮湿预处理后通过下列试验。

（1）没有任一绕组的额定电压超过500V的变压器，用其绕组额定电压的5倍或其绕组额定电压范围上限值的5倍、而频率不低于额定频率5倍的电压加在绕组的两端。

（2）有绕组的额定电压超过500V的变压器，用其绕组额定电压的2倍或其绕组额定电压范围上限值的2倍、而频率不低于额定频率2倍的电压加在绕组的两端。

（3）三相变压器可用三相试验装置试验，或用单相试验装置依次试验三次。

（4）关于铁芯以及初级、次级绕组间的任何屏蔽的试验电压，必须按有关变压器的规范选用。如果初级绕组有一个标记的与电源中性线的连接点，除非铁芯（和屏蔽）接到对标记连接点有相应电压和频率的电源上来进行模拟。

如果连接点没有标记，除非铁芯（和屏蔽）规定接到电路的非接地部分，必须轮流将初级绕组的每一端和铁芯相连接（有屏蔽的也与屏蔽相连接），必须铁芯（和屏蔽）轮流接至初级绕组的每一端有相应的电压和频率的电源上来进行模拟。

（三）结构检测

（1）初级绕组与对应用部分或未保护接地的可触及金属部分有导电连接的次级绕组之间的隔离，必须用下列方法之一得到，绕在分开的绕线管筒或线圈架子；绕在同一个绕线筒或线圈架上，线圈之间用无间隙的绝缘隔开；同心地绕在同一个绕线管筒上，线圈之间用无间隙的、厚度不低于0.13mm的保护铜屏蔽；同心地绕在同一个绕线管筒上，线圈之间用双重绝缘或加强绝缘隔离。

通过检查来检验是否符合要求。

（2）必须有防止端部线匝移动到绕组间绝缘之外的措施。

（3）若保护接地屏蔽只有一匝，它必须有不小于3mm长的绝缘重叠。屏蔽的宽度必须至少等于初级绕组的轴向长度。

（4）具有加强绝缘或双重绝缘的变压器，其初级和次级绕组之间的绝缘必须是：

总原子度至少为 1mm 的绝缘层，或总原子度至少不小于 0.3mm 的两层绝缘，或三层绝缘，每两层的组合能承受加强绝缘的电介质试验。

（5）符合上面第（1）条的变压器，初级和次级之间的爬电距离必须符合加强绝缘的要求，并有下列的修正。

1）绕组线上的瓷漆或清漆被认为各对这些爬电距离提供了 1mm 的距离。

2）爬电距离是通过一绝缘隔档两部分之间的连线来测量的，除了以上情况，形成连接的两部分用热封接形成，或重要的连接处用其他类似的封按形成；在连接处的必要地方完全充满胶合剂；用胶合剂粘在绝缘隔档表面，以使潮气不致被吸入连接处。

3）如果能证明模制变压器内没有气泡，且在涂瓷漆或涂清漆的初级绕组与次级绕组之间的绝缘，当基准电压 U 不超过 250V 时，绝缘原子度至少为 1mm，而且绝缘原子度随较高的基准电压成比例地增加时，则可认为模制变压器内部不存在爬电距离的问题。

（6）环形铁芯变压器内部绕组的导线引出线，必须有两层符合双重绝缘要求的，总原子度至少为 0.3mm 的套管，并伸出绕组外至少 20mm。

通过检查来检验是否符合第（3）～（6）的要求。

五、布线与连接的检测

GB9706.1 分别对医用电气设备内部的布线和连接是否符合标准作了具体的描述。通过检查下列项目来验证。

1. 电源接线端子装置

1）网电源接线端子的通用要求

打算与固定布线永久性连接的设备，以及打算用可重新接线的不可拆卸的电源软电线连接的设备，必须具有网电源连接端子装置，其连接必须用螺钉、螺母或等效的方法。除非在导线断裂时有隔档使带电部件与其他导体部件间的爬电距离和电气间隙不会降至 57.10 条中的规定值以下时，不得仅仅依靠接线端子来保持导线的位置。

2）网电源接线端子装置的布置

有可重新接线的软电线且备有接线端子同外部软线或软电源线相连接的设备，其接线端子和保护接地端子必须排列得尽量靠近，以保证接线方便。

网电源接线端子装置必须布置适当，或者有必要的防护，以保证即使在安装就绪后绞线中有一根导线脱出在外时，在带电部件和可触及的导体部件之间也不会出现意外接触的危险，对Ⅱ类设备来说，在带电部件和仅用辅助绝缘与可触及的导体部件相隔离的导体部件之间，不会发生意外接触的危险。

3）网电源接线端子装置的固定

设备的接线端子必须固定得使在夹紧或松开接线时，内部布线不会受到应力，也不会有爬电距离和电气间隙降到 57.10 条所规定的值以下。通过检查并对所规定的最大截面积的导线夹紧和松开 10 次之后进行测量，来检验是否符合要求。

4）与网电源接线端子装置的连接

对于用夹紧方法连接可重新接线的软电线设备，软电线的接线端子不要求对软电线进行专门的准备就可以进行正确接线；接续端子必须设计合理并且位置适当，使在拧紧固定螺钉或螺母时，导线不会损伤，也不会脱出。

5）布线的固定

导线和连接器必须固定妥善和（或）绝缘良好，使意外的拆卸不会引起安全方面的危险。如因它们的连接点松开且绕它们的支承点活动，而可能触及到引起安全方面危险的电路时，就认为它们未被妥善固定。松开的例子必须被认为是单一故障状态。

2．网电源部分的布线

1）如果网电源部分某单根导线的绝缘达不到 GB5013.1 或 GB5023.1 所要求的软电线中各单根导线的绝缘要求时，则该导线被认为是一根裸导线。

2）截面积

网电源接线端子装置至保护装置之间的网电源部分内部布线的截面积，不得小于57.3c 条规定的电源软电线要求的最小截面积。网电源部分的其他布线截面积，以及所有印刷电路的线路尺寸，都必须足以在可能的故障电流时，能防止发生着火的危险。如果对过电流保护的有效性有疑问，则必须把设备接到一个规定的当网电源部分发生故障时可以取得预料的最严重的短路电流值的供电网来检验是否符合要求。然后，模拟网电源部分某单个绝缘的故障，使故障电流为最不利的数值时，不得发生安全方面的危险。

3．电源软电线的连接

1）电线固定用的零件

配有电源软电线的设备和网电源接线器，都必须有固定电线用的零件，以防导线在设备与网电源连接器的连接处受到拉力和扭力的影响，并防止导线的绝缘磨损。将电线打结或用线把电线末端系住等免除应力的方法，均不得使用。

2）软电线防护套

非移动设备除外的其他设备的电源软电线，在设备的进线口处必须用绝缘材料制成的防护套加以保护，以防过分弯曲。

3）便于连接

设备内部设计用来固定布线的或供重新接线的电源软电线用的空间，必须足以允许导线方便地引入和接线，若有盖子，在盖上盖子时必须不会发生损坏导线或期货错危险。必须有可能在盖上盖子以前对导线已经正确连接和定位做检验。

第七节　常用机械安全性检测

一、外壳和防护罩检测

外壳与防护罩是为了防止人与带电部件接触，或防止与保护绝缘发生故障后可能带电部件接触，同时期也防止（如机械的、热的、化学的等）其他方面的危险。

GB9706.1 对外壳和防护罩除了对防电击做了规定，还对它的机械强度和刚度提出了如下要求。

1. 外壳或外壳部件及其所有零件的刚度试验，用45N直接向内的力加在面积为625mm²不得任何看得出的损伤或使爬电距离和电气间隙降低到规定值以下。

2. 外壳或外壳部件及其所有零件的强度试验，用附录G所示并说明的弹簧冲击试验装置，对试样施加冲击能量为（0.5±0.05）J的撞击

释放机构的弹簧调整到能施加足够的压力以保持释放爪处于啮全位置。把击发球形柄拉到释放爪与锤柄上的槽口啮合为止，于是释放杆把释放机构打开，让锤头往下打。

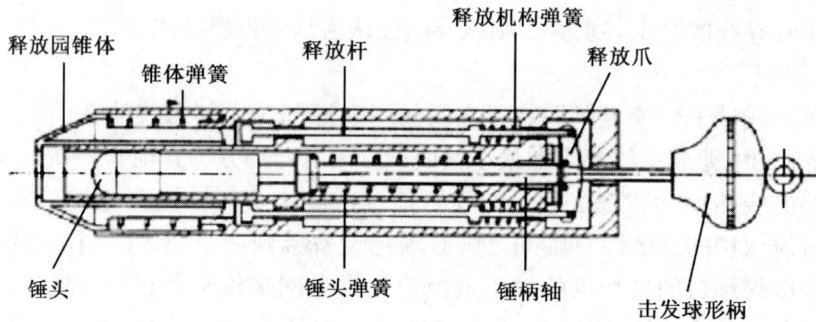

图10-43 冲击试验装置

设备要牢固地支撑，必须对外壳上的可能的每个薄弱点撞击三次。对手柄、控制杆、旋钮、显示装置和类似装置以及信号灯及其灯罩也必须施加压力，但对信号灯或灯罩仅在其高出外壳10mm以上或其面积超过4cm²时才进行。装在设备内部的灯或灯罩仅对正常使用时容易损坏的进行试验。

3. 可携带式设备上的提拎把手或手柄，必须能承受下列加载试验。把手及其固定用零件承受等于设备重量4倍的力。均匀地加力于把手中心处7cm的长度上，不要猛拉，应在5~10s内从零开始逐渐加大到试验值，并保持1min。

设备装有一个以上的把手时，力必须分布在把手之间，必须根据设备在正常提拎位置时所测量的每个把手所承受设备质量的百分比来确定力的分布。设备若装有一个以上把手但设计成易于仅用一个把手提拎，则每一把手必须能承受总的力。把手与设备间不应松动，也不得出现永久变形、开裂、或其他损坏现象。

二、运动部件检测

GB9706.1规定了对运动部件必须通过检查以下项目来检验是否符合要求。

1. 设备在运行时不需要敞露，但一旦敞露后可能造成安全方面危险的活动部件必须：在可移动设备中，配备足够的防护件，这些防护件须是形成设备整体的一个部分；在固定设备中，除非技术说明书中制造厂提供的安装说明要求那些防护件或等效的防护物将另外提供，否则必须同样地配备防护件。

2. 缆绳（绳索）、链条和皮带必须被限制不会脱离或跳出其导引装置，或必须有其他方法防止安全方面的危险。为此保护目的而采用的机械装置仅用工具才能移开。

3. 设备和设备部件的运动如可能伤害患者，就必须只能由设备部件的操作者对控

制器件进行连续的开动。

4. 受机械磨损可能引起安全方面危险的部件，必须可以接触，以便检查。

三、悬挂物检测

有悬挂质量（包括患者）的设备部件，悬挂装置的机械故障可能造成安全方面的危险。因此，对悬挂物的检查必须通过对设计数据和全部维护说明书的检查来检验是否符合下述两条的要求。对任何活动部件，还必须符合上述提及要求。

1. 有安全装置的悬挂系统

（1）当悬挂的牢固性取决于如弹簧的部件，由于制造过程可能有隐性缺陷，或有的部件安全系数不符合下一条的要求，除断裂时有超程限制者外，必须务有安全装置。

（2）在悬挂装置失效或安全装置（如备用缆绳）启用后，设备仍能使用时，必须向操作者显示安全装置已被启用。

2. 无安全装置的金属悬挂系统

如果不提供安全装置，则悬挂系统的结构必须符合下列要求。

（1）总载荷必须不超过安全工作载荷。

（2）当磨损、腐蚀、材料疲劳和老化不可能损害支承的性能时，所有支承件的安全系数必须不低于4。

（3）当预计到磨损、腐蚀、材料疲劳和老化可能损害支承的性能时，有关的支承部件安全系数必须不低于8。

（4）当使用断裂延伸率低于5%的金属作支承零件时，则上述（2）和（3）中所述的安全系数必须乘以1.5。

（5）滑轮、链轮、皮带轮和导向装置，必须设计和制造成使悬挂系统能保持本条规定的安全系数，并在规定更换绳索、链条和皮带的最短寿命期内维持不变。

四、稳定性检测

医用电气设备稳定性检查项目如下。

1. 正常使用时将设备倾斜10°，必须不失衡，或必须满足第2条的要求。

2. 当倾斜10°时，设备失去平衡则必须满足下述所有要求。

（1）除运输外，在正常使用的任何位置倾斜5°时，设备不得失衡。

（2）设备必须有警告性的标志说明只能在某一位置时进行搬运，且必须在使用说明书中清楚说明或在设备上用图例表示。

（3）在规定搬运位置，当设备倾斜10°时，不得失衡。

3. 通过称重（如必要）及检查设备和（或）随机文件来检验把手或其他提拎装置是否符合下列要求。

（1）质量超过20kg且正常使用时要搬动的设备或设备部件，必须务有合适的提拎装置（如把手、起重环等），或在随机文件中必须指明设备可以安全起吊的位置或安装时应该如何搬运。搬运方法清楚且不会产生安全方面危险时，不要求专门的解释和说明。

（2）质量超过 20kg 被制造厂规定为携带式的设备，必须有合理布置的携带用把手，以便设备可能由两人或多人携带。

第八节　供电电源的中断的要求和检测

在医疗实践中，由于不可预见的因素导致正在运行的医用电气设备供电电源中断，这种情况并不少见。这可能是由设备自身的故障造成，也可能是由于设备的外部的故障造成。

一、如果由于自动复位会造成安全方面危险，则不应使用自动复位热断路器和过电流释放器。（49.1）

比如，某一设备的网电源输入端安装了自动复位的过电流释放器，当设备绝缘损坏时，金属外壳带电产生的大电流将使该过电流释放器动作而切断电源（假如供电线路上的熔断器由于容量较大没有熔断）。但因自动复位功能的作用，该过电流释放器又恢复对设备的供电，如此反复动作，显然造成了安全方面的危险。

检验方法：通过功能试验来检验是否符合要求。

二、设备应设计成当电源供电中断后又恢复时，除预定功能中断外，不会发生安全方面危险。（49.2）

比如，某二氧化碳激光治疗机，选用机械式自锁键来控制激光器工作高压的通断，在医生手持激光治疗头对患者治疗时，按下该按键自锁接通高压，即输出大功率激光束。如果此时电源突然中断，则激光输出中止。假定操作者未按动按键解除其自锁状态，而供电又突然恢复，那么，激光器马上就有大功率激光输出，这是十分危险的现象。将会造成安全方面的事故。因此设计时，必须有确保安全的装置。

检验方法：过中断并恢复有关电源来检验是否符合要求。

三、应有当电源中断时消除患者身上的机械束缚的措施。（49.3）

检验方法：通过功能试验来检验是否符合要求。

第九节　识别、标记和文件的要求与检测

GB9706.1 安全通用要求标准中规定的设备安全标记是一种简单醒目、通俗易懂的专用符号，可以不受国家、民族或地区的限制。它容易被一般人员所掌握，也给产品的设计、制造和安全使用的指导带来了方便。目前已基本趋向完整统一、并被许多国家所接受。

标准规定设备在出厂时，设备内部和外部，还有设备的控制器件均应有适当的标记，以便用户掌握设备与安全有关的各种情况，正确地使用、安全地操作。与此有关，标准对标记符号、导线绝缘的颜色、医用气瓶及其连接点的识别和指示灯、按钮的颜色均作了规定。另外，就随机文件（使用说明书和技术说明书）应包括的内容也作了规定。

设计人员在设计的过程中必须遵守这些规定，然而有些设计人员对于安全标识和

安全使用说明不十分重视，他们以为别人也像他们自己一样熟悉这些设备的使用情况。所以一些必不可少的标识和说明被随意地"省"掉了，但这往往可能会给设备的安全使用带来意想不到的灾难。

一、标记的一般要求和试验方法（6.1－6.3.38 条）

1．一般要求

设备应按标准中 6.1、6.2、6.3 及 38 条要求进行标记。

标记应做到：

1）永久贴牢；

2）清楚易认；

2．试验方法

1）对设备或设备部件的外部标记：

（1）检查设备表面是否有所需要的标记的检测；

（2）试验标记的耐久性，先用一块用蒸馏水浸过的擦布擦 15s，再用酒精浸过的擦布在常温下擦 15s，最后用异丙醇浸过的擦布擦 15s，擦试用手工，用力不宜过大。

（3）所有试验完成后，标记必须清楚易认。粘贴的标记不应松动或卷边。

在评定耐久性时，还必须考虑到正常使用时对标记的影响。

2）对设备或设备部件内部的标记

按检查设备外部标记的方法进行检查，但不做擦拭试验。

3）控制器件和仪表的标记

检查控制器件和仪表是否有所要求的标记。

3．设备或设备部件的外部标记的检测

设备或设备部件外部标记应符合标准表 2 的要求（这是最低限度要求）。

由于设备的尺寸或外壳特征不允许将所规定的标记全部标上时，至少必须标上 6.1e）生产（或供应）单位、6.1f）型式标记、6.1g）与电源的连接（永久性安装的设备除外）、6.1i）分类、6.1q）生理效应等条所规定的标记，而其余的标记必须在随机文件中完整地记载。不宜作标记处，必须在随机文件中详细说明。

二、图形、符号的解释（6.4）

在医用电气设备上为了克服语言的差异，并且为了使人们更容易理解那些往往标在一块很小地方的标记和说明的含义，人们常常喜欢使用符号，而不使用文字。

根据 GB9706.1 标准要求需要使用符号时，应使用标准附录 D 的符号，这些符号已由 IEC 出版物 417、335、445、529、348、878 及相应的国家标准发表过。

三、导线绝缘的颜色（6.5）

对导线颜色进行标记主要是为了给人们提供一种便于设备安装、识别导线、确定电路的故障点和维修设备的方法，以免导线混淆，确保安全操作。

标有如下几种方法：

1. 用字母、数字及字母＋数字来标注；

2. 用颜色标注；

3. 用图形符号标注。

标准 6.5 条要求用颜色对导线绝缘进行标记，并规定了绿/黄色和浅蓝色的用法及电源线中导线绝缘的颜色：

1. 保护接地线的整个长度都必须以绿/黄色的绝缘为识别标志。

2. 设备内部将可触及的金属部件或其他具有保护功能的保护接地部件与保护接地端相连的导线上的绝缘体必须至少在导线终端用绿/黄色来识别。

3. 用绿/黄色绝缘作识别仅适用于：

——保护接地导线（见 18b)）；

——6.5b）中规定的导线；

——电位均衡导线（见 18 e)）；

4. 电源软电线中要同电源系统中性线相连的导线绝缘，必须采用浅蓝色的绝缘。

5. 电源软电线中导线绝缘的颜色，应符合 GB 5013.1 或 GB 5023.1 的规定。

6. 在设备部件之间使用多芯电线时，若只采用绿/黄色导线而保护接地电阻超过最大容许值时，可将该电线中其它导线同绿/黄色导线并联使用，但并联导线末端要标以绿/黄色。

一般标记导线绝缘的颜色为黑色、白色、红色、黄色、浅蓝色或蓝色、绿色、橙色、灰色、棕色、青绿色、紫色、粉红色、及绿/黄双色。为安全起见，除绿/黄双色外，不能用绿色或黄色与其他组成双色。在不引起混淆的情况下，可以使用黄色或绿色之外的其它颜色组成双色。绿/黄双色只用来标记保护接地导线、与保护接地端相连的导线（包括功能导线）、电位均衡导线，不能用于其他目的。浅蓝色只能用于中性线或中间线、包括电路中用颜色来识别的中性线或中间线。

检验方法：通过检查予以确认。

四、医用气瓶及其连接的识别（6.6）

标准规定了对医用气瓶及其连接的识别方法是：对气瓶涂以颜色作标记，其目的是用来区分气瓶中装有不同的介质，以免在使用中造成错用而造成安全方面的危险。因此，设计人员和使用者在选用气瓶时，应当注意气瓶的颜色、字样、字色等是否符合要求。

按国家标准规定，氧气的瓶色：淡酞蓝、字样：氧，字色：黑色。

空气的瓶色：黑色、字样：空气，字色：白色。

氮气的瓶色：黑色、字样：氮，字色：淡黄……。

同样，为了避免更换时发生差错，气瓶的连接点必须在设备上作出标记或者必须保证供不同医用气体的连接头不得互换。

检验方法：通过检查予以确认。

五、指示灯和按钮（6.7）

本条的要求是参照 IEC 出版物：73《用颜色和辅助手段标记指示设备和调节器》

的规定。指示灯或按钮的颜色是提供设备状态的信息以引起操作人员的注意，或指示操作人员完成苛项工作，使操作人员安全操作设备。

1．指示灯的颜色

1）红色：应仅用于指示危险的警告和（或）要求紧急行动。

2）黄色：需要小心或注意；

3）绿色：准备运行；

4）蓝色：可以专用安全标准专门指定含义（如高频电刀的专用标准中就规定，黄色用于切割功能指示，蓝色用于指示电凝功能指示）；

5）白、灰、黑：无专门指定仪；

6）点阵和其他字母——数字式显示装置：不作为指示灯来考虑；

7）其他颜色：除红或黄色以外的其他意义。

2．不带灯按钮的颜色

红色必须只用于紧急时中断功能的按钮。

检验方法：通过检查予以确认。

表 10－12　标记用符号（标准附录 D 表 D1）

序号	符　　号	IEC 出版物	GB 编号	含　　义
1	∿	417－5032	5465	交流电
2	3 ∿	335－1	4706.1	三相交流电
3	3N ∿	335－1	4706.1	带中性线的三相交流电
4	⎓	417－5031	5465	直流电
5	∿⎓	417－5033	5465	交、直流电
6	⏚	417－5019	5465	保护接地（大地）
7	⏚	417－5017	5465	接地（大地）
8	N	445	4026	永久性安装设备的中性线连接点
9	⏛	417－5021	5465	等电位
10	▣	417－5172	5465	Ⅱ类设备
14	⚠	348	—	注意！查阅随机文件
15	○	417－5008	5465	断开（总电源）

序号	符号	IEC 出版物	GB 编号	含　义
16	|	417 – 5007	5465	接通（总电源）
17		417 – 5265	5465	断开（仅用在设备的一个部分）
18		417 – 5264	5465	接通（仅用在设备的一个部分）

表 10 – 13 （标准附录 D 表 D2）

序号	符号	IEC 出版物	GB 编号	含　义
1		417 878 – 02 – 02	—	B 型应用部分
2		417 – 5333 878 – 02 – 03	5463. 2	BF 型应用部分
3		417 – 5335 878 – 02 – 05	5465	CF 型应用部分
4		878 – 02 – 07	—	AP 型设备
5		878 – 02 – 08	—	APG 型设备
6		878 – 03 – 01	—	危险电压
7	—	—	—	无通用要求
8		878 – 030 – 04	—	非电离辐射
9		417…… 878……	5465	防除颤 B 型应用部分
10		417 – 5334 878 – 02 – 04	5465	防除颤 BF 型应用部分
11		417 – 5336IEC 878 – 02 – 06	5465	防除颤 CF 型应用部分

注1：符号 1 将在今后的 GB5465（IEC417）中介绍，1，2 和 3 号符号的含义将在 IEC878 中修改。

注2：符号 9 将在今后的 GB5465IEC417 和 IEC878 中介绍，10 和 11 号符号的含义将在 IEC878 中修改。

六、随机文件（6.8）

由于设备的标记、图形、符号还不能向使用者完全表达有关设备的功能、安全运行的条件以及设备的检查、维护和保养的要求，因此设备还应提供必备的一份随机文件，以解决上述问题。

设备应附有至少包括使用说明书、技术说明书和供使用者查询的地址在内的文件。随机文件被视为设备的组成部分。如果使用和技术说明书是分开的，则在标准第五章中规定的所有可用的分类都必须包含在两个说明书中。

1. 使用说明书

使用说明书一般包括下列内容：

1）一般内容

提供能使设备按其技术条件运行的全部资料。它应包括各控制器、显示器和信号的功能说明；应有设备上的图形、符号、警告性声明和缩写的解释。有操作顺序、可拆卸部件及附件的装、卸方法及使用过程中消耗材料的更换等的说明。

2）信号输入部分和信号输出部分规定的说明。

3）与患者接触部件的清洗、消毒和灭菌的细节。

4）对带有附加电源的电网供电设备，若其附加电源不能自动地保持在安全可用的状态，使用说明书应提出警告，规定应对该附加电源进行定期检查和更换。

·5）一次性电池长期不用应取出的说明。

6）可充电电池 安全使用和保养的说明。

2. 技术说明书

使用说明书一般包括下列内容：

1）在6.1中提到的所有数据和设备安全运行必不可少的所有特性参数。

2）熔断器和其他部件的更换要求和方法。

3）供方按要求提供的电路图、元器件清单等的承诺。

4）有关运输、储存和环境限制条件的规定。

随机文件的目的就是给设备的使用者提供一个使用和维修、保养方法的指南。因此保证其安全运行所必不可少的一些说明，应该是应有尽有的、企业要对此引起足够的重视。在日本标准 JIST1006 – 1983 中还特别单独制定一册，对"说明书"的要求非常完整、详尽和严格，对"说明书"给予了充分的重视，是值得我国企业认真学习的。

第十节　医用电气系统安全要求

本节依据 GB9706.15 对医用电气系统的安全要求作简单的介绍。

一、基本术语

1. 耦合　不同台设备间的所有功能性的连接。

2. 间接接触　人或动物与在故障状态下会带电的外露导体部件的接触。

3. 患者环境 患者与系统部件或触及系统部件的某些其他人员之间可能姓有意无意接触的任何空间区域，如下图所示患者的环境。

4. 隔离装置 出于安全原因而阻止不需要的电压或电流在系统部件之间传输的、具有信号输入和信号输出部件或部件组合。

5. 可移式多插孔插座 可移式多插孔插座是指有两个或两个以上的插孔插座，这种插座与软电缆/电线相连，或与软电缆/电线组成一体，当与网电源相连时，可以方便地从一个地方移到另一个地方。

二、医用电气设备的组合

电气设备可以安置在用来对患者进行诊断、治疗或监护的医用房间内，也可以安置在不进行医疗实践的非医用房间内。

在医用房间内，电气设备可以放置在被称为患者环境的区域内，或患者环境的区域外。在医学实践中，可能有两种情况。

1. 同时工作的医用电气设备，即不同设备同时与一个患者相连接，但设备之间不相连。这种情况的设备可能会相互产生干扰，如手术室内的高频手术设备可能影响对患者进行监护的设备。

2. 由医用电气设备、可能还有非医用电气设备为了某一目的（如为了对患者进行诊断或治疗）而永久性地或暂时地连接组成的系统。如 X 射线诊断检查系统、带电视摄像仪的内窥镜、病人监护仪、带个人电脑的超声设备、CT 或核磁共振成像仪。

这种系统的各不同 同可以安置在患者环境内或患者环境外，但始终在一个医用房间内或者可以超出这个范围被安置在一个非医用房间内，例如安置在配电间或数据处理间内。

三、辅助网电源插座与可移式多插孔插座

辅助网电源插座是设备上带有电网电压的插座，不使用工具就可以向另外设备或本设备的其他分离部分提供电能。另外，GB9706.1 通用标准 57.1e 对辅助网电源插座有专门的要求：非永久性安装设备上用来向另外设备或本设备的分离部分提供电源的辅助网电源输出插座，必须是网电源插头插不进的形式，这些辅助网电源输出插座必须有专用标记（见 GB9706.1 中 6.1k）。

为了尽可能少的影响 GB9706.1 规定的安全水平，可移式多插孔插座除了应满足 IEC884－1 家用及类似用途插头插座 第 1 部分：通用要求外，必须根据所连接的设备是医用电气设备的特点，还需满足 GB9706.15 中 57.2.201 条的要求，即必须使用工具才能把医疗实践中使用的电气设备连接到可移式多插孔插座，否则可移式多插孔插座必须至少通过隔离变压器供电，隔离变压器和可移式多插孔插座必须符合附录 EEE 提出的要求（见 GB9706.15 附录 EEE）。

上述定义和要求表明：辅助网电源插座与可移式多插孔插座与供电网都只能有一个连接，都是多设备组合应用的一个途径，对连接的设备都有明确的限定，与供电网的实质性连接都是如图 10－44 所示的一种连接电路。那么，为什么用辅助网电源插座

将多设备组合后仍是医用电气设备，而用可
移式多插孔插座将多设备组合则是医用电气
系统？对 GB9706.1 和 GB9706.15 作深入分
析，从中可以发现，这两种组合方式的本质
区别不在于连接形式，而取决于对安全考虑
的不同出发点。用辅助网电源插座将多台设
备连接起来的组合使用，其预期的医疗用途
是明确的，为了实现这一用途而组合的设备

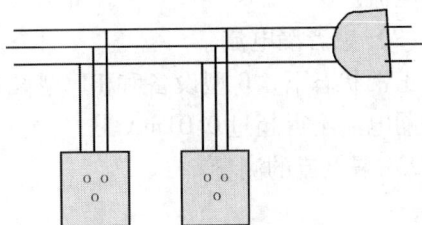

图 10 - 44　辅助网电源插座的供电

是确定的，一旦确定是不能改变的。它从设计的一开始，就是和本设备连接作为设备
的组成部分和本设备通盘考虑了安全性。整体符合医用电气设备定义和 GB9706.1 通用
标准的要求，因此可视为一台医用电气设备。

可移式多插孔插座特别适用于将现有的设备组合起来实现一个非永久性的医疗用
途，对设计和组装来说，具有较大的灵活性，可以为了不同的用途来重新组合设备，
但必须重新验证安全。这种可变性导致与其相连设备的不确定性，因此事先无法确定
整体的安全性，组合成一个整体后的安全性就不能用 GB9706.1 通用标准要求，而只能
作为一个系统按 GB9706.15 标准考虑组合后的安全性。所以用辅助网电源插座将多设
备组合是医用电气系统的一个特例，符合 GB9706.1 通标的要求，很显然，也能符合
GB9706.15 系统要求。GB9706.15 中 3.201 对系统的通用要求正是基于达到医用电气设
备同等的安全水平为前提的。

四、标准对组合医用电气系统的补充要求

GB9706.15 - 1999 涉及了这种情况，对医疗电气系统的安全提出了检测的项目和
要求，使得安装后或改建后的医疗电气系统不得对患者、操作者或环境造成安全方面
的危险。作为 GB9706.1 的并列标准，GB9706.15 主要在下列条款作了补充描述。

1. 对系统试验的通用要求

在安装后或改建后系统必须符合本标准的要求。

（1）必须考虑仅仅是由于组成系统的不同设备的互连而引起的危险。

（2）在系统中单台设备的安全试验已经根据相关标准执行的不得重复进行。

（3）试验必须在下述状态下进行，正常状态下、除非本标准另有规定；系统制造
者规定的运转状态下。

2. 系统漏电流

1）漏电流指标

（1）外壳漏电流

正常状态下，在患者环境来自系统部件或系统部件之间，允许的外壳漏电流不得
超过 0.1mA。

即使在任何非永久性安装的保护接地导线断开的情况下，在患者环境内来自系统
部件或部件之间，允许的外壳漏电流不得超过 0.5mA。

如果系统含有可移式多插孔插座，还必须测量在正常状态下保护接地的部件的外

壳漏电流。

（2）患者漏电流

正常状态下，B 型设备和 BF 型设备的患者漏电流不得超过 0.1mA，CF 型设备的患者漏电流不得超过 0.01mA。

2）漏电流的测量

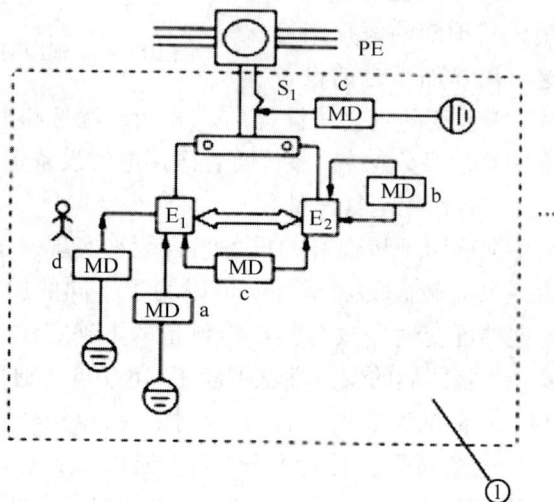

图 10 - 45　可移式多插孔形式的测量电路

对仅仅是组成系统的医用电气设备部分：则应检查随机文件中对如何组成系统、如何符合系统安全要求的说明是否符合 GB9706.15 来检验是否符合要求。

对辅助网电源插座的形式：按正常工作状态连接所有设备，按 GB9706.1 中图 16、图 18、图 20、图 21、图 22、图 28 所示的测量，来检验否符合 GB9706.1 中有关漏电流的要求。对永久性安装设备则没有保护接地导线断开的单一故障状态。

对可移式多插孔插座的形式：按正常工作状态连接所有设备，用 GB9706.1 中 19.4e 规定的测量装置按图 10 - 45 所示对患者环境中的设备测量漏电流。

闭合 S_1（正常状态）测量 c、d。分别闭合 S_1 和断开 S_1（单一故障状态），对患者环境中每台设备测量 a、b。对设备之间测量 c。①：患者环境。S_1 模拟保护接地线断开（单一故障状态）的开关。

对固定网电源插座的形式：按正常工作状态连接所有设备，用 GB9706.1 中 19.4e 规定的测量装置按图 10 - 46 所示对患者环境中的设备测量漏电流。

闭合 S_1、S_2、S_3、S_4（正常状态），测量 d。对患者环境中的每台设备测量 a、b，设备之间测量 c。

分别断开 S_1、S_2、S_3、S_4（单一故障状态），对患者环境中的每台设备测量 a、b，设备之间测量 c。

S_1、S_2、S_3、S_4：模拟设备保护接地导线断开（单一故障状态）的开关。

注：只有和患者环境中设备直接耦合的设备的故障状态才有现实意义

如果患者环境中的设备都采取了附加的保护接地，则不必进行单一故障状态的

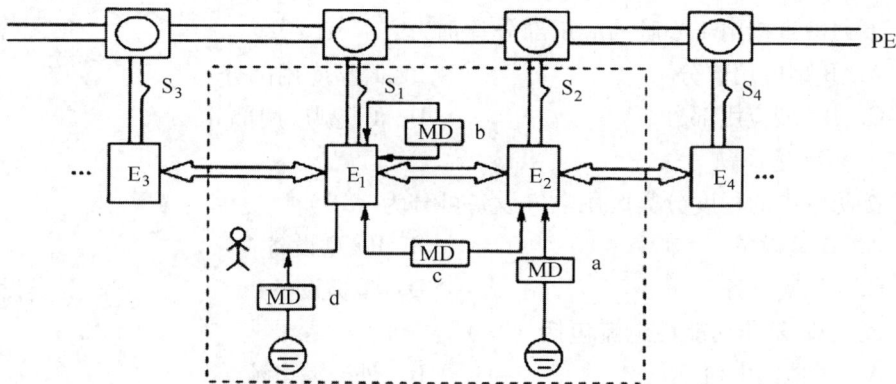

图 10 - 46 固定网电源插座形式的测量电路

测量。

如果患者环境中的设备对信号输入和输出部分提供了充分的防护，或者患者环境内外的设备之间的信号输入和输出由隔离装置提供了适当的电气隔离，则不必考虑患者环境外设备的单一故障状态。

3. 爬电距离和电气间隙

隔离装置的爬电距离和电气间隙必须符合表 10 - 5 的规定。

基准电压（U）是最高额定供电电压。对多相设备来说，是相线和中线之间的供电电压。对内部电源设备，U 为 250V。

此外该标准还对设备类别、标识和文件，外壳和防护罩，隔离运动部件等条目也作了补充，具体可参见标准。

目标检测题

一、选择题

（一）单项选择题

1. 现行的医用电气设备安全通用要求国家标准的代号为（　）
   A. GB9706.1 - 2007　　　　B. GB9706.15 - 1999
   C. YY/T0287 - 2008　　　　D. YZB0565 - 2009

2. 下列关于医用电气设备防电击类型分类描述正确的是（　）
   A. 医用电气设备可以为 O 型设备
   B. 医用电气设备可以为Ⅲ型设备
   C. 由外部电源供电的医用电气设备只能分类成Ⅰ型设备或Ⅱ型设备
   D. Ⅱ型医用电气设备比Ⅰ型医用电气设备安全

3. 标记耐久性试验不需要用到的溶液是（　）

    A. 蒸馏水　　　　B. 生理盐水　　　　C. 甲基化酒精　　　　D. 异丙醇

4. 下列可直接用于心脏的应用部分类别为（　　）

    A. B 型应用部分　　　　　　　　　B. F 型应用部分

    C. BF 型应用部分　　　　　　　　D. CF 型应用部分

（二）多项选择题

1. 按防电击的程度分类医用电气设备可分为（　　）

    A. B 型设备　　　　　　　　　　　B. BF 型设备

    C. CF 型设备　　　　　　　　　　D. Ⅰ类设备　　　　　E. Ⅱ类设备

2. 漏电流 是非功能性电流包括（　　）

    A. 对地漏电流　　　　　　　　　　B. 外壳漏电流

    C. 患者漏电流　　　　　　　　　　D. 患者辅助电流

3. 医用电气设备中常用到的防电击绝缘有（　　）

    A. 基本绝缘　　　B. 双重绝缘　　　C. 加强绝缘　　　　D. 辅助绝缘

二、问答题

1. 简述有源医疗器械安全性的概念。

2. 电流的生理效应有哪些？产生电击的因素有哪些？

3. 宏电击和微电击有哪些区别？

4. 医疗器械产品防电击的措施有哪些？

5. 简述Ⅰ类设备和Ⅱ类设备的区别？

6. 简述 B 型、BF 型、CF 型设备的含义。

7. 简述基本绝缘、双重绝缘、加强绝缘和辅助绝缘的含义。

8. 保护功能接地的作用是什么？

9. 医用电气设备的漏电流可分为哪几种？其安全值应为多少？

10. 有源医疗器械产品的电气安全参数测试主要有哪几项？

11. 电介质强度检测时其绝缘路径应怎样选择？试验电压值应怎样计算？

12. 医疗器械产品常用机械安全性检测有哪几项？

13. 医用电气系统漏电流检测有哪些要求？

第十一章

医疗器械质量监督管理

知识要点

　　本章介绍了医疗器械质量、质量管理、质量监督和质量检测的概念；着重介绍了医疗器械产品检测分类及检测项目；

学习目标

掌握：（1）医疗器械质量、质量管理、质量检测的概念；（2）医疗器械产品检测分类及检验项目。

熟悉：医疗器械检测报告编写要求。

了解：常用的医用电气设备安全检测仪器。

第一节　医疗器械质量监督管理概述

一、医疗器械质量的概念

（一）医疗器械质量

　　质量的定义：国际标准 ISO9000 中是这样定义质量的，它说所谓质量就是一组固有特征满足要求的程度。

　　医疗器械质量可以理解为医疗器械产品的所有性能指标符合标准规定的程度。

　　医疗器械的质量包括产品质量、工作质量和服务质量，工作质量和服务质量和产品质量密切相关，产品质量是工作质量和服务质量的综合作用的表现。医疗器械质量的好坏体现了工作质量和服务质量的水平，工作质量是医疗器械质量的保证和基础。

（二）医疗器械质量管理

　　质量管理（QM）是指对达到质量所必需的全部职能与活动的管理。

　　医疗器械质量管理包括制定政策、组建部门、培训人员、组织协调、并加以实施。

（三）医疗器械质量控制

　　质量控制（QC）是指为保持某一产品质量所采取的作业控制技术和有关活动。

医疗器械质量控制是指在医疗器械管理实施中所进行的具体操作活动。

（四）医疗器械质量保证

质量保证（QA）是指为使人们确信某一产品质量所采取的全部计划、有系统的活动。医疗器械质量保证需要就是把医疗器械质量管理的各个阶段、各个环节的职能组织起来形成明确任务职责、权限的互相协调促进的整体。

质量保证的目的是确保用户及消费者对质量的信任。

二、医疗器械质量监督

（一）定义

ISO 对质量监督的定义是，为了保证需要满足质量的要求，对程序、方法、条件、产品的过程和服务以及按规定的标准所作的记录分析状况进行的连续评价.

医疗器械质量监督是指对确定或达到医疗器械质量的全部职能和活动的监督管理。包括质量政策的制定以及对医疗器械从研制到使用全过程的质量保证和质量控制的组织、实施。

具体地说，医疗器械质量监督管理是药监部门根据法律法规授予的职权，依据法定的医疗器械标准、法律、法规、制度和政策，对本国医疗器械研制、生产、销售、使用的质量（包括进出口医疗器械质量），以及影响医疗器械质量的工作质量、保证体系的质量所进行的监督管理。

（二）医疗器械质量监督管理的内容

1. 制定和执行医疗器械标准
2. 实施医疗器械质量监督检查与检验
3. 实行医疗器械质量审批与许可
4. 对违法行为实施行政处罚

三、医疗器械质量监督检验

医疗器械监督检验是医疗器械监督管理的重要组成部分，质量监督必须采取检验手段，检验的目的是为了监督。如果检验技术不可靠，检验数据不真实，必然造成质量监督工作的失误和不公正。因此，必须加强医疗器械质量监督检验的管理。

（一）医疗器械质量监督检验的性质

医疗器械监督检验是第三方检验，具有公正性，不以营利为目的。医疗器械监督检验是代表国家对医疗器械研制、生产、经营、使用的医疗器械质量进行的检验，具有权威性，在法律上具有仲裁性。

（二）医疗器械质量监督检验机构

《医疗器械监督管理条例》规定，国家对医疗器械检测机构实行资格认可制度。经国务院药品监督管理部门会同国务院质量技术监督部门认可的检测机构，方可对医疗器械实施检测。我国医疗器械监督管理的技术支持机构直属国家局的医疗器械检测中心有十个。他们是：

国家食品药品监督管理局北京医疗器械质量监督检验中心	中国北京市北三环中路 2 号
国家食品药品监督管理局北大医疗器械质量监督检验中心	北京海淀区中关村南大街 22 号
国家食品药品监督管理局中检所医疗器械质量监督检验中心	北京天坛西里 2 号
上海市医疗器械检验所（国家食品药品监督管理局上海医疗器械质量监督检验中心）	上海市民和路 154 号
国家食品药品监督管理局武汉医疗器械质量监督检验中心、国家武汉医用超声波仪器质量监督检测中心	中国武汉市武昌中北路岳家咀
国家食品药品监督管理局济南医疗器械质量监督检验中心	济南市高新区天沵路 99 号
辽宁省医疗器械产品质量监督检验所（国家食品药品监督管理局沈阳医疗器械质量监督检验中心）	沈阳市铁西区重工北街 22 号
天津市医疗器械质量监督检验中心（国家食品药品监督管理局天津医疗器械质量监督检验中心）	中国天津市南开区红旗南路 237 号
广东医疗器械质量检测中心（国家食品药品监督管理局广州医疗器械质量监督检验中心）	广东省广州市寺右新马路寺右中街 9 号
浙江省医疗器械检验所（国家食品药品监督管理局杭州医疗器械质量监督检验中心）	杭州市环城东路 23 路

医疗器械检测机构及其人员对被检测单位的技术资料负有保密义务，并不得从事或者参与同检测有关的医疗器械的研制、生产、经营和技术咨询等活动。

（三）医疗器械质量监督检验的类型

医疗器械质量监督检验根据其目的不同可分为：抽查性检验、委托性检验、注册检验、技术仲裁检验、进出口检验。

（四）医疗器械质量监督检验的性质

1. 公正性

医疗器械质量监督检验为第三方检验，不涉及买卖双方的经济利益，不以盈利为目的。它具有公正性。

2. 权威性

医疗器械质量监督检验一般代表国家对研制、生产、经营、使用的医疗器械质量进行的检验。它具有权威性。

3. 仲裁性

医疗器械质量监督检验是根据国家的法律规定进行的检验。它具有仲裁的特性。

第二节　医疗器械质量检验

一、医疗器械检测的含义

医疗器械的检测（或测量）是指人们在生产、实验、科研等领域，借助专门的仪器设备，为及时获得被测或被控对象的信息而进行实时或非实时的定性检查和定量测量的过程。

二、医疗器械检测的作用

现代医疗器械的生产为了保证产品质量提高生产效益，就必须对生产过程进行严格的控制；而要实现这种控制，首先就必须对生产过程的各种参数和状态进行适时有效的检测。因此，检测是控制的基础，控制离不开检测。在现代生活中，各种医用电子设备、医学检测仪器、家用电器大都既包含检测也包含控制；而在航空、航天和军事国防中，测量和控制更是密不可分。

随着科学技术的发展，电子技术因其具有精度高、速度快、便于运用计算机系统、容易实现自动化等许多优点，被广泛应用于医疗电子设备，极大地提高了诊断疾病的速度和精确度，以保证了医疗电子设备的安全有效性。

医疗器械检测方法的正确与否是十分重要的，它直接关系到医疗器械检测工作是否能正常进行，能否符合规定的技术标准。因此，必须根据不同的测量要求，找出切实可行的检测方法，然后根据检测方法选择合适的检测工具或检测仪器，组成医疗器械检测装置或检测系统，进行实际检测。如果检测方法不合理，即使有高级精度的测量仪器或设备，也不能得到理想的检测结果。

三、医疗器械产品质量检验的含义

医疗器械产品质量检验就是对医疗器械产品的一项或多项质量特性进行观察、测量、试验，并将结果与规定的质量要求进行比较，以判断每项质量特性合格与否的一种活动。

四、医疗器械产品质量检验职能

（一）把关职能

把关是质量检验最基本的职能，也可称为质量保证职能。

无论是过去和现在，即使是生产自动化高度发展的将来，质量检验的把关作用，仍然是不可缺少的。企业的生产是一个复杂的过程，人、机、料、法、环等诸要素，都可能使生产状态发生变化，各个工序不可能处于绝对的稳定状态，质量特性的波动是客观存在的，要求每个工序都保证生产100%的合格品，实际上是不可能的。因此，通过检验实行把关职能，是完全必要的。随着生产技术的不断提高和管理工作的完善化，可以减少检验的工作量，但检验仍然必不可少。只有通过检验，实行严格把关，做到不合格的原材料不投产，不合格的半成品不专序，不合格品的零部件不组装，不合格的产品不出厂，才能真正保证产品的质量。

（二）预防职能

现代质量检验区别于传统检验的重要之处，在于现代质量检验不单纯是起把关的作用，同时还起预防的作用。检验的预防作用主要表现在以下两个方面：

（1）通过工序能力的测定和控制图的使用起到预防作用

众所周知，无论是工序能力的测定或使用控制图，都需要通过产品检验取得一批或一组数据，进行统计处理后方能实现。这种检验的目的，不是为了判断一批或一组产品是否合格，而是为了计算工序能力的大小和反映生产过程的状态。如发现工序能力不足，或通过控制图表明生产过程出现了异常状态，则要及时采取技术组织措施，提高工序能力或消除生产过程的异常因素，预防不合格品的发生，事实证明，这种检验的预防作用是非常有效的。

（2）通过工序生产中的首检与巡检起预防作用

当一批产品处于初始加工状态时，一般应进行首件检验（首件检验不一定只检查一件），当首件检验合格并得到认可时，方能正式成批投产。此外，当设备进行修理或重新进行调整后，也应进行首件检验，其目的都是为了预防大批出现不合格品。正式成批投产后，为了及时发现生产过程是否发生了变化，有无出现不合格品的可能，还要定期或不定期到现场进行巡回抽查（即巡检），一旦发现问题，就应及时采取措施予以纠正，以预防不合格品的产生。

（三）报告职能

报告的职能也就是信息反馈的职能。这是为了使高层管理者和有关质量管理部门及时掌握生产过程中的质量状态，评价和分析质量体系的有效性。为了能做出正确的质量决策，了解产品质量的变化情况，必须把检验结果，用报告形式，特别是计算所得的指标，反馈给管理决策部门和有关管理部门，以便做出正确的判断和采取有效的决策措施。报告的主要内容包括以下几个方面：

（1）原材料、外购件、外协件进厂验收检验的情况和合格率指标；

（2）产品出厂检验的合格率、返修率、报废率、降级率以及相应的金额损失；

（3）按车间和分小组的平均合格率、返修率、报废率、相应的金额损失及排列图分析；

（4）产品报废原因的排列图分析；

（5）不合格品的处理情况报告；

（6）重大质量问题的调查、分析和处理报告；

（7）改进质量的建议报告；

（8）检验人员工作情况报告，等等。

（四）改进职能

质量检验参与质量改进工作，是充分发挥质量把关和预防作用的关键，也是检验部门参与质量管理的具体体现。

质量检验人员一般都是由具有一定生产经验、业务熟练的工程技术人员或技术工人担任。他们熟悉生产现场，对生产中人、机、料、法、环等因素有比较清楚的了解。因此对质量改进能提出更切实可行的建议和措施，这也是质量检验人员的优势所在。实践证明，特别是设计、工艺、检验和操作人员联合起来共同投入质量改进，能够取得更好的效果。

（五）监督验证职能

质量监督和验证是市场经济和质量保证的客观要求，而这种监督和验证是以检验为基础的。从微观和宏观管理出发，质量监督主要分为以下五个方面。

（1）自我监督　企业通过内部检验系统的正常运转，对原材料和外购件进行把关的质量监督；对产品设计质量的监督；对产品形成过程的质量监督；对产品进入流通领域的质量监督等等。

（2）用户监督　企业通过建立和完善用户满意度评价体系，定期对用户进行调查和访问，取得产品进入流通领域之后，用户对质量的直接评价。从而，为企业不断改进目标和策略提供科学依据。

（3）社会监督　企业通过各种形式和渠道，积极参与和配合消费者的民间团体组织，对自身产品和服务质量进行评价，以真正体现企业的社会责任。

（4）法律监督　市场经济就是法制经济。企业通过认真学习和遵守法律制度正确地约束自身的经营行为和维护自身的合法权益。同时，消费者以及全社会通过《产品质量法》、《食品卫生法》、《药品管理法》、《计量法》、《民法通则》、《经济合同法》、《民事诉讼法》、《行政诉讼法》、《刑法》、《反不正当竞争法》、《消费者权益保护法》、《仲裁法》等相关法律监督和规范社会各类质量行为，以保护国家和生产者、销售者以及广大消费者的合法权益。

（5）国家监督　国家监督是指由国家授权，以第三方公正为立场的机构所进行的质量监督。例如，国家商检部门对进出口产品的质量标准所进行的检查监督等。此外，国家对主要工业产品，例如，包括食品、生活日用品等实行定期和不定期的抽查监督，起到监督企业经营行为、保护消费者合法权益，维护社会经济秩序的重要作用。

第三节　医疗器械产品检测分类及检测项目

一、医疗器械产品检测分类

医疗器械产品是用于人的疾病的诊疗、保健和康复等方面，因此，其质量安全、有效是医疗器械产品的一个重要特征。为了确保每台医疗器械产品品质优良，生产企业和有关部门必须对上市的（或准备上市）的产品进行严格的检验。根据检验的目的不同，一般可以分为：出厂检验、型式检验两大类。

1. 出厂检验　是生产厂商对所生产的每一台产品在成品入库前所进行的质量检验，确保出厂产品都符合产品标准的要求。

2. 型式检验　是为验证医用电子设备的整机性能、安全指标是否符合产品标准要求和医用电气设备安全通用要求。型式检验应由第三方进行。

型式检验分一般类型的型式检验和特殊类型的型式检验两种。

一般类型的型式检验包括周期检验、产品注册检验和许可证检验，这类检验属产品质量稳定性试验；

特殊类型的型式检验有安全认证检验，该检验为企业能力的检验。

二、检测项目

1. 出厂检验项目一般包括：产品标准中规定的设备性能项与安全通用要求中的漏电流（对地漏电流、外壳漏电流、患者漏电流、患者辅助电流）、电介质强度和Ⅰ类设备的保护接地阻抗等项目。

2. 型式检验项目为产品标准中规定的设备性能项目与安全通用要求中全部项目（全检）。

三、型式检验的原则

医用电气设备安全性能检验一般遵循以下原则。

1. 医用电气设备安全性能检验至少要在正常状态下和单一故障状态下各进行一次。

2. 试验条件选择："最不利的原则"。

为了确保医用电气设备在储存、运输、正常使用和按制造厂规定进行保养、维修时，在正常状态和单一故障状态下的安全性，试验应在设备处于通用要求和产品使用说明书规定的最不利情况下进行，这是在选择试验条件时的一个总准则。

四、试样的数量、重复试验、修理和改进

1. 型式检验的样品数量原则上为一台，特殊情况下可另加样品。

型式检验是为验证医用电气设备的绝缘、元器件和结构以及整机安全指标是否符合通用要求中的全部要求所进行的试验。

型式检验的样品应能代表同类产品，是否具有代表性应由第三方机构和制造厂商定。

2. 同一项目的试验原则上只进行一次，不得重复试验（除非标准另有规定）。尤其是电介质强度试验，更应避免重复，因为它有可能降低设备受试部分绝缘和隔离程度。

如电介质强度试验先在常温中进行，然后应在潮湿预处理后进行。这就是说在常温下只能进行一次，在潮湿预处理之后也只能试验一次。

3. 在试验中发生故障影响以后的试验时，或者为防止以后可能发生故障而需进行修理和改进时，第三方机构和制造厂应以商定选用下列处理方案中的一个：

（1）提供一个新样品重新进行全部试验；

（2）作全部必要的修理和改进后，只对有关项目重新试验。

必须注意，故障、修理和改进的情况，应予以记录。

医疗器械 { 出厂检验（出厂检验必检项目：主要性能，漏电流；接地阻抗；电介质强度）

质量检验 { 型式检验（型式检验 项目：全检） { 一般类型的型式检验 / 特殊类型的型式检验

检验的依据：产品标准

第四节　常用的医用电气设备安全检测仪器

一、PZ168 型数字耐压试验仪：图 11-1 PZ168 型数字耐压试验仪

PZ168 型数字耐压试验仪是国产的新一代的耐压试验仪器，如图 11-1 所示。它采用微处理器控制测量、数据的校正、及显示数据等工作，提高了数据的测试速度，减少了操作人员的工作复杂度。它的报警电流分 8 档：0.5mA，1mA，2mA，5mA，10mA，20mA，50mA，100mA。该仪器具有测量输出高压范围：0～3000VAC；0～5000VAC，电压、电流测试自动量程转换，报警电流、测试时间可以一次设定。

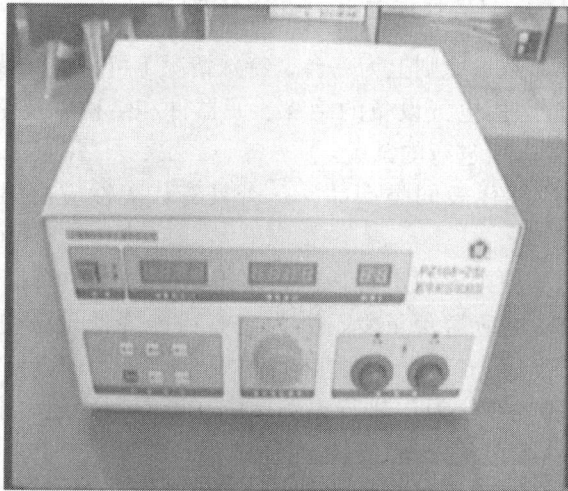

图 11-1　PZ168 型数字耐压试验仪

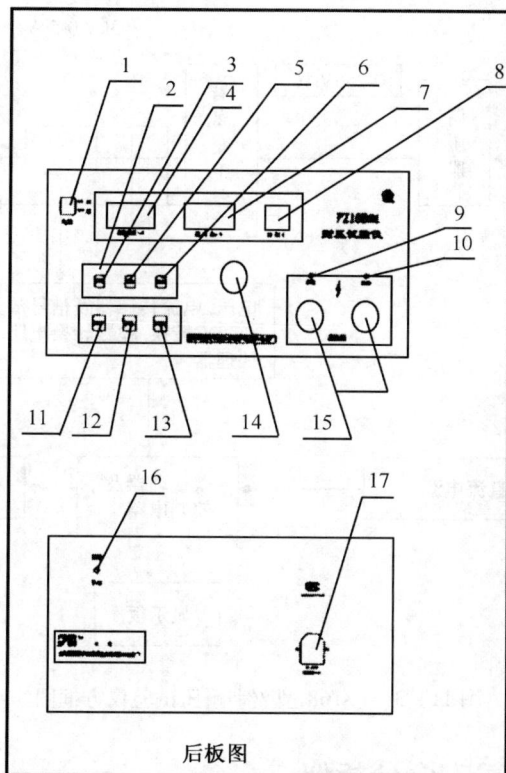

图 11 - 2 PZ168 型数字耐压试验仪面板后板

1. 电源开关 2. 设定指示灯 3. 设定按钮 4. 电压显示框 5. 加值键 6. 减值键 7. 电流显示框

8. 计时显示框 9. 测试指示灯 10. 合格指示灯 11. 测试按钮 12. 复位按钮 13. 计时按钮

14. 高压调节旋钮 15. 高压输出端子 16. 人工/自动计时选择开关 17. 电源插座

1. 性能指标及参数

（1）输出电压/测试电压 0 - 3KV ±30%

（2）报警电流分 8 档：0.5mA，1mA，2mA，5mA，10mA，20mA，50mA，100mA.

2. 技术特性

（1）仪器的正常工作条件

（2）工作电源

（3）仪器的测试电压及测试范围

3. 电路结构主要由 4 部分组成

（1）直流电源部分

（2）主控板部分

（3）显示板部分

（4）键盘板部分

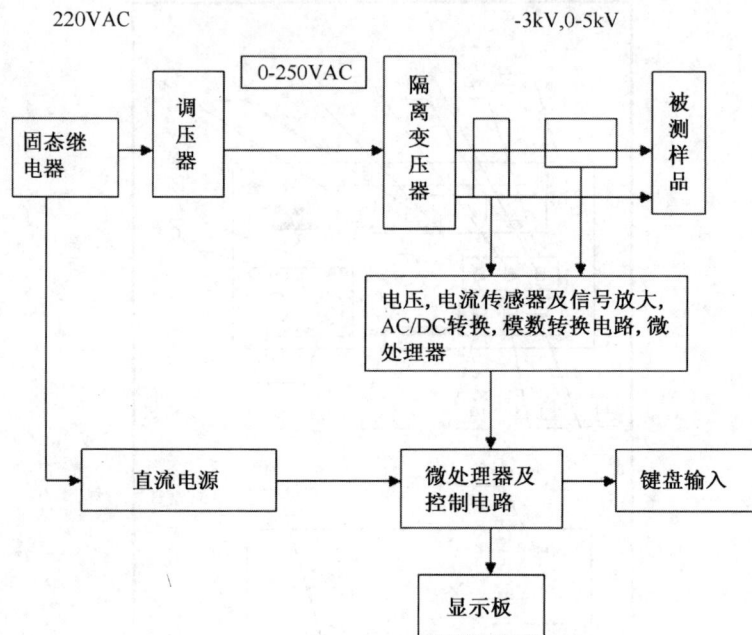

图 11 - 3   PZ168 型数字耐压试验仪方框图

二、QA - 90 电气安全分析仪

QA - 90 代表了新一代智能化的电气安全分析仪。它是目前市场上唯一的能在一次测试中对带有不同防护等级的被检设备（例如：心脏浮动和体部浮动除颤器）进行测试的安全分析仪。

1. 主要功能：图 11 - 4 为 QA - 90 电气安全分析仪

用户只需选择被检设备的类型和等级，按下启动按钮 STAR 后，QA - 90 即自动按选定标准的规定进行电气安全分析。

2. QA - 90 检测能符合的标准

IEC601.1，EN60601 - 1，VDE 0750 T1/12 - 91，BS 5742，UL 2601，CAN/CSA - C22.2 No 601.1 - M90，AS 3200.1，NZS 6150：1990，VDE 0750T1/12 - 90，OVE751，IEC 601.1.1 , IEC 601.2.4，UL 544，HEI 95，HEI 158 及更多。

QA - 9 0 MKII Safety Analyze 面板简介：

（1）键盘：11 个字母数字符键，用于输入信息。PL

Patient Lead：设置病人导联窗口 CLR

Clear：清除所有输入信息

Return：删除最后输入的字符

Enter：记录存储输入的信息

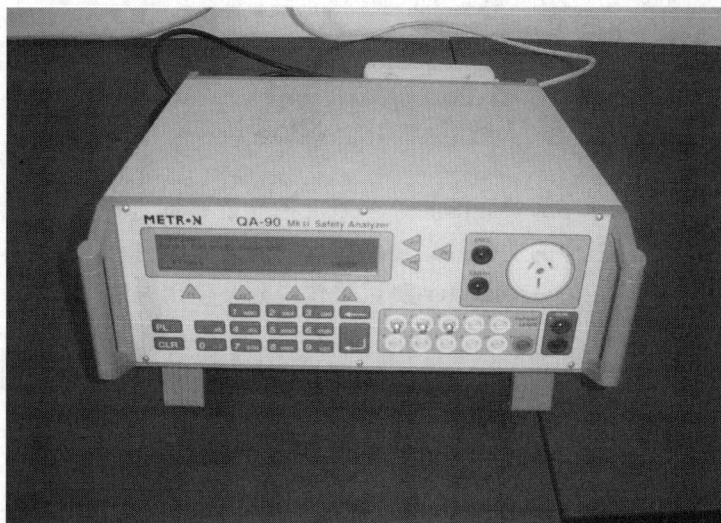

图 11 - 4　QA - 90 电气安全分析仪

（2）数字符及字母符的输入：

数字符的输入：直接按下所显示的数字键。

字母符的输入：按下所需字母所在的键，直到显示屏上出现所需的字母。

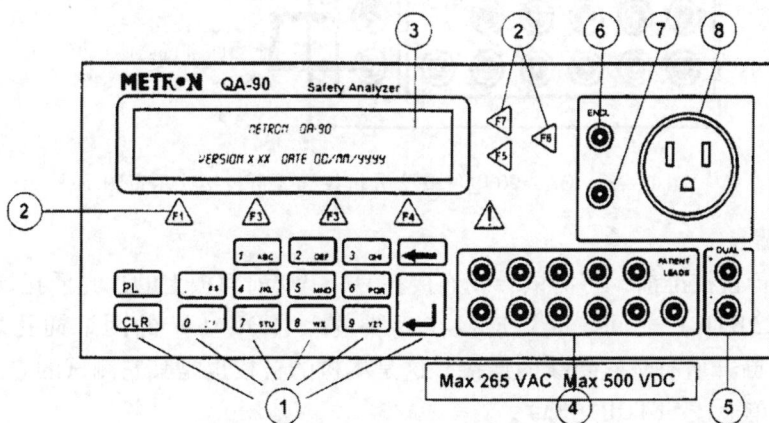

图 11 - 5　QA - 90 电气安全分析仪面板

3. QA - 9 0 MK Ⅱ Safety Analyzr 面板简介

（1）键盘：11 个字母数字符键，用于输入信息。

Patient Lead：设置病人导联窗口 CLR。

Clear：清除所有输入信息。

Return：删除最后输入的字符。

Enter：记录存储输入的信息。

（2）数字符及字母符的输入

键盘：11 个字母数字键，用于输入信息。

患者导联：开启新窗口用于患者导联输入。

清除键：清除整个屏蔽显示。

删除键，删除最后一个字符。

回车键，记录输入的数据。

（3）功能键：

F1 – F4 用于选择显示在屏幕底部的菜单条上的功能，即选择键位上方直接对应的功能。F5 – F7 用于选择对应的功能或是在相应行的信息域中输入信息。

4. QA – 90 MK Ⅱ Safety Analyzer 测试操作说明及使用方法

①测试导线校准

QA – 90 的自校准功能主要用于测定测试导线的阻抗，并在随后的测试中将其中扣除。图 11 – 6 导线自校接线示意图。

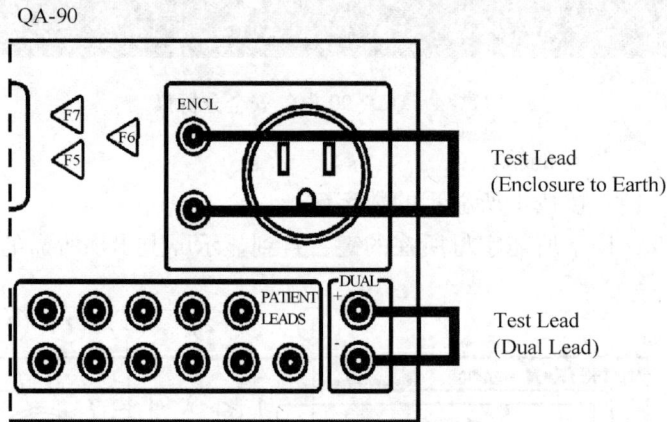

图 11 – 6　QA – 90 电气安全分析仪导线自校接线示意图

操作步骤：

a. 在进行自校准前，将测试导线连接在 QA – 90 前面板上的外壳插孔（ENCL）和接地插孔（EARTH）之间，或是连接在双线输入（DUAL）的两个插孔之间，如图 11 – 6 所示。断开所有其它导线的连接，这是本机的自校也是其它测试的先决条件。

b. 在菜单上按 SETUP（F3）：

c. 在系统设置菜单（SYSTEM SETUP）上按 CAL（F3）：

d. 在自校准（SELF CALIBRATION）窗口，按 Calibrate test lead. enclosure/ground（F6）或 Calibrate test lead, dual float（F5）选择一个选项；

e. 校准测试结束后，测试结果即显示在屏幕上。

②在测试时要这样特别注意，测试之前确保被测试仪器的主要电源处于 ON 状态，当屏幕出现 "REVERSD POLARITY" 信息时，表示电源极性反向，应立即调换插头极性方向。

操作步骤：

a. 被测仪器的电源插入 QA – 90 专用输出电源插座上，打开 QA – 90 和待测仪器

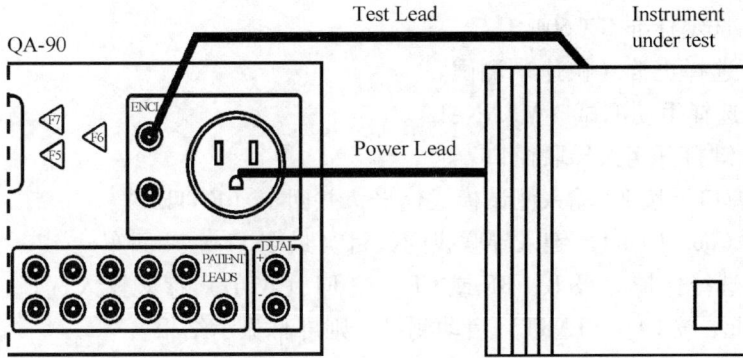

图 11 - 7　测量不带病人导联的仪器示意图

的电源。如果屏幕出现"REVERSED POLARITY"信息时；关机，并将插头反过来重新插上。

b. 将校正过的 TEST LEAD 连接 ENCL 和待测仪器的外壳。

c. 在主菜单上按 F5 选择测试级别 CL1．CL2 或 I.P。

d. 按 F1 进入主菜单。

e. 按 F7 选择测试标准 IEC601.1。

f. 按 F6 选择正常测试模式（NORMAL）。

g. 按 F5 选择手动模式（MANNAL）。

h. 按 F4（START）开始测试，屏幕显示结果。

③测量带病人导联的仪器

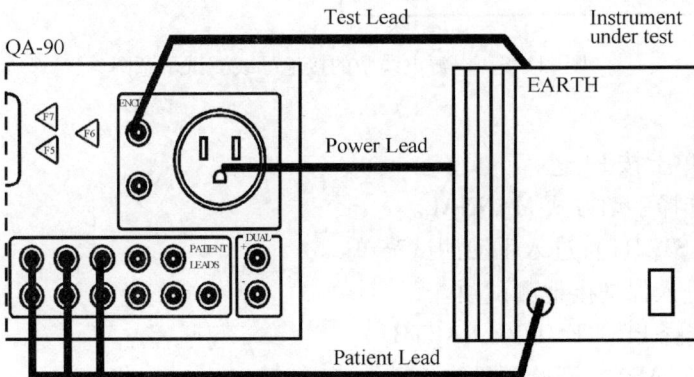

图 11 - 8　测量带病人导联的仪器的示意图

操作步骤：

a. 被测仪器的电源插头插入 QA - 90 专用输出电源插座上，然后用校正过的 TEST LEAD 将所有病人电极（最多 11 个）连接至被测仪器上，以及连接 QA - 90ENCL 插孔和待测仪器的外壳，打开电源。

b. 按主菜单上的 F6 选定测试级别 CL1．CL2 或 LP。

c. F 进入子菜单。

d. 按 F7 选定标准 IEC601.1。

e. 按 F6 选择正常（快速）测试。.

f. 按 F5 选择手动测试（MANNAL）。

g. 按 PL 键打开病人导联窗口。

h. 在此窗口下按 F7 输入测试模式代号，并回车（ENTER）。

i. 按 F6（no. of lead）键入导联线的数目（最多 11 个）回车。

j. 按 F5 选择保护等级 B、BF 或 CF，按 F1（ADD）存入输入选择，则屏幕显示 xx lead xx mode，按 F4（START）启动测量。则屏幕显示结果。

④电源电缆测试

待测仪器的电源保护接地是否正常是其它测量的先决条件。电源线保护接地的测试方法先用 TEST LEAD 连接 ENCI 与电源线的接地极之间；

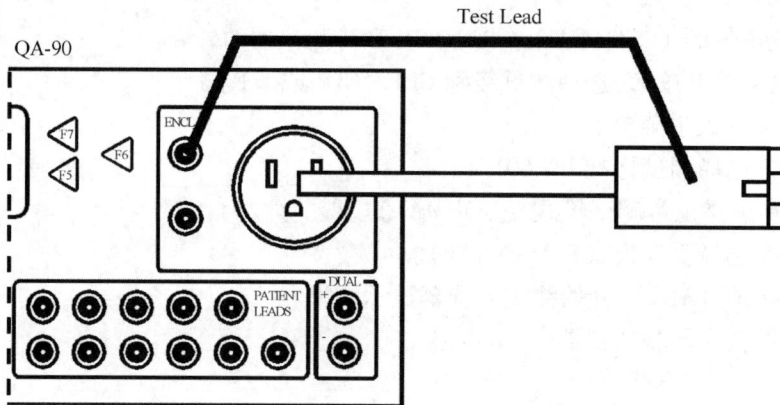

图 11 −9　电源电缆中的接地导线测试示意图

操作步骤：

a. 在主菜单上按 F1 进入下页。

b. 按 F5 选择手动方式 MANNAL。

c. 按 F4（START）进入手动测试菜单。

d. 按 F1 进入保护接地测试项。

e. 按 F7 选择 PROTECTIVE EARTH

f. 按 F1（START）开始测量。

⑤电压测量测试（双线）

测量相对于指定参考点之间的电压。

操作步骤：

a. 在主菜单上按 MORE（F1）；

b. 按 Test Mode（F5）并选择 Manual；

c. 按 START（F4）；

d. 在手动测试设置菜单（MANUAL TEST SETUP）上按 MORE（F1）；

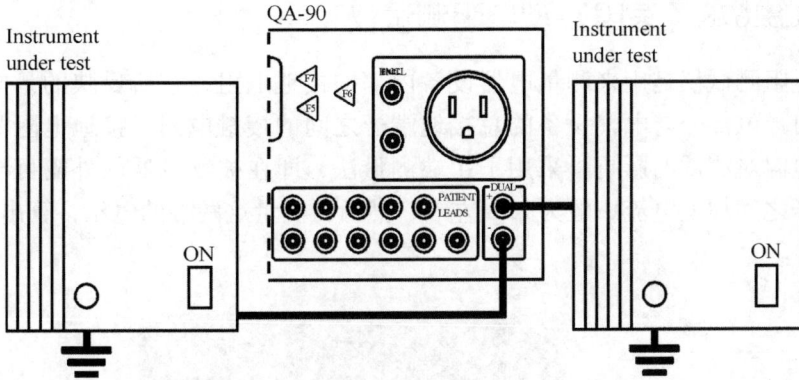

图 11 - 10　电流测量测试（双线）示意图

e. 再按 MORE（F1）三次；

f. 按 Current Measurement Dual Lead（F7）；

g. 按 START（F1）。

⑥阻抗测量（双线）

测量固定安装设备的保护接地阻抗。

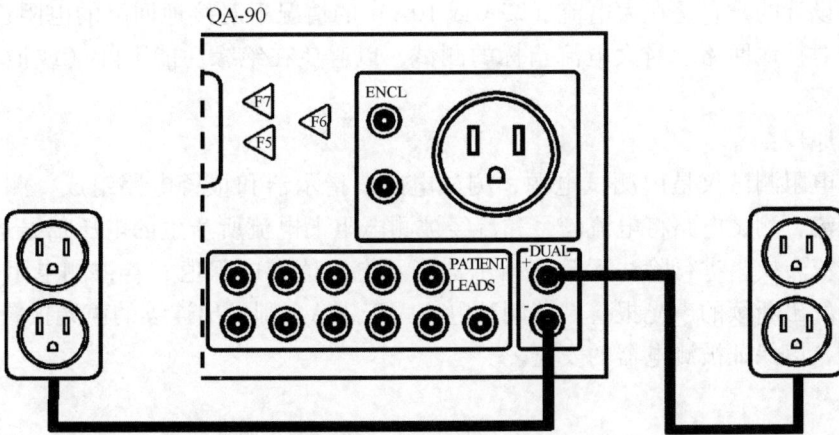

图 11 - 11　测量两个固定插座保护接地阻抗的示意图

操作步骤：

a. 在菜单上按 MORE（F1）；

b. 按 best Mode（F5）并选择 Manual；

c. 按 START（F4）；

d. 在手动测试设置菜单（MANUAL TEST SETUP）上按 MORE（F1）；

e. 再按 MORE（F1）三次；

f. 按 Resistance Measurement Dual Lead（F5）；

g. 按 START（F1）。

三、CS2678（医用）型电阻测试仪

接地电阻测试仪是用来测量电器设备内部的接地电阻，它所反映的是电气设备的各处外露可导电部分与电气设备的总接地端子之间的接触电阻，接地电阻测试仪为了消除接触电阻对测试的影响，采用了 4 端测量法，即在被测电器的外露可导电部分和总接地端子之间加上电流一般为 25A 左右，然后再测量这两端的电压，算出其电阻值。

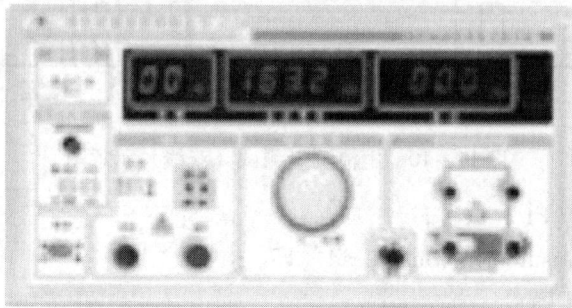

图 11 – 12　CS2678（医用）型电阻测试仪

CS2678 接地电阻测试仪是按照 GB. ICE，ISO，BS，UL，JIS 等国际国内的安全标准要求而设计的，它是在大电流（25A 或 10A）的情况下对接地回路的电阻进行测量，同时也是对接地回路承受大电流指标的测试，以避免在绝缘性能下降（或损坏）时对人体的伤害。

工作原理：

接地电阻测试仪是由测试电源，测试电路，指示器和报警电路组成，测试电源产生测量电流，测试电路将电流信号和流经被测电阻上电流所产生的电压信号进行处理，完成交直流转换，进行除法运算，指示器指示电流值和电阻值，若被测电阻大于报警值，仪器发出断续的声光报警，若测试电流大于 30A，则发出连续的声光报警，并切断测试电流，以保证被测电器的安全。

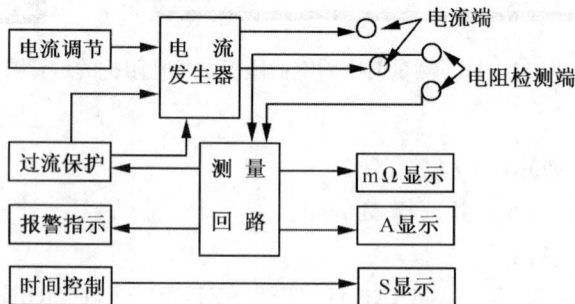

图 11 – 13　CS2678（医用）型电阻测试仪方框图

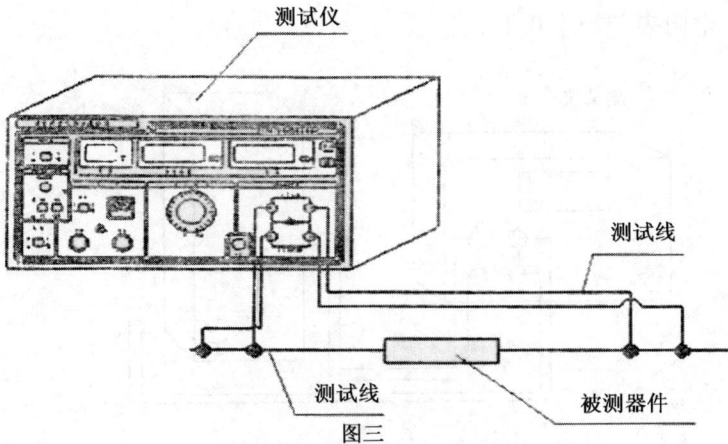

图 11 - 14　测试连接举例

四、CS9950 型接地电阻测试仪

CS9950 型程控接地阻抗测试仪，它们采用微电脑控制器控制输出电流的大小和输出电压的频率；本测试仪电流输出为恒流源输出，即在测试仪的测试范围内，输出电流的大小不随外接负载阻值的变化而变化，输出电流值为设置电流值；此接地阻抗测试仪还具有开路报警、软体校准配备 PLC 所需的信号输入、输出接口，可方便的与 PLC 组成综合测试系统。

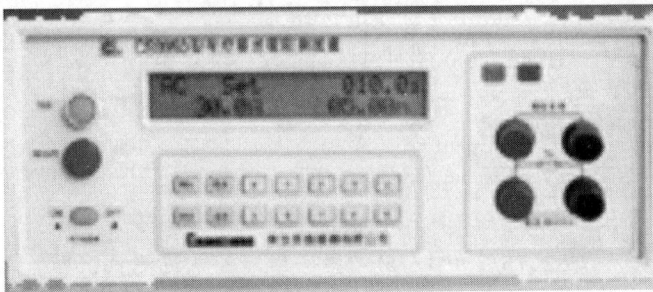

图 11 - 15　CS9950 型接地电阻测试仪

技术指标：

电流设定 : 3. 0A ~ 30. 0A

输出电流 : 3. 0A ~ 30. 0A（恒流源输出）

分辨率：0. 1A

准确度： ±（1% 的设定值 + 0. 1A）

输出频率 : 50Hz/60Hz 可选

电阻设定 : 1 - 510mO 在 5A - 10A 范围

1 - 150mΩ 在 10A - 25A 范围（分辨率: 0. 1mΩ）

电流表：3.0A～30.0A；分辨率：0.1A；准确度：±（2%＋0.1mΩ）
电阻表：电阻表分辨率0.1mΩ。

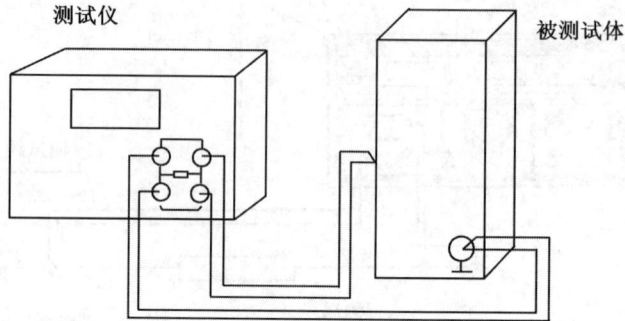

图 11－16　测试举例示意图

五、CS2675 型医用泄露电流测试仪器

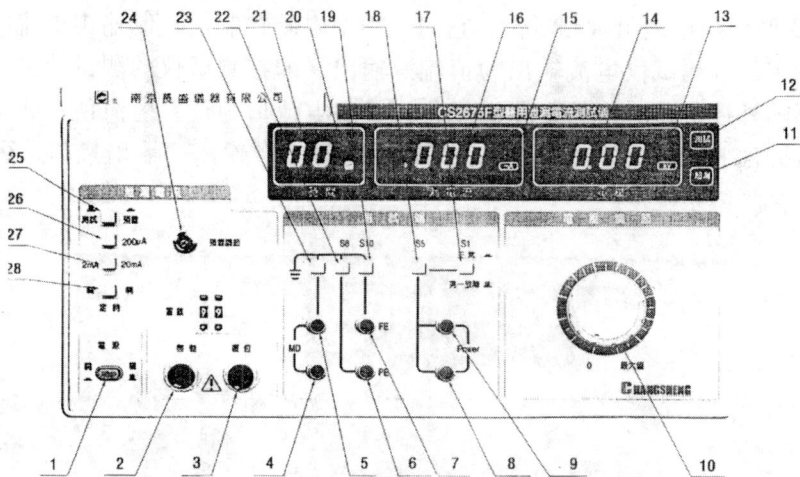

CS2675/75F-1/75F-2型医用泄漏电流测试仪器

图 11－17　CS2675 型医用泄露电流测试仪器

面板各部分名称及使用说明
1. 电源开关；
2. 启动钮：按下时，测试灯亮，泄漏测试端输出测试电压；
3. 复位钮：按下时，测试灯灭，无测试电压输出；
4. 测量装置（MD）输入端；
5. 测量装置（MD）输入端（接地端）；
6. 被测医用电气设备保护接地（PE）连接端：
7. 被测医用电气设备功能接地端（FE）连接端；
8. 测试电源输出端，提供被测医用电气设备供电电路；

9. 测试电源输出端，提供被测医用电气设备供电电路；

10. 泄漏测试电压调节钮：顺时针为大，反之为小；

11. 泄漏电流超漏指示灯：此灯亮表示泄漏电流超漏；

12. 测试状态指示灯：此灯亮表示仪器正处在测试状态；

13. 电压单位指示符；

14. 电压显示值指示窗口；

15. 泄漏电流单位指示符，点亮时为"μA"，熄灭时为"mA"；

16. 泄漏电流显示值指示窗口；

17. 正常/单一故障切换开关：按下时为"正常状态"，弹出时为"单一故障状态"；

18. 测试电源供电电路极性转换开关：相当于 GB9706.1 第 19.4 中 b）条中的 S5 开关；

19. FE 连接端的接地开关，按下 FE 端接地，弹出 FE 端与地开路；

20. 测试时间单位指示符；

21. 测试时间显示值指示窗口；

22. PE 连接端的接地开关，按下 PE 端接地，弹出 PE 端与地开路；

23. 测量装置（MD）输入端（接地端）的接地开关，按下该端接地，弹出该端与地开路；

24. 泄漏电流预置调节钮：按下泄漏电流预置开关，根据量程转换开关位置可设定 0.01～10mA 任意报警值；

25. 泄漏电流测试与预置转换开关：按下时结合泄漏电流预置钮可设定并显示泄漏电流报警值，常态时可测得并显示实际泄漏电流值；

26. 泄漏电流量程转换开关：按下时为 0～200μA，弹出时为 2/10mA；

27. 泄漏电流量程转换开关：按下时为 0～10mA，弹出时为 0～2mA；

28. 定时开关：开时为 1s～99s 内任意设定（倒计时），"关"时为手动；

29. 时间预置拨盘，可在 1s～99s 任意设定定时时间.

使用注意事项

1. 操作者使用前必须阅读 GB9706.1 中有关条文和使用说明书。

2. 操作者必须戴绝缘橡皮手套，脚下垫绝缘橡皮垫，以防高压电击造成生命危险。

3. 仪器必须可靠接地，即其三极电源插座接地极必须接地。

4. 在连接被测体时，必须保证电压输出为"0"及在"复位"状态。

5. 切勿将输出地线与交流电源线短路，以免外壳带有高压，造成危险。

6. 尽可能避免高压输出端与地短路，以防发生意外。

7. 测试灯、超漏灯一旦损坏，必须立即更换，以防造成误判。

8. 被测医用电气设备功耗不得大于（CS2675F 为 300VA、CS2675F－1 为 1kVA），否则会使机内测试电源过载造成损坏。

9. 仪器避免阳光正面直射，不要在高温潮湿多尘的环境中使用和存放。

特别注意：

泄漏电流测量是带电进行测量的，被测电器外壳可能是带电的，因此，测试人员必须注意安全，制定相应的安全操作规程，在没有切断电源前，务必不能触摸被测电器，以防被电击，发生危险。

第五节　检测报告编写

以上我们讲过，医疗器械检测分类及检测项目。

1. 医疗器械检验$\begin{cases}出厂检验\\型式检验\end{cases}$

型式检验$\begin{cases}一般类型的型式检验\\特殊类型的型式检验\end{cases}$

2. 检验项目

出厂检验项目一般包括：产品标准中规定的设备性能项与安全通用要求中的漏电流（对地漏电流、外壳漏电流、患者漏电流、患者辅助电流）、电介质强度和Ⅰ类设备的保护接地阻抗等项目。

一般类型的型式检验包括周期检验、产品注册检验和许可证检验，这类检验属产品质量稳定性试验；检验项目标准和附录A全部项目

特殊类型的型式检验有安全认证检验，该检验对企业能力的检验。检验项目为全检。

一、检测报告的编写

（一）概述

检测报告是产品检验过程和检测结果的记录和总结；是对产品质量合格与否的判定；产品的检测报告对一个企业、对一个产品来说至关重要。

然而我们有的企业，对产品检测报告不够重视；有的报告格式不规范、有的幅面整洁、有的用词不准确、有的内容不完整、有的结论不明确，模棱两可不好理解。

为规范医疗器械检验机构出具的医疗器械产品注册检验报告格式，国家食品药品监督管理局办公室于二〇〇七年七月二日以食药监办［2007］122号发出通知要求各医疗器械检测中心参照统一格式编写检验报告。

二、检测报告一般要求

检验报告应当便于理解，在简明的前提下提供充足的信息。检验报告用字应规范，语言简练、准确，幅面整洁，不允许涂改。

检验报告结论应当明确，一定要避免模棱两可的多意理解。

检验报告应当使用国家法定计量单位。

检验报告首页的检验结论及封面落款处应当加盖承检单位名称的检验报告专用章或检验单位公章，检验报告应当加盖骑缝章。

三、检验报告的结构（以型式检验报告为例）

检验报告的基本结构包括以下几部分：封面、封二、检验报告首页、检验报告正文、检验报告照片页。

（一）封面

1. 要有检验报告的字样。

2. 报告编号；

3. 委托方：指下达任务的单位或个人，应当与检验（试验）委托合同书中的名称相一致。

4. 样品名称：指受检样品的中文全称，应当按样品标识填写。

5. 型号：指受检样品的型号，应当按样品标识名称填写。

6. 检验类别：分为注册检验、注册补充检验、其他检验。若为注册补充检验，应当注明原注册检验报告编号；若为其他检验，应当注明检验目的。

7. 检验单位：应是检验单位的全称。

（二）封二

注意事项

1. 报告无检测机构检验报告专用章或检验单位公章无效。

2. 报告未经检测机构书面批准不得复制。

3. 复制报告未重新加盖检测机构检验报告专用章或检验单位公章无效。

4. 报告无批准人签字无效。

5. 报告涂改无效。

6. 对报告若有异议，应于收到报告之日起十五日内以书面方式向检验单位提出，逾期不予受理。

7. 报告仅对来样负责。

地址（检验单位）

电话：

传真：

邮政编码：

（三）检验报告首页

1. 报告编号：指依据检验中心质量手册及程序文件的要求对检验报告的编号，应当打印在报告首页左上角。

2. 样品名称：应当与封面一致。选择样品来源方式，并在相应"（）"处划"√"。

3. 样品编号：指依据检验中心质量手册及程序文件的要求对检测样品的编号。

4. 商标：应当按受检样品或样品随机文件提供的注册商标填写，图形商标可不填写。

5. 型号规格：指受检样品的规格、型号，应当按样品标识名称填写，如规格无法写下，需另附页注明。此处填写页码。

6. 委托方：应当与封面一致。

7. 检验类别：应当与封面一致。

8. 委托方地址：指下达任务单位/个人的地址。

9. 产品编号/批号：指受检样品标识的出厂编号/批号。

10. 生产单位：指生产受检样品的单位全称，应当按照样品标识中生产企业名称填写。（包装标识）

11. 抽样单编号：指安排抽样时抽样单的编号。

12. 受检单位：指提供样品的单位全称。

13. 生产日期：指样品生产的日期，应当按样品标识填写。

14. 抽样单位：指具体抽样的单位名称。

15. 样品数量：指受检样品的数量。

16. 抽样地点：指抽取受检样品的地点。可包括任何简图、草图或照片。如无法写下，需另附页注明。此处填写页码。

17. 抽样基数：指供抽取样品的母体基数或库存的实际数量，应当与抽样文件一致。

18. 抽样日期：指抽取受检样品的日期，应当与抽样文件一致。

19. 检验地点：当在本中心（所）试验室进行检验时，应当填写"本检验所（中心）试验室"。当现场检验时，应当填写检验单位检验场所详细名称。当在多处地点检验时，应当填写主要项目的检验地点。

20. 收样日期：指收到样品的日期。

21. 检验日期：指样品检验的起止日期。

22. 检验项目：分为"全项目"和"部分项目"。如检验项目少于三项（含三项），建议将所有项目写全。

23. 检验依据：当检验所依据的文件是国家标准、行业标准或注册产品标准时，应当填写标准代号、年代号及标准名称。当所依据的文件是其他法规性文件时，应当填写文件全称及年代号。检验依据的注册产品标准无标准号时，应当填写发布单位全称和标准全称。当依据一个以上标准或文件时，应当按照编号顺序填写，各文件另起一行。

注：以上条款文字填写应左齐，不适用项应用"——"线表示，空项应用"/"。

24. 检验结论：应当使用明确的语言评价被检样品与标准要求的符合程度。当检验依据两个以上标准时，标准编号间应加顿号或分别评价。

（1）对样品全项目检验；

例：被检样品（不）符合 GBXXXX-19XX 标准要求

（2）对样品部分项目检验；

例：所检项目（不）符合 GBXXXX-19XX 标准要求

（3）检验依据为法规性文件时，文件的名称应当加上书名号；

例：被检样品（不）符合《药品生产质量管理规范》（XXXX年）要求

（4）检验依据为一个以上标准时；

例：被检样品（不）符合 GBXXXX-19XX、GBXXXX-19XX 标准要求

（5）检验依据的注册产品标准无标准号时。

例：被检样品（不）符合×××（企业全称）×××（标准全称）标准要求

25．备注：应当填写与检验有关且需要说明的情况，有一个以上注时，每个注另起一行并且加序号。当出现偏离时，应当注明偏离情况。首页备注栏目中无内容的应划"/"。

备注通常为下列内容：

（1）对检验报告中"——"和"/"的说明；

例：报告中的"——"表示此项不适用；"/"表示此项空白。

（2）对分包检验的说明；

例：生物性能项（8.2．8.3．8.4）由×××检验。

（3）对其他检验报告的修改、补充。

例：本检验报告是对×××（报告编号）检验报告的修改/补充。

（4）检验报告中认可的项目。

例：高压电介质强度试验结果（20.3），认可企业提供的试验报告。

（5）检验报告与标准条款不一致项的说明。

（四）检验报告正文

1．报告中检验项目应当按照所依据标准中技术条款的先后顺序或按照产品性能分类进行编写。

2．检验项目：应当使用简练的文字概括标准条款的内容。

3．标准条款：应当填写依据标准中该检验项目的条款号。

4．标准要求：应当依据标准中对该检验项目提出的技术要求，使用简练的文字进行描述，不应直接引用依据标准的条款号。

5．检验结果：应当按照下列要求的顺序优先选择，

（1）按检验依据的要求，检验结果能用数值表达时应当采用数值。

（2）检验结果不能用数值表达时，应当使用简练的文字描述检验状况或检验结果；如果不需要进行必要的说明，可使用"（不）符合要求"。

6．单项结论：应当依据标准要求对单项检验结果进行合格与否的评价，填写"符合"或"不符合"。

7．如果报告末页有空格，应当在"检验项目"栏填写"以下空白"的字样。

8．对于有源医疗器械产品的检验报告，应当包括关键元器件的信息。

9．检验报告所依据的注册产品标准复印件加盖骑缝章后作为检验报告附件。

10．各中心可根据实际检验产品要求增加附页内容。

（五）检验报告照片页

照片应当反映样品结构外形、主要部件外形、整机铭牌/标识等。照片应当清晰。对于无源类产品，建议再提供产品包装标签部分的照片。

样品描述应当写明产品的结构组成，若部件及配置有独立型号应当标注。

（六）其他信息

根据实际需要，检验单位可在报告中增加以下内容：

1. 评估测量不确定度的声明/信息；
2. 评价与说明等。

四、检验报告的编写要求

检验报告的纸张一律使用 A4 （210X297mm） 幅面，检验报告应当采用打印方式。

五、出厂检测报告推荐格式

SFDA 推荐的医疗器械检验机构注册检验报告统一格式可以作为生产企业出厂检验报告的样式。

（详见附件一）

出厂检验报告推荐格式

一、封面格式

出 厂 检 验 报 告
报告编号：××××

产品名称

型　号

企业名称

×××××××有限公司

二、封二格式

注意事项

一、报告无检测机构检验报告专用章或检验单位公章无效。

二、报告未经检测单位书面批准不得复制。

三、复制报告未重新加盖检测机构检验报告专用章或检验单位公章无效。

四、报告无批准人签字无效。

五、报告涂改无效。

地　　址：

电　　话：

传　　真：

邮政编码：

三、首页格式

首页

江苏××医疗器械有限责任公司
出厂检验报告

报告编号 　　　　　　　　　　　　　　　　　　　共　　页　第　　页

样品名称		规格型号	
生产单位		产品编号/批号	
抽样单位		抽样单编号	
抽样地点		抽样基数	
抽样日期	年　月　日	样品数量	
检验单位		检验地点	
检验项目		检验日期	
检验依据			
检验结论	（检验报告专用章或检验单位公章） 签发日期　　年　月　日		

备注：1）报告中"—"表示此项不适用，报告中"√"表示此项空白。

主检人：＿＿＿＿＿＿＿＿＿＿＿＿＿＿＿＿＿

审核人：＿＿＿＿＿＿＿＿＿＿＿＿＿＿＿＿＿

批准人：＿＿＿＿＿＿＿＿＿＿＿＿＿＿＿＿＿

四、正文格式

正文

报告编号　　　　　　　　　　　　　　　　　　　　共　页　第　页

××××产品检测记录表

序号	检验项目名称	标准条款	标准要求	检验结果	单项结论
1					
2					
3					
4					
5					
6					
7					
8					
9					
10					
11					
12					
13					
14					
15					
16					

-------------------------------- 目标检测题 --------------------------------

一、选择题

（一）单项选择题

1. 下列哪一说是错误的（　）
   A. 医疗器械的质量包括产品质量
   B. 医疗器械的质量包括工作质量
   C. 医疗器械的质量包括员工的工作态度
   D. 医疗器械的质量包括服务质量

2. 下列关于医疗器械质量检验的描述正确的是（　）
   A. 医疗器械质量检验分出厂检验和型式检验两种
   B. 大企业质检部门可以进行型式检验

    C. 出厂检验可以采取抽查检验的方式

    D. 型式检验必须每台检验

（二）多项选择题

1. 医疗器械质量监督管理的内容

    A. 制定和执行医疗器械标准

    B. 实施医疗器械质量监督检查与检验

    C. 实行医疗器械质量审批与许可

    D. 对违法行为实施行政处罚

2. 医疗器械质量监督检验根据其目的不同可分为：

    A. 抽查性检验   B. 委托性检验

    C. 注册检验   D. 技术仲裁检验   E. 进出口检验

二、问答题

1. 医用电子仪器产成品检验分哪几种？它们的依据是什么？

2. 一般类型的型式检验的目的是什么？

3. 特殊类型的型式检验的目的是什么？

4. 检测报告有哪些要求？

第十二章

医疗器械信息管理

📖 **知识要点**

本章介绍了医疗器械说明书和标签管理和医疗器械广告管理的具体
要求。

📖 **学习目标**

掌握：《医疗器械说明书、标签和包装标识管理规定》的主要内容；
熟悉：医疗器械广告管理办法和广告审查标准。

医疗器械信息管理包括对医疗器械信息活动的管理和对医疗器械信息的监督管理，
涉及的范围广泛。医疗器械信息管理的基本目标是以最少的人、财、物和时间的投入，
充分开发和利用医疗器械信息，保证医疗器械信息的客观、及时和准确，以促进有关
医疗器械单位的目标实现。国家对医疗器械信息的监督管理的基本目标，是保证医疗
器械信息的真实性、准确性、全面性，以完成人们用械安全有效，维护人们健康的基
本任务。

本章主要介绍医疗器械信息管理中的医疗器械说明书和标签的管理、医疗器械广
告管理等。

第一节 医疗器械说明书和标签管理

《医疗器械监督管理条例》第十六条规定"医疗器械的使用说明书、标签、包装应
当符合国家有关标准或者规定。"

为规范医疗器械说明书、标签和包装标识，保证医疗器械使用的安全，国家食品
药品监督管理局根据《医疗器械监督管理条例》要求于二〇〇四年七月八日以第 10 号
局令的形式公布了《医疗器械说明书、标签和包装标识管理规定》。自公布之日起施
行。该项规定主要内容有：

一、定义

1. 医疗器械说明书是指由生产企业制作并随产品提供给用户的，能够涵盖该产品

安全有效基本信息并用以指导正确安装、调试、操作、使用、维护、保养的技术文件。

2. 医疗器械标签是指在医疗器械或者包装上附有的，用于识别产品特征的文字说明及图形、符号。

3. 医疗器械包装标识是指在包装上标有的反映医疗器械主要技术特征的文字说明及图形、符号。

二、医疗器械说明书、标签和包装标识的内容应当真实、完整、准确、科学，并与产品特性相一致。

医疗器械标签、包装标识的内容应当与说明书有关内容相符合。

生产企业应当对医疗器械说明书内容的真实性、完整性负责。

医疗器械的使用者应当按照医疗器械说明书使用医疗器械。

三、医疗器械说明书、标签和包装标识文字内容必须使用中文，可以附加其他文种。中文的使用应当符合国家通用的语言文字规范。

医疗器械说明书、标签和包装标识的文字、符号、图形、表格、数字、照片、图片等应当准确、清晰、规范。

四、医疗器械说明书应当符合国家标准或者行业标准有关要求，一般应当包括以下内容：

（一）产品名称、型号、规格；

（二）生产企业名称、注册地址、生产地址、联系方式及售后服务单位；

（三）《医疗器械生产企业许可证》编号（第一类医疗器械除外）、医疗器械注册证书编号；

（四）产品标准编号；

（五）产品的性能、主要结构、适用范围；

（六）禁忌症、注意事项以及其他需要警示或者提示的内容；

（七）医疗器械标签所用的图形、符号、缩写等内容的解释；

（八）安装和使用说明或者图示；

（九）产品维护和保养方法，特殊储存条件、方法；

（十）限期使用的产品，应当标明有效期限；

（十一）产品标准中规定的应当在说明书中标明的其他内容。

五、医疗器械标签、包装标识一般应当包括以下内容：

（一）产品名称、型号、规格；

（二）生产企业名称、注册地址、生产地址、联系方式；

（三）医疗器械注册证书编号；

（四）产品标准编号；

（五）产品生产日期或者批（编）号；

（六）电源连接条件、输入功率；

（七）限期使用的产品，应当标明有效期限；

（八）依据产品特性应当标注的图形、符号以及其他相关内容。

六、医疗器械说明书、标签和包装标识不得有下列内容：

（一）含有"疗效最佳"、"保证治愈"、"包治"、"根治"、"即刻见效"、"完全无毒副作用"等表示功效的断言或者保证的；

（二）含有"最高技术"、"最科学"、"最先进"、"最佳"等绝对化语言和表示的；

（三）说明治愈率或者有效率的；

（四）与其他企业产品的功效和安全性相比较的；

（五）含有"保险公司保险"、"无效退款"等承诺性语言的；

（六）利用任何单位或者个人的名义、形象作证明或者推荐的；

（七）含有使人感到已经患某种疾病，或者使人误解不使用该医疗器械会患某种疾病或加重病情的表述的；

（八）法律、法规规定禁止的其他内容。

七、医疗器械的产品名称应当符合国家相应的标准和规定。

医疗器械的产品名称应当清晰地标明在说明书、标签和包装标识的显著位置，并与医疗器械注册证书中的产品名称一致。

八、医疗器械说明书中有关注意事项、警示以及提示性内容主要包括：

（一）产品使用可能带来的副作用；

（二）产品在正确使用过程中出现意外时，对操作者、使用者的保护措施以及应当采取的应急和纠正措施；

（三）一次性使用产品应当注明"一次性使用"字样或者符号；

（四）已灭菌产品应当注明灭菌方式，注明"已灭菌"字样或者标记，并注明灭菌包装损坏后的处理方法；

（五）使用前需要消毒或者灭菌的应当说明消毒或者灭菌的方法；

（六）产品需要同其他产品一起安装或者协同操作时，应当注明配合使用的要求；

（七）在使用过程中，与其他产品可能产生的相互干扰及其可能出现的危险性；

（八）产品使用后需要处理的，应当注明相应的处理方法；

（九）根据产品特性，应当提示操作者、使用者注意的其他事项。

九、医疗器械说明书中有关安装的内容应当能够保证操作者、使用者正确安装使用，应当包括：

（一）产品安装说明及技术图、线路图；

（二）产品正确安装所必需的环境条件及鉴别是否正确安装的技术信息；

（三）其他特殊安装要求。

十、医疗器械说明书应当由生产企业在申请医疗器械注册时，按照《医疗器械注册管理办法》的规定提交食品药品监督管理部门审查，提交的医疗器械说明书内容应当与其他注册申请材料相符合。

十一、经食品药品监督管理部门注册审查的医疗器械说明书的内容不得擅自改动。

十二、生产企业变更经注册审查的医疗器械说明书的内容，不涉及产品技术性变化的，生产企业应当提交相关文件，向医疗器械注册的原审批部门书面告知。相关文件至少包括：

（一）经注册审查、备案的说明书的复本；

（二）更改备案的说明书；

（三）说明书更改情况说明（含更改情况对比表）；

（四）注册产品标准修改文件（仅限于说明书更改内容涉及标准的文字性修改时）；

（五）所提交材料真实性的声明。

说明书变更的内容涉及到《医疗器械注册管理办法》规定的应当办理医疗器械重新注册的情形的，不得按说明书变更处理。

十三、违反《医疗器械说明书、标签和包装标识管理规定》的规定，有下列行为之一的，由县级以上食品药品监督管理部门给予警告，责令限期改正，并记入生产企业监管档案：

（一）擅自更改经注册审查、备案的说明书的内容的；

（二）上市产品的标签、包装标识与经注册审查、备案的说明书内容相违背，或者违反本规定其他要求的；

（三）医疗器械的产品名称或者商品名称违反本规定的；

（四）上市产品未按规定附说明书、标签和包装标识的；简单易用的产品，国家食品药品监督管理局另有规定的除外。

十四、医疗器械生产企业擅自在医疗器械说明书中增加产品适用范围或者适应症的，由县级以上食品药品监督管理部门依照《医疗器械监督管理条例》第三十五条规定的未取得医疗器械注册证书的情形予以处罚。

第二节　医疗器械广告管理

为了保证医疗器械广告 真实、合法、科学，维护医疗器械广告市场的正常秩序，国家卫生部、国家工商行政管理总局和国家食品药品监督管理局，先后于二〇〇九年四月七日 和二〇〇九年四月二十八日联合下发了《医疗器械广告审查办法》与《医疗器械广告审查发布标准》两个局令，对发布广告的医疗器械及医疗器械广告的内容做了如下规定。

一、医疗器械广告的作用和概念

医疗器械广告是指通过实物、文字、绘画或音响等媒体向社会宣传医疗器械，以加强医疗器械的生产者、经营者和使用者之间的联系从而达到销售医疗器械、指导使用者合理用医疗器械的目的。医疗器械广告的作用在于向医生或消费者宣传医疗器械功能和用途，提供器械信息；也是树立商品形象，开拓医疗器械市场的有效方式。

二、医疗器械广告的特征

医疗器械广告必须具有真实性、合法性、科学性。

医疗器械广告的真实性对合理使用、安全使用器械是十分重要的。所谓真实性就是指医疗器械广告应真实、客观的宣传医疗器械的有关信息，不夸大，不弄虚作假。

医疗器械广告的合法性是指医疗器械广告必须符合《医疗器械广告审查办法》和《广告法》的要求，要经省、自治区、直辖市药品监督管理部门批准，并发给医疗器械广告批准文号；未取得医疗器械广告批准文号的，不得发布广告。

医疗器械广告的科学性是指医疗器械广告的内容不得违背药学和医学的基本原理，不得含有不科学的表示功效的断言或保证，不得利用国家机关、医学科研单位、学术机构或专家、学者、医师、患者的名义和形象进行广告宣传。

三、医疗器械广告审查标准

（一）发布医疗器械广告，应当遵守《中华人民共和国广告法》（以下简称《广告法》）、《中华人民共和国反不正当竞争法》（以下简称《反不正当竞争法》）、《医疗器械监督管理条例》及国家有关规定。

（二）下列产品不得发布广告：

（1）食品药品监督管理部门依法明令禁止生产、销售和使用的医疗器械产品；

（2）医疗机构研制的在医疗机构内部使用的医疗器械。

（三）医疗器械广告中有关产品名称、适用范围、性能结构及组成、作用机理等内容应当以食品药品监督管理部门批准的产品注册证明文件为准。

医疗器械产品注册证明文件中有禁忌内容、注意事项的，应在广告中标明"禁忌内容或注意事项详见说明书"。

（四）医疗器械广告中必须标明经批准的医疗器械名称、医疗器械生产企业名称、医疗器械注册证号、医疗器械广告批准文号。

经审批的医疗器械广告在广播电台发布时，可以不播出医疗器械广告批准文号。

仅出现医疗器械产品名称的，不受前款限制，但应标明医疗器械注册证号。

（五）医疗器械广告中不得以任何非医疗器械产品名称代替医疗器械产品名称进行宣传。

（六）推荐给个人使用的医疗器械产品广告，必须标明"请仔细阅读产品说明书或在医务人员的指导下购买和使用"。

（七）医疗器械广告中涉及改善和增强性功能内容的，必须与经批准的医疗器械注册证明文件中的适用范围完全一致，不得出现表现性器官的内容。

报纸头版、期刊封面不得发布含有前款内容的广告。电视台、广播电台不得在7：00－22：00发布含有前款内容的广告。

（八）医疗器械广告中有关适用范围和功效等内容的宣传应当科学准确，不得出现下列情形：

（1）含有表示功效的断言或者保证的；

（2）说明有效率和治愈率的；

（3）与其他医疗器械产品、药品或其他治疗方法的功效和安全性对比；

（4）在向个人推荐使用的医疗器械广告中，利用消费者缺乏医疗器械专业、技术知识和经验的弱点，使用超出产品注册证明文件以外的专业化术语或不科学的用语描述该产品的特征或作用机理；

（5）含有无法证实其科学性的所谓"研究发现"、"实验或数据证明"等方面的内容；

（6）违反科学规律，明示或暗示包治百病、适应所有症状的；

（7）含有"安全"、"无毒副作用"、"无效退款"、"无依赖"、"保险公司承保"等承诺性用语，含有"唯一"、"精确"、"最新技术"、"最先进科学"、"国家级产品"、"填补国内空白"等绝对化或排他性的用语；

（8）声称或暗示该医疗器械为正常生活或治疗病症所必须等内容的；

（9）含有明示或暗示该医疗器械能应付现代紧张生活或升学、考试的需要，能帮助改善或提高成绩，能使精力旺盛、增强竞争力、能增高、能益智等内容。

（九）医疗器械广告应当宣传和引导合理使用医疗器械，不得直接或间接怂恿公众购买使用，不得含有以下内容。

（1）含有不科学的表述或者通过渲染、夸大某种健康状况或者疾病所导致的危害，引起公众对所处健康状况或所患疾病产生担忧和恐惧，或使公众误解不使用该产品会患某种疾病或加重病情的；

（2）含有"家庭必备"或者类似内容的；

（3）含有评比、排序、推荐、指定、选用、获奖等综合性评价内容的；

（4）含有表述该产品处于"热销"、"抢购"、"试用"等的内容。

（十）医疗器械广告中不得含有利用医药科研单位、学术机构、医疗机构或者专家、医生、患者的名义和形象作证明的内容。

（十一）医疗器械广告中不得含有军队单位或者军队人员的名义、形象。不得利用军队装备、设施从事医疗器械广告宣传。

（十二）医疗器械广告不得含有涉及公共信息、公共事件或其他与公共利益相关联的内容，如各类疾病信息、经济社会发展成果或医疗科学以外的科技成果。

（十三）医疗器械广告中不得含有医疗机构的名称、地址、联系办法、诊疗项目、诊疗方法以及有关义诊、医疗（热线）咨询、开设特约门诊等医疗服务的内容。

（十四）医疗器械广告不得在未成年人出版物和频道、节目、栏目上发布。

医疗器械广告不得以儿童为诉求对象，不得以儿童的名义介绍医疗器械。

（十五）按照本标准第六条规定必须在医疗器械广告中出现的内容，其字体和颜色必须清晰可见、易于辨认。上述内容在电视、互联网、显示屏等媒体发布时，出现时间不得少于5秒。

四、医疗器械广告审查办法

（一）医疗器械广告审查办法的适用范围，通过一定媒介和形式发布的广告含有医疗器械名称、产品适用范围、性能结构及组成、作用机理等内容的，应当按照本办法进行审查。

仅宣传医疗器械产品名称的广告无需审查，但在宣传时应当标注医疗器械注册证号。

（二）广告管理的权限

省、自治区、直辖市药品监督管理部门是医疗器械广告审查机关，负责本行政区域内医疗器械广告审查工作。

县级以上工商行政管理部门是医疗器械广告监督管理机关。

国家食品药品监督管理局对医疗器械广告审查机关的医疗器械广告审查工作进行指导和监督，对医疗器械广告审查机关违反本办法的行为，依法予以处理。

（三）广告申请的资质要求

医疗器械广告批准文号的申请人必须是具有合法资格的医疗器械生产企业或者医疗器械经营企业。医疗器械经营企业作为申请人的，必须征得医疗器械生产企业的同意。

申请人可以委托代办人代办医疗器械广告批准文号的申办事宜。代办人应当熟悉国家有关广告管理的相关法律、法规及规定。

（四）申请医疗器械广告批准文号，应当向医疗器械生产企业所在地的医疗器械广告审查机关提出。

申请进口医疗器械广告批准文号，应当向《医疗器械注册登记表》中列明的代理人所在地的医疗器械广告审查机关提出；如果该产品的境外医疗器械生产企业在境内设有组织机构的，则向该组织机构所在地的医疗器械广告审查机关提出。

（五）申请医疗器械广告批准文号，应当填写《医疗器械广告审查表》，并附与发布内容相一致的样稿（样片、样带）和医疗器械广告电子文件，同时提交以下真实、合法、有效的证明文件：

（1）申请人的《营业执照》复印件；

（2）申请人的《医疗器械生产企业许可证》或者《医疗器械经营企业许可证》复印件；

（3）申请人是医疗器械经营企业的，应当提交医疗器械生产企业同意其作为申请人的证明文件原件；

（4）代办人代为申办医疗器械广告批准文号的，应当提交申请人的委托书原件和代办人营业执照复印件等主体资格证明文件；

（5）医疗器械产品注册证书（含《医疗器械注册证》、《医疗器械注册登记表》等）的复印件；

（6）申请进口医疗器械广告批准文号的，应当提供《医疗器械注册登记表》中列明的代理人或者境外医疗器械生产企业在境内设立的组织机构的主体资格证明文件复印件；

（7）广告中涉及医疗器械注册商标、专利、认证等内容的，应当提交相关有效证明文件的复印件及其他确认广告内容真实性的证明文件。

提供本条规定的证明文件的复印件，需证件持有人签章确认。

（六）医疗器械广告审查机关收到医疗器械广告批准文号申请后，对申请材料齐全并符合法定要求的，发给《医疗器械广告受理通知书》；申请材料不齐全或者不符合法定要求的，应当当场或者在 5 个工作日内一次告知申请人需要补正的全部内容；逾期不告知的，自收到申请材料之日起即为受理。

（七）医疗器械广告审查机关应当自受理之日起 20 个工作日内，依法对广告内容进行审查。对审查合格的医疗器械广告，发给医疗器械广告批准文号；对审查不合格的医疗器械广告，应当作出不予核发医疗器械广告批准文号的决定，书面通知申请人并说明理由，同时告知申请人享有依法申请行政复议或者提起行政诉讼的权利。

对批准的医疗器械广告，医疗器械广告审查机关应当报国家食品药品监督管理局备案。国家食品药品监督管理局对备案中存在问题的医疗器械广告，应当责成医疗器械广告审查机关予以纠正。

对批准的医疗器械广告，药品监督管理部门应当通过政府网站向社会予以公布。

（八）医疗器械广告批准文号有效期为 1 年。

（九）经批准的医疗器械广告，在发布时不得更改广告内容。医疗器械广告内容需要改动的，应当重新申请医疗器械广告批准文号。

（十）医疗器械广告申请人自行发布医疗器械广告的，应当将《医疗器械广告审查表》原件保存 2 年备查。

广告发布者、广告经营者受广告申请人委托代理、发布医疗器械广告的，应当查验《医疗器械广告审查表》原件，按照审查批准的内容发布，并将该《医疗器械广告审查表》复印件保存 2 年备查。

（十一）已经批准的医疗器械广告，有下列情形之一的，原审批的医疗器械广告审查机关进行复审。复审期间，该医疗器械广告可以继续发布：

（1）国家食品药品监督管理局认为医疗器械广告审查机关批准的医疗器械广告内容不符合规定的；

（2）省级以上广告监督管理机关提出复审建议的；

（3）医疗器械广告审查机关认为应当复审的其他情形。

经复审，认为医疗器械广告不符合法定条件的，医疗器械广告审查机关应当予以纠正，收回《医疗器械广告审查表》，该医疗器械广告批准文号作废。

（十二）有下列情形之一的，医疗器械广告审查机关应当注销医疗器械广告批准文号：

（1）医疗器械广告申请人的《医疗器械生产企业许可证》、《医疗器械经营企业许可证》被吊销的；

（2）医疗器械产品注册证书被撤销、吊销、注销的；

（3）药品监督管理部门责令终止生产、销售和使用的医疗器械；

（4）其他法律、法规规定的应当注销行政许可的情况。

（十三）篡改经批准的医疗器械广告内容进行虚假宣传的，由药品监督管理部门责令立即停止该医疗器械广告的发布，撤销该企业该品种的医疗器械广告批准文号，1 年内不受理该企业该品种的广告审批申请。

（十四）向个人推荐使用的医疗器械广告中含有任意扩大医疗器械适用范围、绝对化夸大医疗器械疗效等严重欺骗和误导消费者内容的，省级以上药品监督管理部门一经发现，应当采取行政强制措施，在违法发布广告的企业消除不良影响前，暂停该医疗器械产品在辖区内的销售。

违法发布广告的企业如果申请解除行政强制措施，必须在相应的媒体上发布更正启事，且连续刊播不得少于 3 天；同时向做出行政强制措施决定的药品监督管理部门提供如下材料：

（1）发布《更正启事》的媒体原件或光盘；

（2）违法发布医疗器械广告企业的整改报告；

（3）解除行政强制措施的申请。

做出行政强制措施决定的药品监督管理部门在收到违法发布医疗器械广告企业提交的材料后，在 15 个工作日内做出是否解除行政强制措施的决定。

（十五）对提供虚假材料申请医疗器械广告审批，被医疗器械广告审查机关发现的，1 年内不受理该企业该品种的广告审批申请。

对提供虚假材料申请医疗器械广告审批，取得医疗器械广告批准文号的，医疗器械广告审查机关在发现后应当撤销该医疗器械广告批准文号，并在 3 年内不受理该企业该品种的广告审批申请。

（十六）按照《医疗器械广告审查办法》第十五条、第十六条、第十七条、第二十条收回、注销或者撤销医疗器械广告批准文号的医疗器械广告，必须立即停止发布。

医疗器械广告审查机关按照《医疗器械广告审查办法》第十五条、第十六条、第十七条、第二十条收回、注销或者撤销医疗器械广告批准文号的，应当及时报国家食品药品监督管理局，同时在做出行政处理决定之日起 5 个工作日内通知同级广告监督管理机关。该广告继续发布的，由广告监督管理机关依法予以处理。

（十七）药品监督管理部门应当对审查批准的医疗器械广告发布情况进行监测检查。对违法发布的医疗器械广告，药品监督管理部门填写《违法医疗器械广告移送通知书》，连同违法医疗器械广告等样件，移送同级广告监督管理机关查处。

属于异地发布篡改经批准的医疗器械广告内容的，发布地医疗器械广告审查机关还应当向原审批的医疗器械广告审查机关提出依照本办法第十七条撤销医疗器械广告批准文号的建议。

（十八）对违法发布的医疗器械广告情节严重的，省、自治区、直辖市药品监督管理部门应当定期予以公告，并及时上报国家食品药品监督管理局，由国家食品药品监督管理局汇总发布。

对发布虚假医疗器械广告情节严重的，必要时，由国家工商行政管理总局会同国家食品药品监督管理局联合予以公告。

（十九）未经审查批准发布的医疗器械广告以及发布的医疗器械广告与审查批准的内容不一致的，广告监督管理机关应当依据《广告法》第四十三条规定予以处罚；构成虚假广告或者引人误解的虚假宣传的，广告监督管理机关应当依照《广告法》或者《中华人民共和国反不正当竞争法》有关规定予以处罚。

（二十）医疗器械广告审查工作人员和广告监督管理工作人员应当接受《广告法》、《医疗器械监督管理条例》等有关法律法规的培训。医疗器械广告审查机关和广告监督管理机关的工作人员玩忽职守、滥用职权、徇私舞弊的，应当按照有关规定给予行政处分；构成犯罪的，依法追究刑事责任。

（二十二）其他法律责任

违反《医疗器械广告审查标准》规定发布的广告，构成虚假广告或者引人误解的虚假宣传的，依照《广告法》或者《反不正当竞争法》有关规定予以处罚。

违反《医疗器械广告审查标准》第三条、第四条等规定发布的医疗器械广告，依照《广告法》第四十一条处罚。

违反《医疗器械广告审查标准》其他规定发布广告，《广告法》、《反不正当竞争法》有规定的，依照《广告法》处罚；《广告法》、《反不正当竞争法》没有具体规定的，对负有责任的广告主、广告经营者、广告发布者，处以一万元以下罚款；有违法所得的，处以违法所得三倍以下但不超过三万元的罚款。

医疗器械广告内容审查机关为省级药品监督管理部门，医疗器械广告监督管理机关为县以上的工商行政管理部门。也就是说，省级食品药品监督管理部门的权限是审查广告内容是否符合规定，符合的发给医疗器械广告批准文号，但无权对违法广告行为的处罚。县以上的工商行政部门有权对医疗器械广告的违法行为进行处罚。

五、医疗器械广告审批程序

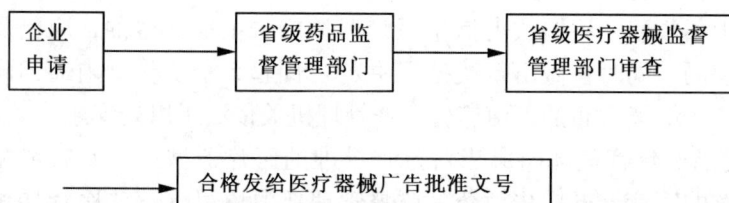

企业申请 → 省级药品监督管理部门 → 省级医疗器械监督管理部门审查 → 合格发给医疗器械广告批准文号

六、医疗器械广告批准文号的格式

医疗器械广告批准文号的格式为"X医械广审（视）第0000000000号"、"X医械广审（声）第0000000000号"、"X医械广审（文）第0000000000号"。其中"X"为各省、自治区、直辖市的简称；"0"由10位数字组成，前6位代表审查的年月，后4位代表广告批准的序号。"视""声""文"代表用于广告媒介形式的分类代号。

医疗器械广告批准文号有效期一年。

案 例 分 析

案例一：使用过期的医疗器械

2007年6月8日，执法人员在某医院仓库检查时，发现该仓库里的一类医疗器械"一次性使用薄膜手套"有效期至2007年5月10日。该医院医疗器械出库单显示：5月20日保健科领取上述手套10袋。执法人员到保健科进一步调查发现，上述手套已经使用6袋，库存4袋。本案中，该医院使用的手套已经过期。

定性：这种使用过期器械的行为违反了《医疗器械监督管理条例》第二十六条第三款的规定，应根据《医疗器械监督管理条例》第四十二条进行处罚。

案例二：使用假冒的医疗器械

医疗器械说明书、标签或者包装标识等标示的生产企业不存在。

某镇卫生院使用的医疗器械"心电综合分析系统"合格证标示生产企业为北京某医药企业。该卫生院提供的上述器械注册证编号：京药器监（准）字02第101185号，生产企业许可证编号：京药管械生产许20000118号，发证机关均为：北京市药品监督管理局。但经北京市药品监督管理局协查，该生产企业并未取得《医疗器械生产企业许可证》，北京市药品监督管理局也从未核发注册号为"京药器监（准）字02第101185号"的注册证。

定性：上述器械为未经注册的假冒产品。本案中，某镇卫生医院使用"心电综合分析系统"的行为应当定性为使用无产品注册证书的医疗器械。

案例三：医疗器械广告未经审查："喜来健"违法宣传被罚

沙湾县一医疗器械经营部以集中讲座的方式夸大其辞，宣讲喜来健温热理疗床的功效和产品构造等，并让接受过理疗的群众上台宣传理疗后的感受。

经查询，该医疗器械广告未经审查，而且在讲座时以"喜来健医疗器械有限公司"的名义代替该医疗器械经营部名义作宣传。据该经营部的一名雇工说，该经营部每月给他发400元工资，他主要的工作就是为前来理疗的群众提供服务和进行对"喜来健"产品介绍宣传等。

根据接受过理疗的群众提供的情况，证实了该经营部有违法广告宣传行为。根据《中华人民共和国广告法》有关规定，沙湾县工商局依法对该医疗器械经营部进行了罚款1万元的处罚。

-------------------------------- 目标检测题 --------------------------------

一、选择题

（一）单项选择题

1. 医疗器械标签、包装标识可不含有（　　）
   A. 产品名称、型号、规格　　　　　　B. 医疗器械注册证书编号
   C. 产品的性能、主要结构、适用范围　D. 产品标准编号

2. 医疗器械广告批准文号的有效期为（　　）
   A. 一年　　　　B. 二年　　　　C. 三年　　　　D. 五年

3. 医疗器械广告监督管理机关是（　　）
   A. 县级以上的食品药品监督管理部门
   B. 省级以上食品药品监督管理部门
   C. 县级以上的工商行政管理部门
   D. 省级以上的工商行政管理部门

（二）多项选择题

1. 医疗器械说明书、标签和包装标识的符号、数字、文字、图片、图形、表格、照片等应当（　　）

    A. 准确　　　　B. 清晰　　　　C. 规范　　　　D. 全面

2. 医疗器械说明书中有关注意事项、警示以及提示性内容包括（　　）

    A. 产品使用可能带来的副作用

    B. 使用前需要消毒或灭菌的应说明消毒和灭菌的方法

    C. 产品使用后需要处理的，应当注明相应的处理方法

    D. 一次性使用产品应当注明"一次性使用"的字样或者符号

3. 医疗器械广告中必须注明经批准的（　　）

    A. 医疗器械名称　　　　　　　　B. 医疗器械生产企业名称

    C. 医疗器械注册证号　　　　　　D. 医疗器械广告批准文号

二、问答题

1. 医疗器械标签、标记的含义是什么？

2. 医疗器械广告应具备哪些特征？

3. 医疗器械广告由哪个部门审批？

4. 医疗器械广告批准文号有效期几年？

第十三章

医疗器械不良事件监测、再评价和召回管理

> **知识要点**
>
> 本章介绍了医疗器械不良事件的定义、监测、报告制度，同时介绍了医疗器械再评价和召回管理的有关要求。
>
> **学习目标**
>
> 掌握：（1）医疗器械不良事件的定义；（2）医疗器械召回的分类和分级。
>
> 熟悉：医疗器械不良事件报告制度和各相关单位的职责以及医疗器械各级召回的要求。
>
> 了解：医疗器械召回管理的法律责任。

任何医疗器械都不是零风险或者绝对安全的。医疗器械被批准上市，只说明根据上市前评价研究结果，其已知风险和已知效益相比是一个风险可接受的产品，相对于整个产品的生命周期和使用范围来说，这仅是产品风险评价的阶段性结论。一些发生率较低的长期效应或者已知风险的实际发生频次或程度，只有在产品投入市场、大量人群长期使用后才可能被发现或认识。鉴于医疗器械的风险存在于产品的整个生命周期，为全面促进和保障公众用械的安全有效，必须将风险的监控和管理贯穿于产品上市前和上市后的全过程。这既是产品上市后管理的重要内容之一，也是对医疗器械上市前审批的重要补充。为此，卫生部和国家食品药品监管局于 2008 年 12 月 30 日颁发了《医疗器械不良事件监测和再评价管理办法（试行）》（以下简称《办法》）公布之日起开始施行。

第一节 医疗器械不良事件报告

一、概述

医疗器械不良事件，是指获准上市的质量合格的医疗器械在正常使用情况下发生的，导致或者可能导致人体伤害的各种有害事件。

这个定义有四层意思：一是产品是合法的，已经获准上市，有《医疗器械产品注册证》；二是产品是合格的，产品经过检验符合注册产品标准；三是医护人员使用是正确的，医护人员按照产品使用说明书正确使用；四是产生不良后果，在上述情况下发生的，导致或可能导致人体伤害的任何有害事件。

医疗器械不良事件监测，是指对医疗器械不良事件的发现、报告、评价和控制的过程。

根据医疗器械不良事件的定义需要弄清的几个问题：

（一）关于医疗器械不良事件报告范围

《办法》中发生不良事件的医疗器械是指批准上市的产品，临床试验过程中所发生的不良事件，应按照《医疗器械临床试验管理规定》的要求报告。

（二）关于医疗器械不良事件与质量事故、医疗事故的区别

医疗器械不良事件主要是由于产品的设计缺陷、已经注册审核的使用说明书不准确或不充分等原因造成的，但是产品的质量是合格的，是符合注册产品标准要求的。

医疗器械质量事故主要是指其质量不符合注册产品标准等规定造成的事故。

医疗事故是指医疗机构及其医务人员在医疗活动中，违反医疗卫生管理法律、行政法规、部门规章和诊疗护理规范、常规，过失造成患者人身损害的事故。（卫生部《医疗事故处理条例》）

二、医疗器械不良事件报告

（一）管理职责

1. 国家食品药品监督管理局负责全国医疗器械不良事件监测和再评价工作，并履行以下主要职责：

（1）会同卫生部制定医疗器械不良事件监测和再评价管理规定，并监督实施；

（2）组织检查医疗器械生产企业、经营企业和使用单位医疗器械不良事件监测和再评价工作的开展情况，并会同卫生部组织检查医疗卫生机构的医疗器械不良事件监测工作的开展情况；

（3）会同卫生部组织、协调对突发、群发的严重伤害或死亡不良事件进行调查和处理；

（4）商卫生部确定并发布医疗器械不良事件重点监测品种；

（5）通报全国医疗器械不良事件监测情况和再评价结果；

（6）根据医疗器械不良事件监测和再评价结果，依法采取相应管理措施。

2. 省、自治区、直辖市食品药品监督管理部门负责本行政区域内医疗器械不良事件监测和再评价工作，并履行以下主要职责：

（1）组织检查本行政区域内医疗器械生产企业、经营企业和使用单位医疗器械不良事件监测和再评价工作开展情况，并会同同级卫生主管部门组织检查本行政区域内医疗卫生机构的医疗器械不良事件监测工作的开展情况；

（2）会同同级卫生主管部门组织对本行政区域内发生的突发、群发的严重伤害或死亡不良事件进行调查和处理；

（3）通报本行政区域内医疗器械不良事件监测情况和再评价结果；

（4）根据医疗器械不良事件监测和再评价结果，依法采取相应管理措施。

3. 卫生部和地方各级卫生主管部门负责医疗卫生机构中与实施医疗器械不良事件监测有关的管理工作，并履行以下主要职责：

（1）组织检查医疗卫生机构医疗器械不良事件监测工作的开展情况；

（2）对与医疗器械相关的医疗技术和行为进行监督检查，并依法对产生严重后果的医疗技术和行为采取相应的管理措施；

（3）协调对医疗卫生机构中发生的医疗器械不良事件的调查；

（4）对产生严重后果的医疗器械依法采取相应管理措施。

4. 国家药品不良反应监测中心承担全国医疗器械不良事件监测和再评价技术工作，履行以下主要职责：

（1）负责全国医疗器械不良事件监测信息的收集、评价和反馈；

（2）负责医疗器械再评价的有关技术工作；

（3）负责对省、自治区、直辖市医疗器械不良事件监测技术机构进行技术指导；

（4）承担国家医疗器械不良事件监测数据库和信息网络的建设、维护工作。

5. 省、自治区、直辖市医疗器械不良事件监测技术机构承担本行政区域内医疗器械不良事件监测和再评价技术工作，履行以下主要职责：

（1）负责本行政区域内医疗器械不良事件监测信息的收集、评价、反馈和报告工作；

（2）负责本行政区域内食品药品监督管理部门批准上市的境内第一、二类医疗器械再评价的有关技术工作。

6. 医疗器械生产企业、经营企业和使用单位应履行以下义务：

（1）医疗器械生产企业、经营企业和使用单位应当建立医疗器械不良事件监测管理制度，指定机构并配备专（兼）职人员承担本单位医疗器械不良事件监测工作。

医疗器械不良事件监测要有详细的、真实的记录。记录应当保存至医疗器械标明的使用期后 2 年，至少不少于 5 年。

（2）医疗器械生产企业应当主动向医疗器械经营企业和使用单位收集其产品发生的所有可疑医疗器械不良事件，医疗器械经营企业和使用单位应当给予配合。

生产第二类、第三类医疗器械的企业还应当建立相应制度，以保证其产品的可追溯性。

（3）医疗器械生产企业、经营企业应当报告涉及其生产、经营的产品所发生的导致或者可能导致严重伤害或死亡的医疗器械不良事件。

（4）医疗器械使用单位应当报告涉及其使用的医疗器械所发生的导致或者可能导致严重伤害或死亡的医疗器械不良事件。

医疗器械不良事件报告的原则 医疗器械不良事件应当遵循可疑即报的原则。

三、医疗器械不良事件报告的程序

1. 医疗器械生产企业、经营企业和使用单位发现或者知悉应报告的医疗器械不良事件后，应当填写《可疑医疗器械不良事件报告表》向所在地省、自治区、直辖市医疗器械不良事件监测技术机构报告。

医疗器械经营企业和使用单位在向所在地省、自治区、直辖市医疗器械不良事件监测技术机构报告的同时，应当告知相关医疗器械生产企业。

2．医疗器械生产企业、经营企业和使用单位认为必要时，可以越级报告，但是应当及时告知被越过的所在地省、自治区、直辖市医疗器械不良事件监测技术机构。

3．个人发现导致或者可能导致严重伤害或死亡的医疗器械不良事件，可以向所在地省、自治区、直辖市医疗器械不良事件监测技术机构或者向所在地县级以上食品药品监督管理部门报告。

县级以上食品药品监督管理部门收到个人报告的医疗器械不良事件报告后，应当及时向所在地省、自治区、直辖市医疗器械不良事件监测技术机构通报。

4．省、自治区、直辖市医疗器械不良事件监测技术机构收到不良事件报告后，应当及时通知相关医疗器械生产企业所在地的省、自治区、直辖市医疗器械不良事件监测技术机构。接到通知的省、自治区、直辖市医疗器械不良事件监测技术机构，应当督促本行政区域内的医疗器械生产企业进行不良事件的记录、调查、分析、评价、处理、报告工作。

5．省、自治区、直辖市医疗器械不良事件监测技术机构应当对医疗器械不良事件报告进行调查、核实、分析、评价，并按照规定报告：

医疗器械不良事件监测技术机构在调查、核实、分析、评价不良事件报告时，需要组织专家论证或者委托医疗器械检测机构进行检测的，并提出关联性评价意见，分析事件发生的可能原因。及时报告有关工作进展情况。

医疗器械不良事件监测技术机构应当对报告医疗器械不良事件的单位或者个人反馈相关信息。

第二节　医疗器械再评价

医疗器械再评价，是指对获准上市的医疗器械的安全性、有效性进行重新评价，并实施相应措施的过程。

一、再评价

医疗器械生产企业应当根据医疗器械产品的技术结构、质量体系等要求设定医疗器械再评价启动条件、评价程序和方法。

医疗器械生产企业应当及时分析其产品的不良事件情况，开展医疗器械再评价。

（一）医疗器械生产企业通过产品设计回顾性研究、质量体系自查结果、产品阶段性风险分析和有关医疗器械安全风险研究文献等获悉其医疗器械存在安全隐患的，及时分析其产品的不良事件情况，开展医疗器械再评价。

（二）医疗器械生产企业在开展医疗器械再评价的过程中，应当根据产品上市后获知和掌握的产品安全有效信息和使用经验，至少对原医疗器械注册资料中的安全风险分析报告、产品技术报告、适用的产品标准及说明、临床试验报告、标签、说明书等技术数据和内容进行重新评价。

（三）医疗器械生产企业应当制定再评价方案，并将再评价方案、实施进展情况和再评价结果按照规定报到省级以上的药品监督管理部门；

（四）省级以上的药品监督管理部门根据医疗器械生产企业开展再评价的结论，必要时应当依据医疗器械注册相关规定履行注册手续。

二、控制

在按照《医疗器械不良事件监测和再评价管理办法（试行）》报告医疗器械不良事件后，医疗器械经营企业和使用单位应当配合医疗器械生产企业和主管部门对报告事件进行调查，提供相关资料并采取必要的控制措施。

根据医疗器械不良事件的危害程度，医疗器械生产企业必要时应当采取警示、检查、修理、重新标签、修改说明书、软件升级、替换、收回、销毁等控制措施。

针对所发生的医疗器械不良事件，生产企业采取的控制措施可能不足以有效防范有关医疗器械对公众安全和健康产生的威胁，国家食品药品监督管理局可以对境内和境外医疗器械，省、自治区、直辖市食品药品监督管理部门可以对本行政区域内食品药品监督管理部门批准上市的境内第一类、第二类医疗器械，采取发出警示、公告、暂停销售、暂停使用、责令召回等措施。

出现突发、群发的医疗器械不良事件时，省级以上食品药品监督管理部门应当会同同级卫生主管部门和其他主管部门采取相应措施。

国家食品药品监督管理局定期通报或专项通报医疗器械不良事件监测和再评价结果，公布对有关医疗器械采取的控制措施。

第三节　医疗器械召回管理

一、定义

1. 医疗器械召回，是指医疗器械生产企业按照规定的程序对其已上市销售的存在缺陷的某一类别、型号或者批次的产品，采取警示、检查、修理、重新标签、修改并完善说明书、软件升级、替换、收回、销毁等方式消除缺陷的行为。

2. 缺陷，是指医疗器械在正常使用情况下存在可能危及人体健康和生命安全的不合理的风险。

二、职责

医疗器械生产企业是控制与消除产品缺陷的主体，应当对其生产的产品安全负责。

医疗器械生产企业应当按照规定建立和完善医疗器械召回制度，收集医疗器械安全的相关信息，对可能存在缺陷的医疗器械进行调查、评估，及时召回存在缺陷的医疗器械。

医疗器械经营企业、使用单位应当协助医疗器械生产企业履行召回义务，按照召回计划的要求及时传达、反馈医疗器械召回信息，控制和收回存在缺陷的医疗器械。

医疗器械经营企业、使用单位发现其经营、使用的医疗器械存在缺陷的，应当立即暂停销售或者使用该医疗器械，及时通知医疗器械生产企业或者供货商，并向所在地省、自治区、直辖市药品监督管理部门报告；使用单位为医疗机构的，还应当同时向所在地省、自治区、直辖市卫生行政部门报告。

医疗器械经营企业、使用单位所在地省、自治区、直辖市药品监督管理部门收到报告后，应当及时通报医疗器械生产企业所在地省、自治区、直辖市药品监督管理部门。

召回医疗器械的生产企业、进口医疗器械的境外制造厂商在中国境内指定的代理人所在地省、自治区、直辖市药品监督管理部门负责医疗器械召回的监督管理工作，其他省、自治区、直辖市药品监督管理部门应当配合、协助做好本辖区内医疗器械召回的有关工作。

国家食品药品监督管理局监督全国医疗器械召回的管理工作。

国家食品药品监督管理局和省、自治区、直辖市药品监督管理部门应当建立医疗器械召回信息通报和公开制度，及时向同级卫生行政部门通报相关信息，采取有效途径向社会公布存在缺陷的医疗器械信息和医疗器械召回的情况。

三、医疗器械缺陷的调查与评估

医疗器械生产企业应当建立健全医疗器械质量管理体系和医疗器械不良事件监测系统，收集、记录医疗器械的质量问题与医疗器械不良事件信息，对收集的信息进行分析，对医疗器械可能存在的缺陷进行调查和评估。

医疗器械经营企业、使用单位应当配合医疗器械生产企业开展有关医疗器械缺陷的调查，并提供有关资料。

医疗器械生产企业应当按照规定及时将收集的医疗器械不良事件信息向药品监督管理部门报告，药品监督管理部门可以对医疗器械不良事件信息或者可能存在的缺陷进行分析和调查，医疗器械生产企业、经营企业、使用单位应当予以协助。

对医疗器械缺陷进行评估的主要内容包括：

（1）在使用医疗器械过程中是否发生过故障或者伤害；

（2）在现有使用环境下是否会造成伤害，是否有科学文献、研究、相关试验或者验证能够解释伤害发生的原因；

（3）伤害所涉及的地区范围和人群特点；

（4）对人体健康造成的伤害程度；

（5）伤害发生的概率；

（6）发生伤害的短期和长期后果；

（7）其他可能对人体造成伤害的因素。

四、医疗器械召回分级

（1）一级召回：使用该医疗器械可能或者已经引起严重健康危害的；

（2）二级召回：使用该医疗器械可能或者已经引起暂时的或者可逆的健康危害的；

（3）三级召回：使用该医疗器械引起危害的可能性较小但仍需要召回的。

医疗器械生产企业应当根据召回分级与医疗器械销售和使用情况，科学设计召回计划并组织实施。

五、主动召回

医疗器械生产企业按照《召回管理办法》的要求进行调查评估后，发现医疗器械存在缺陷的，应当立即决定召回。

进口医疗器械的境外制造厂商在境外实施医疗器械召回的，应当通知其在中国境内指定的代理人及时报告国家食品药品监督管理局；在境内进行召回的，由其在中国境内指定的代理人按照本办法的规定负责具体实施。

医疗器械生产企业做出医疗器械召回决定的，一级召回在 1 日内，二级召回在 3 日内，三级召回在 7 日内，通知到有关医疗器械经营企业、使用单位或者告知使用者。

召回通知至少应当包括以下内容：

（1）召回医疗器械名称、批次等基本信息；

（2）召回的原因；

（3）召回的要求：如立即暂停销售和使用该产品、将召回通知转发到相关经营企业或者使用单位等；

（4）召回医疗器械的处理方式。

医疗器械生产企业做出医疗器械召回决定的，应当立即书面告知所在地省、自治区、直辖市药品监督管理部门，并且在 5 日内填写《医疗器械召回事件报告表》，将调查评估报告和召回计划同时提交给所在地省、自治区、直辖市药品监督管理部门备案。

省、自治区、直辖市药品监督管理部门应当将一级召回的有关情况及时报告国家食品药品监督管理局。

调查评估报告应当包括以下内容：

（1）召回医疗器械的具体情况，包括名称、批次等基本信息；

（2）实施召回的原因；

（3）调查评估结果；

（4）召回分级。

召回计划应当包括以下内容：

（1）医疗器械生产销售情况及拟召回的数量；

（2）召回措施的具体内容，包括实施的组织、范围和时限等；

（3）召回信息的公布途径与范围；

（4）召回的预期效果；

（5）医疗器械召回后的处理措施。

药品监督管理部门可以根据实际情况组织专家对医疗器械生产企业提交的召回计划进行评估，认为医疗器械生产企业所采取的措施不能有效消除缺陷的，应当要求医疗器械生产企业采取提高召回等级、扩大召回范围、缩短召回时间或者改变召回产品的处理方式等更为有效的措施。

医疗器械生产企业对上报的召回计划进行变更的，应当及时报药品监督管理部门备案。

医疗器械生产企业在实施召回的过程中，应当根据召回计划定期向药品监督管理部门提交《召回计划实施情况报告》，报告召回计划实施情况。

医疗器械生产企业对召回医疗器械的处理应当有详细的记录，并向医疗器械生产企业所在地省、自治区、直辖市药品监督管理部门报告。对通过警示、检查、修理、重新标签、修改并完善说明书、软件升级、替换、销毁等方式能够消除产品缺陷的，可以在产品所在地完成上述行为。需要销毁的，应当在销毁地药品监督管理部门监督下销毁。

医疗器械生产企业在召回完成后，应当对召回效果进行评价，并在召回完成后10日内向药品监督管理部门提交医疗器械召回总结报告。

药品监督管理部门应当自收到总结报告之日起10日内对报告进行审查，并对召回效果进行评价。审查和评价结论应当以书面形式通知医疗器械生产企业并抄送同级卫生行政部门。

经过审查和评价，认为召回不彻底，尚未有效消除缺陷的，药品监督管理部门应当要求医疗器械生产企业重新召回。

六、责令召回

药品监督管理部门经过调查评估，认为存在《召回管理办法》所称的缺陷，医疗器械生产企业应当召回医疗器械而未主动召回的，应当责令医疗器械生产企业召回医疗器械。

必要时，药品监督管理部门应当要求医疗器械生产企业、经营企业和使用单位立即暂停销售或者使用、告知使用者立即暂停使用该医疗器械。

药品监督管理部门做出责令召回决定，应当将责令召回通知书送达医疗器械生产企业或者进口医疗器械生产企业的国内代理商，通知书包括以下内容：

（1）召回医疗器械的具体情况，包括名称、批次等基本信息；

（2）实施召回的原因；

（3）调查评估结果；

（4）召回要求，包括范围和时限等。

医疗器械生产企业收到责令召回通知书后，应当按照《召回管理办法》的规定通知医疗器械经营企业和使用单位或者告知使用者，制定、提交召回计划，并组织实施。

医疗器械生产企业应当按照《召回管理办法》的规定向药品监督管理部门报告医疗器械召回的相关情况，进行召回医疗器械的后续处理。

药品监督管理部门应当按照《召回管理办法》的规定对医疗器械生产企业提交的医疗器械召回总结报告进行审查，并对召回效果进行评价，及时通报同级卫生行政部门。经过审查和评价，认为召回不彻底，尚未有效消除缺陷的，药品监督管理部门应当要求医疗器械生产企业重新召回。

七、法律责任

1. 药品监督管理部门确认医疗器械生产企业因违反法律、法规、规章规定造成上市医疗器械存在缺陷，依法应当给予行政处罚，但该企业已经采取召回措施主动消除或者减轻危害后果的，依照《行政处罚法》的规定从轻或者减轻处罚；违法行为轻微并及时纠正，没有造成危害后果的，不予处罚。

医疗器械生产企业召回医疗器械的，不免除其依法应当承担的其他法律责任。

2. 医疗器械生产企业违反本办法规定，发现医疗器械存在缺陷而没有主动召回医疗器械的，责令召回医疗器械，并处应召回医疗器械货值金额3倍的罚款；造成严重后果的，由原发证部门吊销医疗器械产品注册证书，直至吊销《医疗器械生产企业许可证》。

3. 医疗器械生产企业违反《召回管理办法》规定，拒绝召回医疗器械的，处应召回医疗器械货值金额3倍的罚款；造成严重后果的，由原发证部门吊销医疗器械产品注册证书，直至吊销《医疗器械生产企业许可证》。

4. 医疗器械生产企业有下列情形之一的，予以警告，责令限期改正，并处3万元以下罚款：

（1）违反《召回管理办法》规定，未在规定时间内将召回医疗器械的决定通知到医疗器械经营企业、使用单位或者告知使用者的；

（2）违反《召回管理办法》规定，未按照药品监督管理部门要求采取改正措施或者重新召回医疗器械的；

（3）违反《召回管理办法》规定，未对召回医疗器械的处理做详细记录或者未向药品监督管理部门报告的。

5. 医疗器械生产企业有下列情形之一的，予以警告，责令限期改正；逾期未改正的，处3万元以下罚款：

（1）未按《召回管理办法》规定建立医疗器械召回制度的；

（2）拒绝协助药品监督管理部门开展调查的；

（3）未按照《召回管理办法》规定提交《医疗器械召回事件报告表》、调查评估报告和召回计划、医疗器械召回计划实施情况和总结报告的；

（4）变更召回计划，未报药品监督管理部门备案的。

6. 医疗器械经营企业、使用单位违反《召回管理办法》规定的，责令停止销售、使用存在缺陷的医疗器械，并处1000元以上3万元以下罚款；造成严重后果的，由原发证部门吊销《医疗器械经营企业许可证》。

7. 医疗器械经营企业、使用单位拒绝配合有关医疗器械缺陷调查、拒绝协助医疗器械生产企业召回医疗器械的，予以警告，责令改正；拒不改正的，处3万元以下罚款。

8. 药品监督管理部门及其工作人员不履行职责或者滥用职权的，按照有关法律、法规规定予以处理。

SFDA 发布的医疗器械不良事件信息通报（2009 年第 4 期）
合理使用高压氧舱 警惕严重安全事故发生

高压氧舱是进行高压氧疗法的专用医疗设备，按加压的介质不同，分为空气加压舱和纯氧加压舱两种。高压氧舱的适用范围很广，临床主要用于厌氧菌感染、CO 中毒、气栓病、减压病、缺血缺氧性脑病、脑外伤、脑血管疾病等的治疗。

自 2002 年至 2008 年 12 月 31 日，国家药品不良反应监测中心共收到有关高压氧舱的可疑医疗器械不良事件报告 10 份，涉及 9 个病例。其中，死亡 3 例，涉及器械均为纯氧加压舱，不良事件表现为氧舱起火。其他不良事件表现为氧气加湿罐破裂；测氧仪示值偏差大；主舱加压阀失灵；对讲系统失灵；氧舱开门受阻等。典型病例如下：

患者，男，38 岁，术后脑病恢复治疗，于 2006 年 9 月 24 日上午 11 时进入高压纯氧舱接受高压氧治疗，12 时 10 分该高压氧舱突然起火，经抢救无效于中午 12 时 30 分死亡。

随着高压氧治疗的推广，高压氧舱在我国的应用得到迅速发展。虽然目前收到的高压氧舱不良事件例数不多，但性质严重，且发生原因多为操作不当引起。因此，提醒有关医疗机构应加强安全使用培训和对患者的宣教，且须持证上岗并严格按照规定进行操作，同时，对于纯氧加压舱要严格限定进舱人数为 1 人。其次，提醒患者加强自我保护意识，严格遵守进舱须知，发现问题及时向医护人员报告。此外，产品生产企业应主动开展上市后不良事件监测工作，收集可能与用械有关的不良事件，按规定及时向省、自治区、直辖市药品不良反应监测部门报告，并严格执行相关标准，在随机文件（如使用说明书）中以醒目的方式进一步强调安全注意事项，规避产品的使用风险。

目标检测题

一、选择题

（一）单项选择题

1. 承担全国医疗器械不良事件监测和再评价技术工作的部门是（　　）
    A. 国家医疗器械检测中心　　　　B. 国家药品不良反应监测中心
    C. 国家食品药品监督管理局　　　D. 卫生部

2. 以下情形中不属于医疗器械生产企业必须开展再评价的情形是（　　）
    A. 通过产品设计回顾性研究发现其医疗器械存在安全隐患的
    B. 通过质量体系自查结果发现其医疗器械存在安全隐患的

    C. 通过产前风险分析发现其医疗器械存在安全隐患的

    D. 通过有关医疗器械安全风险研究文献获悉其医疗器械存在安全隐患的

3. 医疗器械生产企业做出医疗器械一级召回决定时，应在（   ）日通知到有关医疗器械经营企业、使用单位或者告知使用者。

    A. 一日　　　　　B. 三日　　　　　C. 七日　　　　　D. 十日

（二）多项选择题

1. 负有医疗器械不良事件报告义务的主体有（   ）

    A. 医疗器械生产企业　　　　　　B. 医疗器械经营企业

    C. 医疗器械使用单位　　　　　　D. 个人

2. 在医疗器械不良事件监测和再评价技术工作中，省级医疗器械不良事件监测技术机构主要职责有（   ）

    A. 负责本行政区域内医疗器械不良事件监测信息的收集、评价、反馈和报告工作

    B. 负责本行政区域内食品药品监督管理部门批准上市的境内第一、二类医疗器械再评价的有关技术工作

    C. 通报全国医疗器械不良事件监测情况和再评价结果

    D. 商卫生部确定并发布医疗器械不良事件重点监测品种

3. 医疗器械召回通知至少应当包括以下内容（   ）

    A. 召回医疗器械名称、批次等基本信息

    B. 召回的原因

    C. 召回的要求：如立即暂停销售和使用该产品、将召回通知转发到相关经营企业或者使用单位等

    D. 召回医疗器械的处理方式

二、问答题

1. 医疗器械不良事件的含义是什么？

2. 医疗器械召回分哪几类？主动召回分哪几级？

3. 对医疗器械缺陷进行评估应包括哪些内容？

附录 一

医疗器械监督管理条例

中华人民共和国国务院令　第 276 号

《医疗器械监督管理条例》已经 1999 年 12 月 28 日国务院第 24 次常务会议通过，现予发布，自 2000 年 4 月 1 日起施行。

总理　朱镕基

2000 年 1 月 4 日

医疗器械监督管理条例
第一章　总　　则

第一条　为了加强对医疗器械的监督管理，保证医疗器械的安全、有效，保障人体健康和生命安全，制定本条例。

第二条　在中华人民共和国境内从事医疗器械的研制、生产、经营、使用、监督管理的单位或者个人，应当遵守本条例。

第三条　本条例所称医疗器械，是指单独或者组合使用于人体的仪器、设备、器具、材料或者其他物品，包括所需要的软件；其用于人体体表及体内的作用不是用药理学、免疫学或者代谢的手段获得，但是可能有这些手段参与并起一定的辅助作用；其使用旨在达到下列预期目的：

（一）对疾病的预防、诊断、治疗、监护、缓解；

（二）对损伤或者残疾的诊断、治疗、监护、缓解、补偿；

（三）对解剖或者生理过程的研究、替代、调节；

（四）妊娠控制。

第四条　国务院药品监督管理部门负责全国的医疗器械监督管理工作。

县级以上地方人民政府药品监督管理部门负责本行政区域内的医疗器械监督管理工作。

国务院药品监督管理部门应当配合国务院经济综合管理部门，贯彻实施国家医疗器械产业政策。

第五条　国家对医疗器械实行分类管理。

第一类是指，通过常规管理足以保证其安全性、有效性的医疗器械。

第二类是指，对其安全性、有效性应当加以控制的医疗器械。

第三类是指，植入人体；用于支持、维持生命；对人体具有潜在危险，对其安全性、有效性必须严格控制的医疗器械。

医疗器械分类目录由国务院药品监督管理部门依据医疗器械分类规则，商国务院卫生行政部门制定、调整、公布。

第六条 生产和使用以提供具体量值为目的的医疗器械，应当符合计量法的规定。具体产品目录由国务院药品监督管理部门会同国务院计量行政管理部门制定并公布。

第二章 医疗器械的管理

第七条 国家鼓励研制医疗器械新产品。医疗器械新产品，是指国内市场尚未出现过的或者安全性、有效性及产品机理未得到国内认可的全新的品种。

第二类、第三类医疗器械新产品的临床试用，应当按照国务院药品监督管理部门的规定，经批准后进行。

完成临床试用并通过国务院药品监督管理部门组织专家评审的医疗器械新产品，由国务院药品监督管理部门批准，并发给新产品证书。

第八条 国家对医疗器械实行产品生产注册制度。

生产第一类医疗器械，由设区的市级人民政府药品监督管理部门审查批准，并发给产品生产注册证书。

生产第二类医疗器械，由省、自治区、直辖市人民政府药品监督管理部门审查批准，并发给产品生产注册证书。

生产第三类医疗器械，由国务院药品监督管理部门审查批准，并发给产品生产注册证书。

生产第二类、第三类医疗器械，应当通过临床验证。

第九条 省、自治区、直辖市人民政府药品监督管理部门负责审批本行政区域内的第二类医疗器械的临床试用或者临床验证。国务院药品监督管理部门负责审批第三类医疗器械的临床试用或者临床验证。

临床试用或者临床验证应当在省级以上人民政府药品监督管理部门指定的医疗机构进行。医疗机构进行临床试用或者临床验证，应当符合国务院药品监督管理部门的规定。

进行临床试用或者临床验证的医疗机构的资格，由国务院药品监督管理部门会同国务院卫生行政部门认定。

第十条 医疗机构根据本单位的临床需要，可以研制医疗器械，在执业医师指导下在本单位使用。

医疗机构研制的第二类医疗器械，应当报省级以上人民政府药品监督管理部门审查批准；医疗机构研制的第三类医疗器械，应当报国务院药品监督管理部门审查批准。

第十一条 首次进口的医疗器械，进口单位应当提供该医疗器械的说明书、质量标准、检验方法等有关资料和样品以及出口国（地区）批准生产、销售的证明文件，经国务院药品监督管理部门审批注册，领取进口注册证书后，方可向海关申请办理进口手续。

第十二条　申报注册医疗器械，应当按照国务院药品监督管理部门的规定提交技术指标、检测报告和其它有关资料。

设区的市级人民政府药品监督管理部门应当自受理申请之日起三十个工作日内，作出是否给予注册的决定；不予注册的，应当书面说明理由。

省、自治区、直辖市人民政府药品监督管理部门应当自受理申请之日起六十个工作日内，作出是否给予注册的决定；不予注册的，应当书面说明理由。

国务院药品监督管理部门应当自受理申请之日起九十个工作日内，作出是否给予注册的决定；不予注册的，应当书面说明理由。

第十三条　医疗器械产品注册证书所列内容发生变化的，持证单位应当自发生变化之日起三十日内，申请办理变更手续或者重新注册。

第十四条　医疗器械产品注册证书有效期四年。持证单位应当在产品注册证书有效期届满前 6 个月内，申请重新注册。

连续停产 2 年以上的，产品生产注册证书自行失效。

第十五条　生产医疗器械，应当符合医疗器械国家标准；没有国家标准的，应当符合医疗器械行业标准。

医疗器械国家标准由国务院标准化行政主管部门会同国务院药品监督管理部门制定。医疗器械行业标准由国务院药品监督管理部门制定。

第十六条　医疗器械的使用说明书、标签、包装应当符合国家有关标准或者规定。

第十七条　医疗器械及其外包装上应当按照国务院药品监督管理部门的规定，标明产品注册证书编号。

第十八条　国家对医疗器械实施再评价及淘汰制度。具体办法由国务院药品监督管理部门商国务院有关部门制定。

第三章　医疗器械生产、经营和使用的管理

第十九条　医疗器械生产企业应当符合下列条件：

（一）具有与其生产的医疗器械相适应的专业技术人员；

（二）具有与其生产的医疗器械相适应的生产场地及环境；

（三）具有与其生产的医疗器械相适应的生产设备；

（四）具有对其生产的医疗器械产品进行质量检验的机构或者人员及检验设备。

第二十条　开办第一类医疗器械生产企业，应当向省、自治区、直辖市人民政府药品监督管理部门备案。

开办第二类、第三类医疗器械生产企业，应当经省、自治区、直辖市人民政府药品监督管理部门审查批准，并发给《医疗器械生产企业许可证》。无《医疗器械生产企业许可证》的，工商行政管理部门不得发给营业执照。

《医疗器械生产企业许可证》有效期 5 年，有效期届满应当重新审查发证。具体办

法由国务院药品监督管理部门制定。

第二十一条 医疗器械生产企业在取得医疗器械产品生产注册证书后，方可生产医疗器械。

第二十二条 国家对部分第三类医疗器械实行强制性安全认证制度。具体产品目录由国务院药品监督管理部门会同国务院质量技术监督部门制定。

第二十三条 医疗器械经营企业应当符合下列条件：

（一）具有与其经营的医疗器械相适应的经营场地及环境；

（二）具有与其经营的医疗器械相适应的质量检验人员；

（三）具有与其经营的医疗器械产品相适应的技术培训、维修等售后服务能力。

第二十四条 开办第一类医疗器械经营企业，应当向省、自治区、直辖市人民政府药品监督管理部门备案。

开办第二类、第三类医疗器械经营企业，应当经省、自治区、直辖市人民政府药品监督管理部门审查批准，并发给《医疗器械经营企业许可证》。无《医疗器械经营企业许可证》的，工商行政管理部门不得发给营业执照。

《医疗器械经营企业许可证》有效期5年，有效期届满应当重新审查发证。具体办法由国务院药品监督管理部门制定。

第二十五条 省、自治区、直辖市人民政府药品监督管理部门应当自受理医疗器械生产企业、经营企业许可证申请之日起三十个工作日内，作出是否发证的决定；不予发证的，应当书面说明理由。

第二十六条 医疗器械经营企业和医疗机构应当从取得《医疗器械生产企业许可证》的生产企业或者取得《医疗器械经营企业许可证》的经营企业购进合格的医疗器械，并验明产品合格证明。

医疗器械经营企业不得经营未经注册、无合格证明、过期、失效或者淘汰的医疗器械。

医疗机构不得使用未经注册、无合格证明、过期、失效或者淘汰的医疗器械。

第二十七条 医疗机构对一次性使用的医疗器械不得重复使用；使用过的，应当按照国家有关规定销毁，并作记录。

第二十八条 国家建立医疗器械质量事故报告制度和医疗器械质量事故公告制度。具体办法由国务院药品监督管理部门会同国务院卫生行政部门、计划生育行政管理部门制定。

第四章　医疗器械的监督

第二十九条 县级以上人民政府药品监督管理部门设医疗器械监督员。医疗器械监督员对本行政区域内的医疗器械生产企业、经营企业和医疗机构进行监督、检查；必要时，可以按照国务院药品监督管理部门的规定抽取样品和索取有关资料，有关单位、人员不得拒绝和隐瞒。监督员对所取得的样品、资料负有保密义务。

第三十条 国家对医疗器械检测机构实行资格认可制度。经国务院药品监督管理部门会同国务院质量技术监督部门认可的检测机构，方可对医疗器械实施检测。

医疗器械检测机构及其人员对被检测单位的技术资料负有保密义务，并不得从事或者参与同检测有关的医疗器械的研制、生产、经营和技术咨询等活动。

第三十一条　对已经造成医疗器械质量事故或者可能造成医疗器械质量事故的产品及有关资料，县级以上地方人民政府药品监督管理部门可以予以查封、扣押。

第三十二条　对不能保证安全、有效的医疗器械，由省级以上人民政府药品监督管理部门撤销其产品注册证书。被撤销产品注册证书的医疗器械不得生产、销售和使用，已经生产或者进口的，由县级以上地方人民政府药品监督管理部门负责监督处理。

第三十三条　设区的市级以上地方人民政府药品监督管理部门违反本条例规定实施的产品注册，由国务院药品监督管理部门责令限期改正；逾期不改正的，可以撤销其违法注册的医疗器械产品注册证书，并予以公告。

第三十四条　医疗器械广告应当经省级以上人民政府药品监督管理部门审查批准；未经批准的，不得刊登、播放、散发和张贴。

医疗器械广告的内容应当以国务院药品监督管理部门或者省、自治区、直辖市人民政府药品监督管理部门批准的使用说明书为准。

第五章　罚　　则

第三十五条　违反本条例规定，未取得医疗器械产品生产注册证书进行生产的，由县级以上人民政府药品监督管理部门责令停止生产，没收违法生产的产品和违法所得，违法所得1万元以上的，并处违法所得3倍以上5倍以下的罚款；没有违法所得或者违法所得不足1万元的，并处1万元以上3万元以下的罚款；情节严重的，由省、自治区、直辖市人民政府药品监督管理部门吊销其《医疗器械生产企业许可证》；构成犯罪的，依法追究刑事责任。

第三十六条　违反本条例规定，未取得《医疗器械生产企业许可证》生产第二类、第三类医疗器械的，由县级以上人民政府药品监督管理部门责令停止生产，没收违法生产的产品和违法所得，违法所得1万元以上的，并处违法所得3倍以上5倍以下的罚款；没有违法所得或者违法所得不足1万元的，并处1万元以上3万元以下的罚款；构成犯罪的，依法追究刑事责任。

第三十七条　违反本条例规定，生产不符合医疗器械国家标准或者行业标准的医疗器械的，由县级以上人民政府药品监督管理部门予以警告，责令停止生产，没收违法生产的产品和违法所得，违法所得5000元以上的，并处违法所得2倍以上5倍以下的罚款；没有违法所得或者违法所得不足5000元的，并处5000元以上2万元以下的罚款；情节严重的，由原发证部门吊销产品生产注册证书；构成犯罪的，依法追究刑事责任。

第三十八条　违反本条例规定，未取得《医疗器械经营企业许可证》经营第二类、第三类医疗器械的，由县级以上人民政府药品监督管理部门责令停止经营，没收违法经营的产品和违法所得，违法所得5000元以上的，并处违法所得2倍以上5倍以下的罚款；没有违法所得或者违法所得不足5000元的，并处5000元以上2万元以下的罚款；构成犯罪的，依法追究刑事责任。

第三十九条 违反本条例规定，经营无产品注册证书、无合格证明、过期、失效、淘汰的医疗器械的，或者从无《医疗器械生产企业许可证》、《医疗器械经营企业许可证》的企业购进医疗器械的，由县级以上人民政府药品监督管理部门责令停止经营，没收违法经营的产品和违法所得，违法所得 5000 元以上的，并处违法所得 2 倍以上 5 倍以下的罚款；没有违法所得或者违法所得不足 5000 元的，并处 5000 元以上 2 万元以下的罚款；情节严重的，由原发证部门吊销《医疗器械经营企业许可证》；构成犯罪的，依法追究刑事责任。

第四十条 违反本条例规定，办理医疗器械注册申报时，提供虚假证明、文件资料、样品，或者采取其他欺骗手段，骗取医疗器械产品注册证书的，由原发证部门撤销产品注册证书，两年内不受理其产品注册申请，并处 1 万元以上 3 万元以下的罚款；对已经进行生产的，并没收违法生产的产品和违法所得，违法所得 1 万元以上的，并处违法所得 3 倍以上 5 倍以下的罚款；没有违法所得或者违法所得不足 1 万元的，并处 1 万元以上 3 万元以下的罚款；构成犯罪的，依法追究刑事责任。

第四十一条 违反本条例第三十四条有关医疗器械广告规定的，由工商行政管理部门依照国家有关法律、法规进行处理。

第四十二条 违反本条例规定，医疗机构使用无产品注册证书、无合格证明、过期、失效、淘汰的医疗器械的，或者从无《医疗器械生产企业许可证》、《医疗器械经营企业许可证》的企业购进医疗器械的，由县级以上人民政府药品监督管理部门责令改正，给予警告，没收

违法使用的产品和违法所得，违法所得 5000 元以上的，并处违法所得 2 倍以上 5 倍以下的罚款；没有违法所得或者违法所得不足 5000 元的，并处 5000 元以上 2 万元以下的罚款；对主管人员和其他直接责任人员依法给予纪律处分；构成犯罪的，依法追究刑事责任。

第四十三条 违反本条例规定，医疗机构重复使用一次性使用的医疗器械的，或者对应当销毁未进行销毁的，由县级以上人民政府药品监督管理部门责令改正，给予警告，可以处 5000 元以上 3 万元以下的罚款；情节严重的，可以对医疗机构处 3 万元以上 5 万元以下的罚款，对主管人员和其他直接责任人员依法给予纪律处分；构成犯罪的，依法追究刑事责任。

第四十四条 违反本条例规定，承担医疗器械临床试用或者临床验证的医疗机构提供虚假报告的，由省级以上人民政府药品监督管理部门责令改正，给予警告，可以处 1 万元以上 3 万元以下罚款；情节严重的，撤销其临床试用或者临床验证资格，对主管人员和其他直接责任人员依法给予纪律处分；构成犯罪的，依法追究刑事责任。

第四十五条 违反本条例规定，医疗器械检测机构及其人员从事或者参与同检测有关的医疗器械的研制、生产、经营、技术咨询的，或者出具虚假检测报告的，由省级以上人民政府药品监督管理部门责令改正，给予警告，并处 1 万元以上 3 万元以下的罚款；情节严重的，由国务院药品监督管理部门撤销该检测机构的检测资格，对主

管人员和其他直接责任人员依法给予纪律处分；构成犯罪的，依法追究刑事责任。

　　第四十六条　违反本条例规定，医疗器械监督管理人员滥用职权、徇私舞弊、玩忽职守，构成犯罪的，依法追究刑事责任；尚不构成犯罪的，依法给予行政处分。

第六章　附　　则

　　第四十七条　非营利的避孕医疗器械产品的管理办法，由国务院药品监督管理部门会同国务院有关部门另行制定。

　　第四十八条　本条例自 2000 年 4 月 1 日起施行。

附录二

医疗器械注册管理办法（局令第 16 号）

《医疗器械注册管理办法》于 2004 年 5 月 28 日经国家食品药品监督管理局局务会审议通过，现予公布，自公布之日起施行。

二〇〇四年八月九日

医疗器械注册管理办法

第一章 总 则

第一条 为规范医疗器械的注册管理，保证医疗器械的安全、有效，根据《医疗器械监督管理条例》，制定本办法。

第二条 在中华人民共和国境内销售、使用的医疗器械均应当按照本办法的规定申请注册，未获准注册的医疗器械，不得销售、使用。

第三条 医疗器械注册，是指依照法定程序，对拟上市销售、使用的医疗器械的安全性、有效性进行系统评价，以决定是否同意其销售、使用的过程。

第四条 国家对医疗器械实行分类注册管理。

境内第一类医疗器械由设区的市级食品药品监督管理机构审查，批准后发给医疗器械注册证书。

境内第二类医疗器械由省、自治区、直辖市食品药品监督管理部门审查，批准后发给医疗器械注册证书。

境内第三类医疗器械由国家食品药品监督管理局审查，批准后发给医疗器械注册证书。

境外医疗器械由国家食品药品监督管理局审查，批准后发给医疗器械注册证书。

台湾、香港、澳门地区医疗器械的注册，除本办法另有规定外，参照境外医疗器械办理。

医疗器械注册证书有效期 4 年。

第五条 医疗器械注册证书由国家食品药品监督管理局统一印制，相应内容由审批注册的食品药品监督管理部门填写。

注册号的编排方式为：

×（×）1（食）药监械（×2）字×××3 第×4×5×××6 号。其中：

×1 为注册审批部门所在地的简称：

境内第三类医疗器械、境外医疗器械以及台湾、香港、澳门地区的医疗器械为

"国"字；

境内第二类医疗器械为注册审批部门所在的省、自治区、直辖市简称；

境内第一类医疗器械为注册审批部门所在的省、自治区、直辖市简称加所在设区的市级行政区域的简称，为××1（无相应设区的市级行政区域时，仅为省、自治区、直辖市的简称）；

×2为注册形式（准、进、许）：

"准"字适用于境内医疗器械；

"进"字适用于境外医疗器械；

"许"字适用于台湾、香港、澳门地区的医疗器械；

×××3为批准注册年份；

×4为产品管理类别；

××5为产品品种编码；

×××6为注册流水号。

医疗器械注册证书附有《医疗器械注册登记表》（见本办法附件1），与医疗器械注册证书同时使用。

第六条　生产企业提出医疗器械注册申请，承担相应的法律义务，并在该申请获得批准后持有医疗器械注册证书。

办理医疗器械注册申请事务的人员应当受生产企业委托，并具有相应的专业知识，熟悉医疗器械注册管理的法律、法规、规章和技术要求。

申请境外医疗器械注册的，境外生产企业应当在中国境内指定机构作为其代理人，代理人应当承担相应的法律责任；并且，境外生产企业应当委托中国境内具有相应资格的法人机构或者委托其在华机构承担医疗器械售后服务。

第七条　申请注册的医疗器械，应当有适用的产品标准，可以采用国家标准、行业标准或者制定注册产品标准，但是注册产品标准不得低于国家标准或者行业标准。

注册产品标准应当依据国家食品药品监督管理局规定的医疗器械标准管理要求编制。

第八条　申请第二类、第三类医疗器械注册，生产企业应当符合国家食品药品监督管理局规定的生产条件或者相关质量体系要求。

第二章　医疗器械注册检测

第九条　第二类、第三类医疗器械由国家食品药品监督管理局会同国家质量监督检验检疫总局认可的医疗器械检测机构进行注册检测，经检测符合适用的产品标准后，方可用于临床试验或者申请注册。

经国家食品药品监督管理局会同国家质量监督检验检疫总局认可的医疗器械检测机构（以下简称医疗器械检测机构）目录另行发布。

第十条　医疗器械检测机构应当在国家食品药品监督管理局和国家质量监督检验检疫总局认可的检测范围内，依据生产企业申报适用的产品标准（包括适用的国家标准、行业标准或者生产企业制定的注册产品标准）对申报产品进行注册检测，并出具检测报告。

尚未列入各医疗器械检测机构授检范围的医疗器械，由相应的注册审批部门指定有承检能力的检测单位进行检测。

境外医疗器械的注册检测执行《境外医疗器械注册检测规定》。

第十一条　同一注册单元内所检测的产品应当是能够代表本注册单元内其他产品安全性和有效性的典型产品。

第十二条　同一生产企业使用相同原材料生产的同类产品，如果生产工艺和预期用途保持不变，重新注册时，对产品的生物学评价可以不再进行生物相容性试验。

同一生产企业使用已经通过生物学评价的原材料生产的同类产品，如果生产工艺保持不变，预期用途保持不变或者没有新增的潜在生物学风险，申请注册时，对产品的生物学评价可以不再进行生物相容性试验。

第十三条　申请第二类、第三类医疗器械注册，同时满足以下条件的，可以免予注册检测：

（一）所申请注册的医疗器械与本企业已经获准注册的医疗器械的基本原理，主要功能、结构，所用材料、材质，预期用途属于同一类；

（二）生产企业已经通过医疗器械生产质量管理规范检查或者已经获得医疗器械质量体系认证，并且生产企业能够提供经原企业生产条件审查机构认可的检测报告；

（三）所申请注册的医疗器械与本企业已经获准注册并且已经通过注册检测的同类产品比较，未发生涉及安全性、有效性改变，或者虽然涉及安全性、有效性改变，但是改变部分和由其引起产品其他相关安全性、有效性变化的部分都已经通过了医疗器械检测机构检测；

（四）已经获准注册的本企业同类产品按照规定进行医疗器械不良事件监测，并且未发现严重不良事件；

（五）已经获准注册的本企业同类产品1年内无食品药品监督管理部门产品质量监督抽查不合格记录；

（六）境外医疗器械已经通过境外政府医疗器械主管部门的上市批准。

第十四条　申请第二类、第三类医疗器械产品重新注册，同时满足以下条件的，可以免予注册检测：

（一）申请重新注册的医疗器械与本企业已经获准注册的医疗器械的基本原理，主要功能、结构，所用材料、材质，预期用途属于同一类；

（二）生产企业已经通过医疗器械生产质量管理规范检查或者已经获得医疗器械质量体系认证，并且生产企业能够提供经原企业生产条件审查机构认可的检测报告；

（三）申请重新注册的医疗器械与已经通过注册检测的原注册产品相比较，未发生涉及安全性、有效性改变，或者虽然涉及安全性、有效性改变，但是改变部分和由其引起产品其他相关安全性、有效性变化的部分都已经通过了医疗器械检测机构检测；

（四）申请重新注册的医疗器械在原医疗器械注册证书有效期内按照规定进行医疗器械不良事件监测，并且未发现不良事件；

（五）原注册医疗器械1年内无食品药品监督管理部门产品质量监督抽查不合格

记录。

第十五条　已经通过境外政府医疗器械主管部门的上市批准、对安装场地有特殊要求、检测困难的大型医疗器械，可以申请暂缓检测，于取得医疗器械注册证书后再对产品进行补充检测。

根据前款规定申请暂缓检测而获准注册的产品，生产企业必须在首台医疗器械入境后、投入使用前完成注册检测。经检测合格后方可投入使用。

第三章　医疗器械临床试验

第十六条　申请第二类、第三类医疗器械注册，应当提交临床试验资料。

临床试验资料提供方式执行《医疗器械注册临床试验资料分项规定》（见本办法附件12）。

第十七条　在中国境内进行医疗器械临床试验的，应当严格执行《医疗器械临床试验规定》。

第十八条　在中国境内进行临床试验的医疗器械，其临床试验资料中应当包括临床试验合同、临床试验方案、临床试验报告。

食品药品监督管理部门认为必要时，可以要求生产企业提交临床试验须知、知情同意书以及临床试验原始记录。

第四章　医疗器械注册申请与审批

第十九条　申请医疗器械注册，申请人应当根据医疗器械的分类，向本办法第四条规定的相应食品药品监督管理部门提出申请，并应当填写医疗器械注册申请表，按照本办法附件2、附件3、附件6、附件8或者附件9的相应要求提交申请材料。申请材料应当使用中文；根据外文资料翻译的申请材料，应当同时提供原文。

申请人提交的医疗器械说明书应当符合《医疗器械说明书、标签和包装标识管理规定》。

申请人应当对其申请材料全部内容的真实性负责。

第二十条　食品药品监督管理部门收到申请后，应当根据下列情况分别作出处理：

（一）申请事项依法不属于本部门职权范围的，应当即时作出不予受理的决定，并告知申请人向有关行政机关申请；

（二）申请材料存在可以当场更正的错误的，应当允许申请人当场更正；

（三）申请材料不齐全或者不符合形式审查要求的，应当当场或者在5个工作日内发给申请人《补正材料通知书》，一次性告知申请人需要补正的全部内容，逾期不告知的，自收到申请材料之日起即为受理；

（四）申请材料齐全、符合形式审查要求的，或者申请人按照要求提交全部补正申请材料的，予以受理。

食品药品监督管理部门受理或者不予受理医疗器械注册申请，应当出具加盖本部门专用印章并注明日期的《受理通知书》或者《不予受理通知书》。

第二十一条　食品药品监督管理部门受理医疗器械注册申请后，应当在本办法第二十二条规定的期限内对申请进行实质性审查并作出是否给予注册的书面决定。经审查符合规定批准注册的，自书面批准决定作出之日起 10 个工作日内发给医疗器械注册证书。经审查不符合规定的，作出不予注册的书面决定，并说明理由，同时告知申请人享有依法申请行政复议或者提起行政诉讼的权利。

第二十二条 设区的市级食品药品监督管理机构应当自受理申请之日起 30 个工作日内，作出是否给予注册的决定。

省、自治区、直辖市食品药品监督管理部门应当自受理申请之日起 60 个工作日内，作出是否给予注册的决定。

国家食品药品监督管理局应当自受理申请之日起 90 个工作日内，作出是否给予注册的决定。

在对注册申请进行审查的过程中，需要检测、专家评审和听证的，所需时间不计算在本条规定的期限内。食品药品监督管理部门应当将所需时间书面告知申请人。

第二十三条 未获得境外医疗器械上市许可的境外医疗器械，申请注册时，参照境内同类产品注册的技术审查要求执行（需要提交的材料见本办法附件 8．附件 9）。

第二十四条 食品药品监督管理部门在对医疗器械注册申请材料进行技术审查时，需要生产企业补充材料的，应当一次性发出书面补充材料通知。

生产企业应当在 60 个工作日内按照通知要求将材料一次性补齐，补充材料的时间不计算在食品药品监督管理部门进行实质审查的期限内。生产企业未能在规定的时限内补充材料且没有正当理由的，终止审查。

第二十五条 注册申请被终止审查的，在被终止审查后的 6 个月内不得再次申请。

第二十六条 生产企业对补充材料通知内容有异议的，可以在规定的时限内向食品药品监督管理部门提出书面意见，说明理由并提供技术支持材料，经食品药品监督管理部门审查后作出决定。

第二十七条 医疗器械产品的注册单元原则上以技术结构、性能指标和预期用途为划分依据。

第二十八条 作为部件注册的医疗器械，申请人应当说明与该部件配合使用的推荐产品、部件的名称、型号、规格。

由已经获准注册的部件组合成的整机，必须履行整机注册手续。

以整机注册的医疗器械，申请注册时应当列出其主要配置。如果某个主要配置部件性能规格发生改变，整机应当重新注册。

以整机注册的医疗器械，其医疗器械注册证书附表中的"产品性能结构及组成"栏内所列出的组合部件在不改变组合形式和预期用途的情况下单独销售的，可以免予单独注册。

第二十九条 食品药品监督管理部门应当在行政机关的网站和医疗器械注册办公场所公示相应的医疗器械注册所需的条件、程序、期限、需要提交的全部材料的目录和申请书示范文本等。

第三十条 食品药品监督管理部门对医疗器械注册申请进行审查时，应当公示审批过程和审批结果。申请人和利害关系人可以对直接关系其重大利益的事项提交书面意见进行陈述和申辩。

第三十一条　国家食品药品监督管理局应当定期在其政府网站上公布已经获准注册的医疗器械目录，供公众查阅。

第三十二条　医疗器械注册申请直接涉及申请人与他人之间重大利益关系的，食品药品监督管理部门应当告知申请人、利害关系人可以依照法律、法规以及国家食品药品监督管理局的其他规定享有申请听证的权利；在对医疗器械注册申请进行审查时，食品药品监督管理部门认为涉及公共利益的重大许可事项，应当向社会公告，并举行听证。

第五章　医疗器械的重新注册

第三十三条　医疗器械注册证书有效期届满，需要继续销售或者使用医疗器械的，生产企业应当在医疗器械注册证书有效期届满前 6 个月内，申请到期重新注册。逾期办理的，重新注册时应当对产品进行注册检测。

第三十四条　医疗器械注册证书中下列内容发生变化的，生产企业应当自发生变化之日起 30 日内申请变更重新注册：

（一）型号、规格；

（二）生产地址；

（三）产品标准；

（四）产品性能结构及组成；

（五）产品适用范围。

第三十五条　医疗器械注册证书有效期内，产品管理类别发生改变的，生产企业应当在 6 个月内，按照改变后的类别到相应的食品药品监督管理部门申请变更重新注册。

第三十六条　申请医疗器械重新注册的，应当填写医疗器械注册申请表，并按照本办法附件4、附件5或者附件7的相应要求向食品药品监督管理部门提交申请材料。

重新注册的受理与审批程序，本章没有规定的，适用本办法第四章的相关规定。

第三十七条　有下列情形之一的医疗器械，不予重新注册：

（一）未完成食品药品监督管理部门在批准上市时按照国家食品药品监督管理局有关规定提出的要求的；

（二）经国家食品药品监督管理局再评价属于淘汰品种的；

（三）按照《医疗器械监督管理条例》的规定撤销医疗器械注册证书的。

第六章　医疗器械注册证书的变更与补办

第三十八条　医疗器械注册证书载明内容发生下列变化的，生产企业应当自发生变化之日起 30 日内申请医疗器械注册证书变更：

（一）生产企业实体不变，企业名称改变；

（二）生产企业注册地址改变；

（三）生产地址的文字性改变；

（四）产品名称、商品名称的文字性改变；

（五）型号、规格的文字性改变；

（六）产品标准的名称或者代号的文字性改变；

（七）代理人改变；

（八）售后服务机构改变。

第三十九条 申请医疗器械注册证书变更的，应当填写医疗器械注册证书变更申请表，并按照本办法附件 10 的要求向原注册审批部门提交有关材料和说明。原注册审批部门对申请材料进行形式审查，当场或者在 5 个工作日内一次性告知申请人需要补正的全部内容，符合要求的发给《受理通知书》。

第四十条 原注册审批部门受理变更申请后，应当在 20 个工作日内作出是否同意变更的书面决定。经审查符合规定予以变更的，发给变更后的医疗器械注册证书，并对原医疗器械注册证书予以注销。经审查不符合规定的，作出不予变更的书面决定，并说明理由，同时告知申请人享有依法申请行政复议或者提起行政诉讼的权利。

变更后的医疗器械注册证书用原编号，编号末尾加带括号的"更"字。

变更后的医疗器械注册证书的有效期截止日与原医疗器械注册证书的有效期截止日相同，有效期满应当申请重新注册。

第四十一条 医疗器械注册证书丢失或损毁的，生产企业应当按照本办法附件 11 的要求提交有关材料和说明，向原注册审批部门申请补办。

第七章 监督管理

第四十二条 负责医疗器械注册审批的食品药品监督管理部门应当按照规定程序进行审批，并作出是否给予注册的决定。对违反规定审批注册的，应当依法追究其行政责任。

第四十三条 设区的市级以上地方食品药品监督管理部门违反本办法规定实施的医疗器械注册，由其上级食品药品监督管理部门责令限期改正；逾期不改正的，上级食品药品监督管理部门可以直接公告撤销该医疗器械注册证书。已经被撤销医疗器械注册证书的医疗器械不得继续销售和使用，已经销售、使用的，由县级以上地方食品药品监督管理部门负责监督企业进行处理。

第四十四条 省级以上食品药品监督管理部门对上市后的医疗器械进行技术再评价，并根据技术评价的结果对不能达到预期使用目的、不能保证安全有效的医疗器械，作出撤销医疗器械注册证书的决定，并向社会公告。已经被撤销医疗器械注册证书的医疗器械不得继续销售和使用，已经销售、使用的，由县级以上地方食品药品监督管理部门负责监督企业进行处理。

第四十五条 有《中华人民共和国行政许可法》第七十条情形之一的，原注册审批部门应当依法注销医疗器械注册证书。

第八章 法律责任

第四十六条 违反本办法规定，申请医疗器械注册时，采取提供虚假证明、文件、样品等虚假材料，或者以欺骗、贿赂等不正当手段骗取医疗器械注册证书的，注册审批部门不予受理或者不予注册，并给予警告，1 年内不受理其医疗器械注册申请；对于其已经骗取得到的医疗器械注册证书，予以撤销，2 年内不受理其医疗器械注册申请，并依照《医疗器械监督管理条例》第四十条的规定予以处罚。

第四十七条　涂改、倒卖、出租、出借医疗器械注册证书，或者以其他形式非法转让医疗器械注册证书的，由县级以上食品药品监督管理部门责令改正，可以并处 3 万元以下罚款。

第四十八条　违反本办法第三十三条、第三十四条或者第三十五条的规定，未依法办理医疗器械重新注册而销售的医疗器械，或者销售的医疗器械与注册证书限定内容不同的，或者产品说明书、标签、包装标识等内容与医疗器械注册证书限定内容不同的，由县级以上食品药品监督管理部门依照《医疗器械监督管理条例》关于无医疗器械注册证书的处罚规定予以处罚。

第四十九条　违反本办法第三十八条的规定，未依法办理医疗器械注册证书变更的，由县级以上食品药品监督管理部门责令限期改正或者给予警告；逾期不改正的，可以处以 5000 元以上 1 万元以下罚款。

第五十条　根据本办法第十五条申请注册后再对产品进行注册检测的医疗器械，未按照规定完成注册检测即将产品投入使用的，由国家食品药品监督管理局撤销医疗器械注册证书，予以公告，并记入企业诚信档案。

产品经注册检测不合格的，由国家食品药品监督管理局撤销医疗器械注册证书。

第九章　附　　则

第五十一条　生产企业系指以自己名义把产品推向市场，并对产品负最终法律责任的机构。

第五十二条　注册产品系指获准注册的医疗器械及其说明书、标签、包装标识等有关内容与该医疗器械注册证书限定内容一致的产品。

第五十三条　在医疗器械注册证书有效期内生产的医疗器械都视为有证产品。

第五十四条　按医疗器械注册管理的体外诊断试剂，其注册管理规定由国家食品药品监督管理局另行制定。

第五十五条　本办法由国家食品药品监督管理局负责解释。

第五十六条　本办法自公布之日起施行。国家药品监督管理局于 2000 年 4 月 5 日发布的《医疗器械注册管理办法》同时废止。

附录三

医疗器械分类规则
国家药品监督管理局令

（第 15 号）

《医疗器械分类规则》于 2000 年 2 月 17 日经国家药品监督管理局局务会审议通过，现予发布。自 2000 年 4 月 10 日起施行。

二〇〇〇年四月五日

医疗器械分类规则

第一条 为规范医疗器械分类，根据《医疗器械监督管理条例》，制定本规则。

第二条 医疗器械是指：单独或者组合使用于人体的仪器、设备、器具、材料或者其他 物品，包括所需的软件。其使用目的是：

（一）疾病的预防、诊断、治疗、监护或者缓解。

（二）损伤或残疾的诊断、治疗、监护、缓解或者补偿。

（三）解剖或生理过程的研究、替代或者调节。

（四）妊娠控制。其用于人体体表及体内的作用不是用药理学、免疫学或代谢的手段获得，但可能有这 些手段参与并起一定辅助作用。

第三条 本规则用于指导《医疗器械分类目录》的制定和确定新的产品注册类别。

第四条 确定医疗器械分类，应依据医疗器械的结构特征、医疗器械使用形式和医疗器械使用状况三方面的情况进行综合判定。医疗器械分类的具体判定可以依据《医疗器械分类判定表》（见附件）进行。

第五条 医疗器械分类判定的依据

（一）医疗器械结构特征 医疗器械的结构特征分为：有源医疗器械和无源医疗器械。

（二）医疗器械使用形式 根据不同的预期目的，将医疗器械归入一定的使用形式。其中：

1. 无源器械的使用形式有：药液输送保存器械；改变血液、体液器械；医用敷料；外科器械；重复使用外科器械；一次性无菌器械；植入器械；避孕和计划生育器械；消毒清 洁器械；护理器械、体外诊断试剂、其他无源接触或无源辅助器械等。2. 有源器械的使用形式有：能量治疗器械；诊断监护器械；输送体液器械；电离辐射 器械；实验室仪器设备、医疗消毒设备；其他有源器械或有源辅助设备等。

（三）医疗器械使用状态　根据使用中对人体产生损伤的可能性、对医疗效果的影响，医疗器械使用状况可分为接触或进入人体器械和非接触人体器械，具体可分为：

1．接触或进入人体器械

（1）使用时限分为：暂时使用；短期使用；长期使用。

（2）接触人体的部位分为：皮肤或腔道；创伤或体内组织；血液循环系统或中枢神经系统。

（3）有源器械失控后造成的损伤程度分为：轻微损伤；损伤；严重损伤。

2．非接触人体器械　对医疗效果的影响，其程度分为：基本不影响；有间接影响；有重要影响。第六条　实施医疗器械分类的判定原则

（一）实施医疗器械分类，应根据分类判定表进行。

（二）医疗器械分类判定主要依据其预期使用目的和作用进行。同一产品如果使用目的和作用方式不同，分类应该分别判定。

（三）与其他医疗器械联合使用的医疗器械，应分别进行分类；医疗器械的附件分类应与其配套的主机分离，根据附件的情况单独分类。

（四）作用于人体几个部位的医疗器械，根据风险高的使用形式、使用状态进行分类。

（五）控制医疗器械功能的软件与该医疗器械按照同一类别进行分类。

（六）如果一个医疗器械可以适用二个分类，应采取最高的分类。

（七）监控或影响医疗器械主要功能的产品，其分类与被监控和影响器械的分类一致。

（八）国家药品监督管理局根据工作需要，对需进行专门监督管理的医疗器械可以调整其分类。

第七条　国家药品监督管理局主管医疗器械分类工作。依据《医疗器械分类目录》不能确定医疗器械分类时，由省级药品监督管理部门根据《医疗器械分类规则》进行预先分类，并报国家药品监督管理局核定。

第八条　本规则下列用语的含义是：

（一）预期目的：指产品说明、标签或宣传资料载明的，使用医疗器械应当取得的作用。

（二）风险：导致人体受伤害的危险发生的可能性及伤害的严重程度。

（三）使用期限：

1．暂时：器械预期的连续使用时间在 24 小时以内；

2．短期：器械预期的连续使用时间在 24 小时以上 30 日以内；

3．长期：器械预期的连续使用时间超过 30 日；

4．连续使用时间：器械按预期目的，没有间断地实际发生作用的时间。

（四）使用部位和器械：

1．非接触器械：不直接或间接接触患者的器械；

2．表面接触器械：包括与以下部位接触的器械：

（1）皮肤：仅接触未受损皮肤表面的器械；

（2）粘膜：与粘膜接触的器械；

（3）损伤表面：与伤口或其它损伤体表接触的器械。

3．外科侵入器械：借助外科手术，器械全部或部分通过体表侵入体内，接触包括下列部位的器械：

（1）血管：侵入血管与血路上某一点接触；作为管路向血管系统输入的器械；

（2）组织/骨/牙质：侵入组织、骨和牙髓/牙质系统的器械和材料；

（3）血液循环：接触血液循环系统的器械。

（五）植入器械：任何借助外科手术，器械全部或者部分进入人体或自然腔道中；在 手术过程结束后长期留在体内，或者这些器械部分留在体内至少30天以上，这些器械被认为是植入器械。

（六）有源器械：任何依靠电能或其它能源而不是直接由人体或重力产生的能源来发挥其功能的医疗器械。

（七）重复使用外科器械：指器械用于外科手术中进行切、割、钻、锯、抓、刮、钳、抽、夹或类似的手术过程，不连接任何有源器械，通过一定的处理可以重新使用的器械。

（八）中枢循环系统：指人体血液循环中的肺动脉、主动脉、冠状动脉、颈动脉、脑动脉、心脏静脉、上大腔静脉、下大腔静脉。

（九）中枢神经系统：指大脑、脑膜、脊髓。

第九条　本规则由国家药品监督管理局负责解释。

第十条　本规则自2000年4月10日起执行。

附录四

关于指定《医疗器械分类目录》及说明

一、《医疗器械分类目录》制定的依据

《医疗器械监督管理条例》及《医疗器械分类规则》（第 15 号局长令）。

二、《医疗器械分类目录》与《医疗器械分类规则》的关系

《医疗器械分类规则》用于指导《医疗器械分类目录》的制定和确定新的产品注册类别。我国实行的医疗器械分类方法是分类规则指导下的目录分类制，分类规则和分类目录并存。一旦分类目录已实施，应执行分类目录。

三、制定分类目录的原则

执行分类规则指导下的目录分类制。参照国际通行的分类，从严掌握。使用风险是制定产品分类目录的基础。

分类目录尽可能适应管理的需要，有利于理顺监督管理，做到科学合理。

四、符合医疗器械定义的含药医疗器械为Ⅲ类医疗器械。

五、由于各种手术包内组件不确定，所以本目录不包含该类产品。凡手术包内含有Ⅲ类医疗器械的，作为Ⅲ类产品管理；只含有Ⅱ类和Ⅰ类医疗器械的，作为Ⅱ类产品管理；只含有Ⅰ类医疗器械的，作为Ⅰ类产品管理。

六、依据《医疗器械分类目录》不能确定医疗器械分类时，由省级药品监督管理局根据分类规则进行预先分类，并报我局核定。

医疗器械分类目录
6801 基础外科手术器械

序号	名称	品名举例	管理类别
−1	医用缝合针（不带线）		Ⅱ
−2	基础外科用刀	手术刀柄和刀片、皮片刀、疣体剥离刀、柳叶刀、铲刀、剃毛刀、皮屑刮刀、挑刀、锋刀、修脚刀、修甲刀、解剖刀	Ⅰ
−3	基础外科用剪	普通手术剪、组织剪、综合组织剪、拆线剪、石膏剪、解剖剪、纱布绷带剪、教育用手术剪	Ⅰ
−4	基础外科用钳	普通止血钳、小血管止血钳、蚊式止血钳、组织钳、硬质合金镶片持针钳、普通持针钳、创夹缝拆钳、皮肤轧钳、子弹钳、纱布剥离钳、海绵钳、帕巾钳、皮管钳、器械钳	Ⅰ
−5	基础外科用镊夹	小血管镊、无损伤镊、组织镊、整形镊、持针镊、保健镊（简易镊）、拔毛镊、帕巾镊、敷料镊、解剖镊、止血夹	Ⅰ
−6	基础外科用针、钩	动脉瘤针、探针、推毛针、植毛针、挑针、教学用直尖针、静脉拉钩、创口钩、扁平拉钩、双头拉钩、皮肤拉钩、解剖钩	Ⅰ

续表

序号	名称	品名举例	管理类别
−7	基础外科其它器械	刀片夹持器、麻醉口罩、麻醉开口器、照明吸引器头、粉刺取出器、黑头粉刺压出器、皮肤刮匙、皮肤套刮器、皮肤刮划测检器、皮肤检查尺、皮肤组织钻孔器、开口器、卷棉子	I

6802 显微外科手术器械

序号	名称	品名举例	管理类别
−1	显微外科用刀、凿	显微喉刀	I
−2	显微外科用剪	显微剪、显微枪形手术剪、显微组织剪	I
−3	显微外科用钳	显微枪形麦粒钳、显微喉钳、显微持针钳	I
−4	显微外科用镊、夹	显微镊、显微持针镊、显微止血夹	I
−5	显微外科用针、钩	显微耳针、显微喉针、显微耳钩、显微喉钩	I
−6	显微外科用其他器械	显微合拢器	I

6803 神经外科手术器械

序号	名称	品名举例	管理类别
−1	神经外科脑内用刀	脑神经刀、可拆卸式脑膜刀、脑神经刀、脑膜刀	II
−2	神经外科脑内用钳	肿瘤摘除钳、脑组织咬除钳	II
		银夹钳、U 型夹钳、动脉瘤夹钳	I
−3	神经外科脑内用镊	脑膜镊、垂体瘤镊、肿瘤夹持镊	II
−4	神经外科脑内用钩、刮	脑膜钩、脑膜拉钩、神经钩、神经根拉钩、交感神经钩、脑刮匙、脑垂体刮匙	II
−5	神经外科脑内用其他器械	脑活检抽吸器、脑膜剥离器	
		脑吸引器、后颅凹牵开器、手摇颅骨钻、脑打针锤、脑压板	

6804 眼科手术器械

序号	名称	品名举例	管理类别
−2	眼科手术用剪	角膜剪、眼用手术剪、眼用组织剪	I
−3	眼科手术用钳	晶体植入钳、环状组织钳	I
−4	眼科手术用镊、夹	角膜镊、眼用镊、眼用结扎镊	I
−5	眼科手术用钩、针	眼用钩针	I
−6	眼科手术用其他器械	玻璃体切割器	
		眼用板铲、眼用固定环、开睑器	

6805 耳鼻喉科手术器械

序号	名称	品 名 举 例	管理类别
–1	耳鼻喉科用刀、凿	耳鼓膜刀、鼻黏膜刀、扁桃体刀、酒渣鼻切割刀、鼻骨凿、乳突平（园）骨凿、上颌窦对孔凿、耳用骨凿	I
–2	耳鼻喉科用剪	扁桃体剪、甲状腺剪、喉头剪、中耳剪、鼻剪	I
–3	耳鼻喉科用钳	扁桃体止血钳、枪式间接喉钳、筛窦钳、耳钳、双关节鼻中隔咬骨钳、甲状腺三爪钳、鼻咽活体取样钳	I
–4	耳鼻喉科用镊、夹	喉用敷料镊、耳用膝状镊、鼻用枪状镊、扁桃体止血夹	I
–5	耳鼻喉科用钩、针	喉部微型手术钩、耳用探针、双头鼓式探针、扁桃体拉钩、鼻腔拉钩	I
–6	耳鼻喉科用其他器械	扁桃体吸引管、乳突吸引管、乳突牵开器、麻醉咽喉镜、支撑喉镜、耳单头（双头）刮匙、音叉、鼻镜	I

6806 口腔科手术器械

序号	名称	品 名 举 例	管理类别
–1	口腔用刀、凿	牙龈刀、水门调刀、粘固粉调刀、银汞雕刻刀、牙骨凿、阻生牙骨凿、牙釉凿	I
–2	口腔用剪	牙龈剪、全冠剪	I
–3	口腔用钳	拔牙钳、切断牙钳、牙槽咬骨钳、舌钳、扩大钳	I
–4	口腔用镊、夹	残根镊、牙用镊、长镊、成形片夹	I
–5	口腔用钩、针	牙探针、脓肿探针、牙周袋探针	I
–6	口腔用其它器械	牙挺、丁字形牙挺、牙根尖挺、牙用锉、牙骨锤、牙刮匙、根管充填器、牙骨膜分离器、牙龈分离器、洁治器、刮治器、剔挖器、研光器、粘固粉充填器、银汞合金充填器、去冠器、口镜、拔髓针柄、水枪头、热气枪头、吹火管、咬合器、印模托盘、汞合金输送器、磨牙带环就位器、结扎杆、带环推子、弓丝成型器、测量器	I

6807 胸腔心血管外科手术器械

序号	名称	品 名 举 例	管理类别
–1	胸腔心血管外科用刀	胸骨刀	I
–2	胸腔心血管外科用剪	心脏手术剪、胸骨剪、肋骨剪	I
–3	胸腔心血管外科用钳	心内膜心肌活组织钳、心房侧壁钳、主动脉侧壁钳、主动脉阻断钳、主动脉止血钳、主动脉游离钳、无损伤肺动脉止血钳、无损伤动脉止血钳、无损伤动脉导管钳、动脉侧壁钳、动脉阻断钳、静脉阻断钳、腔静脉钳、腔静脉游离钳、主肺动脉钳	II
		心房持针钳、胸腔止血钳、胸腔组织钳、三角肺叶钳、结扎钳、双关节肋骨咬骨钳	I
–4	胸腔心血管外科用镊、夹	大隐静脉镊、心房止血器、心耳止血器、凹凸齿止血夹	II
		胸腔镊、胸腔组织镊、肺组织镊	I

续表

序号	名称	品名举例	管理类别
-5	胸腔心血管外科用钩、针	心房（心室）拉钩、二尖瓣膜拉钩、排气针	I
-6	胸腔心血管外科用其他器械	血管打洞钳（器）、心房打洞器、二尖瓣扩张器	II
		血管扩张器、血管牵开器、胸骨手钻、双头剥离匙、肋骨骨膜剥离子、内膜剥离器	I
-7	胸腔心血管外科用吸引器	心内吸引器（头）、左房引流管、冠状动脉吸引器、冠状动脉灌注器、大隐静脉冲洗管、静脉撑开器、短柄吸引器（头）	II

6808 腹部外科手术器械

序号	名称	品名举例	管理类别
-2	腹部外科用剪	胃内手术剪、直角剪	I
-3	腹部外科用钳	胆石钳、脾蒂钳、腹膜钳、胃组织取样钳	I
-4	腹部外科用钩、针	胆道拉钩、双头腹壁拉钩、阑尾拉钩、气腹针	I
-6	腹部外科用其他器械	荷包成型器、压肠板、单（双）胆石匙、胆道探条、腹壁固定牵开器	I

6809 泌尿肛肠外科手术器械

序号	名称	品名举例	管理类别
-2	泌尿肛肠科用剪	肠剪、膀胱切除剪、前列腺剪	I
-3	泌尿肛肠科用钳	血管阻断钳、髂血管阻断钳、髂静脉侧壁钳	II
		肾蒂钳、肠钳、直肠活体取样钳、膀胱肿瘤匙钳、膀胱颈钳、痔核钳	I
-5	泌尿肛肠科用钩、针	膀胱拉钩、前列腺拉钩、肛门探针	I
-6	泌尿肛肠科用其他器械	尿道扩张器、肛门镜、阴茎夹	I

6810 矫形外科（骨科）手术器械

序号	名称	品名举例	管理类别
-1	矫形（骨科）外科用刀、锥	椎管铲刀、椎管锉刀、手锥	II
		丝锥、髓腔铰刀、加压螺纹钉铰刀、截断刀、截骨刀、胫骨切刀、石膏刀、胫骨切割器、髋关节成型凹凸钻、钻头、铰孔钻、手枪式手摇骨钻	I
-2	矫形（骨科）外科用剪	双关节棘突骨剪、双关节咬骨剪、骨剪、膝关节韧带手术剪、石膏剪、钢丝剪	I
-3	矫形（骨科）外科用钳	颈椎咬骨钳、颈椎双关节咬骨钳、脊柱侧弯矫正钳、髓核钳、椎板咬骨钳、弯头平口棘突骨钳、枪形咬骨钳	II
		膝关节息肉钳、咬骨钳、持骨钳、腐骨钳、复位钳、持钉钳、持板钳、持棒钳、持钩钳、螺杆夹持钳、撑开器、压缩钳、枪形取样钳、骨克丝钳、钢板弯曲钳、钢丝钳	I

续表

序号	名称	品名举例	管理类别
－4	矫形（骨科）外科用锯、凿、锉	环锯、腰椎用梯形骨凿、椎间盘手术用环锯、C－D椎板剥离器、颈椎测深凿、颈椎直角骨凿、椎板骨凿、椎体骨凿、椎体前方剥离器	Ⅱ
		弓锯、指锯、骨锯、小园刮凿、丁字凿、骨锉、弧形凿、髋关节成型凿、石膏锯、梯形铲、肘关节肱骨成型骨凿、髓腔锉、椎管锉、骨凿、座导凿	Ⅰ
－5	矫形（骨科）外科用钩、针	单侧椎板拉钩、半月板钩、下肢截断拉钩、骨钩、颈椎拉钩、颈前路深部缝合针、骨牵引针、加压螺纹钉导引针	Ⅰ
－6	矫形（骨科）外科用刮	颈椎刮匙、可变神经剥离子器、刮匙、骨膜剥离器（子）	Ⅰ
－7	矫形（骨科）外科用有源器械	风动开颅器、电池式自停颅骨钻、电动胸骨锯、电动骨钻	Ⅱ
		电动石膏剪、电动石膏锯	Ⅰ
－8	矫形（骨科）外科用其它器械	肢体延长架、多功能单侧外固定支架	Ⅱ

6812 妇产科用手术器械

序号	名称	品名举例	管理类别
－1	妇产科用刀	碎胎刀	Ⅰ
－2	妇产科用剪	子宫剪、剖腹产剪、脐带剪、会阴剪	Ⅰ
－3	妇产科用钳	产钳、剖腹产切口钳、妇科组织钳、子宫颈活体取样钳、子宫夹持钳、妇科分离钳、胎盘钳	Ⅰ
－4	妇产科用镊、夹	环形输卵管镊	Ⅰ
－5	妇产科用钩、针	子宫拉钩、阴道拉钩、断头钩、子宫探针、腹水穿刺针	Ⅰ
－6	妇产科用其他器械	碎颅器、输卵管通夜器、阴道牵开器、会阴牵开器、骨盆测量计	Ⅰ

6813 计划生育手术器械

序号	名称	品名举例	管理类别
－3	计划生育用钳	输精管分离钳、输精管皮外固定钳、节育环放置钳	Ⅰ
－6	计划生育用其他器械	子宫刮匙、输卵管提取板（钩）	Ⅰ

6815 注射穿刺器械

名称	品名举例	管理类别
注射穿刺器械	一次性使用无菌注射器及其胶塞、一次性使用无菌注射针、一次性静脉输液针、一次性使用光纤针、静脉留置针、一次性配药用注射针、穿刺针	Ⅲ
	玻璃注射器	Ⅱ

6816 烧伤（整形）科手术器械

序号	名称	品 名 举 例	管理类别
-1	烧伤（整形）用刀、凿	辊轴取皮刀、鼻手术刀、鼻骨凿、指骨凿	I
-3	烧伤（整形）用钳	领骨夹持钳、肌腱夹持钳、肌腱穿刺钳、软骨塑型钳	I
-4	烧伤（整形）用镊、夹	整形镊、皮肤镊、眼睑镊、唇夹	I
-6	烧伤（整形）用其他器械	鼓式取皮机、烧伤植皮三用机、肌腱分离器、肌腱剥离器、筋膜套切器、皮肤疣圈断器、嘴形撑开器	I

6820 普通诊察器械

序号	名称	品 名 举 例	管理类别
1	体温计	电子体温计、红外耳蜗体温计、口腔、肛门、腋下体温计、皮肤体温计、液晶体温	II
2	血压计	无创性电子血压计、台式、立式血压计、血压表、小儿血压表	II
3	肺量计	肺活量计、单、双筒肺功能测定器	II
4	听诊器（无电能）	单用、二用、三用听诊器、额戴听诊器、胎音听诊器	I
5	叩诊锤（无电能）	打诊锤、脑打诊锤、多用途叩诊锤	I
6	反光器具	额戴反光镜、电额灯、反光喉镜、聚光灯、反光灯、检眼灯、头灯	I
7	视力诊察器具	卡片投影仪、视力表灯（箱）、视力检查仪、遮眼器、标准视力字标	I

6821 医用电子仪器设备

序号	名称	品 名 举 例	管理类别
1	用于心脏的治疗、急救装置	植入式心脏起搏器、体外心脏起搏器、心脏除颤器、心脏调搏器、主动脉内囊反搏器、心脏除颤起搏仪	III
2	有创式电生理仪器及创新电生理仪器	体外震波碎石机、病人有创监护系统、颅内压监护仪、有创心输出量计、有创多导生理记录仪、心内希氏束电图机、心内外膜标测图仪、有创性电子血压计	III
3	有创医用传感器	各种植入体内的医用传感器	III
	无创医用传感器		II
4	心电诊断仪器	单导心电图机、多导心电图机、胎儿心电图机、心电向量图机、心电图综合测试仪、晚电位测试仪、无损伤心功能检测仪、心率变异性检测仪、心电分析仪、运动心电功量计、心电多相分析仪、心电遥测仪、心电电话传递系统、实时心律分析记录仪、长程心电记录仪、心电标测图仪、心电工作站	II
5	脑电诊断仪器	脑电图机、脑电阻图机、脑电波分析仪、脑地形图仪、脑电实时分析记录仪	II
6	肌电诊断仪器	肌电图机	II
7	其他生物电诊断仪器	眼动图仪、眼震电图仪、视网膜电图仪、诱发电位检测系统（含视、听、体）	II

续表

序号	名称	品 名 举 例	管理类别
8	电声诊断仪器	听力计、小儿测听计、心音图仪、舌音图仪、胃电图仪、胃肠电流图仪	II
9	无创监护仪器	心率失常分析仪及报警器、带 S－T 段的监护仪	III
		病人监护仪（监护参数含心电、血氧饱和度、无创血压、脉搏、体温、呼吸、呼吸末二氧化碳）、麻醉气体监护仪、呼吸功能监护仪、睡眠评价系统、分娩监护仪	II
10	呼吸功能及气体分析测定装置	综合肺功能测定仪、呼吸功能测试仪、氧浓度测定仪、肺通气功能测试仪、CO_2 浓度测定仪、肺内气体分布功能测试仪、弥散功能测试仪、氮气计、微量气体分析器、压力型容积描绘仪、肺量仪	II
11	医用刺激器	心脏工作站电刺激器	III
		声、光、电、磁刺激器	II
12	血流量、容量测定装置	脑血流图仪、阻抗血流图仪、电磁血流量计、无创心输出量计、心脏血管功能综合测试仪	II
13	电子压力测定装置	电子血压脉搏仪、动态血压监护仪	II
14	生理研究实验仪器	方波生理仪、生物电脉冲频率分析仪、生物电脉冲分析仪、微电极控制器、微操纵器、微电极监视器	II
15	光谱诊断设备	医用红外热像仪、红外线乳腺诊断仪	II
16	体外反搏及其辅助循环装置	气囊式体外反搏装置	III
17	睡眠呼吸治疗系统		II
18	心电电极		II
20	心电导联线		I

6822 医用光学器具、仪器及内窥镜设备

序号	名称	品 名 举 例	管理类别
1	植入体内或长期接触体内的眼科光学器具	眼人工晶体、角膜接触镜（软性、硬性、塑形角膜接触镜）及护理用液、眼内填充物（玻璃体等）、粘弹物质、灌注液（重水、硅油）	III
2	心及血管、有创、腔内手术用内窥镜	有创内窥镜（腹腔镜、关节镜、肾镜、胰腺镜、椎间盘镜、脑窦镜、胆道镜）、心及血管内窥镜（心内窥镜、血管内窥镜）、腔内手术用内窥镜（经尿道电切镜、用于高频电切手术用的纤维内窥镜及硬管内窥镜）	III
3	电子内窥镜	上消化道、支气管、大肠、结肠、胰腺等电子内窥镜	III

序号	名称	品名举例	管理类别
4	眼科光学仪器	裂隙灯显微镜、视野机、同视机、夜间视觉检查仪、隐斜计、前房深度测定仪、角膜曲率计、色盲镜、视网膜镜、眼压镜、验光仪、直接和间接检眼镜、屈光度仪、眼底照相机验光镜片组、验光组合台、角膜地形图仪、激光视网膜传递函数测定仪、瞳距测量仪、光学和光电弱视助视器、检影镜、验光镜片	Ⅱ
5	光学内窥镜及冷光源	诊断用纤维内窥镜（上消化道镜、结肠镜、大肠镜、支气管镜）、观察用硬管内窥镜（喉镜、鼻镜、膀胱镜、子宫镜、直肠镜、羊水镜）、内窥镜冷光源	Ⅱ
6	医用手术及诊断用显微设备	各类手术显微镜（眼科、显微外科、儿鼻喉科等）、阴道显微镜、直肠显微镜、微循环显微镜、体表微循环显微镜、生物显微镜、显微精子分析系统	Ⅱ
7	医用放大镜	各种手术放大镜、医用放大镜	Ⅰ
8	医用光学仪器配件及附件	裂隙灯工作台、视野计工作台、验光支架	Ⅰ

6823 医用超声仪器及有关设备

序号	产品类别名称	品名举例	管理类别
1	超声脉冲回波成像设备	B型电子线阵超声诊断仪	Ⅱ
		B型机械扇扫超声诊断仪	
		B型超声诊断设备	Ⅲ（使用Ⅲ类探头）
		超声诊断仪	
		全数字超声诊断仪	
		超声图像诊断仪	
		超声弹性成像设备	
	超声脉冲多普勒成像设备	彩超仪	Ⅱ
		彩色超声三维（立体）诊断仪	
		全数字化彩超仪	
		超声彩色多普勒	Ⅲ（使用Ⅲ类探头）
		彩色多普勒超声系统	
		彩色超声诊断系统	
		超声内窥镜多普勒	
		血管内超声波诊断仪	
		超声心内显像仪	
	眼科专用超声脉冲回波设备	眼科A型超声测量仪	Ⅲ
		超声眼科专用诊断仪	
		眼科A/B超声诊断仪	
		角膜测厚及眼压校准仪	
		超声角膜测厚仪	
		眼科超声显微镜	

序号	产品类别名称	品名举例	管理类别
1	超声多普勒血流分析设备	经颅及周围血管多普勒诊断/监护系统 超声经颅多普勒血流分析仪 血管流量计系统 经颅多普勒血流检测仪 超声听诊器	II
	超声骨密度仪	超声骨密度仪 超声骨强度仪	II
2	超声多普勒胎儿监护仪	超声产科监护仪 超声多普勒胎儿监护仪 超声母亲/胎儿综合监护仪 超声多普勒胎儿监护仪 母婴监护系统	II
	超声多普勒胎儿心率仪	超声多普勒胎儿心率仪 超声多普勒胎心监测仪 超声多普勒胎音仪 超声多普勒胎儿心率仪	II
3	超声手术设备	超声手术刀 超声波吸引器 超声手术系统 超声脂肪乳化仪 超声消融刀 超声眼科乳化治疗仪 显微眼科手术系统 超声血管内介入治疗仪 医用吸脂机 无创聚焦超声塑身仪	III
	超声洁牙设备	超声洁牙机 超声洁牙仪 超声齿科除垢器	II
	高强度聚焦超声治疗设备	超声肿瘤聚焦系统 高强度聚焦超声肿瘤治疗系统 磁共振导航高强度聚焦超声治疗系统	III
	非理疗超声治疗设备	超声治疗机	II
		超声波妇科皮肤治疗仪 超声波鼻炎治疗仪 超声创伤愈合治疗仪 超声乳腺热疗治疗仪 低功率超声肿瘤治疗仪 超声骨折治疗机 超声热疗机	III

续表

序号	产品类别名称	品名举例	管理类别
3	超声理疗设备	超声理疗仪 超声穴位治疗机 超声按摩仪	Ⅱ
4	超声雾化器	医用超声雾化器	Ⅱ
	超声耦合剂	超声耦合剂	Ⅰ
			Ⅱ
	超声探头	心腔内超声导管换能器 手术超声探头 超声内镜探头 血管内超声探头 经食管超声探头 眼科超声探头	Ⅲ
		电子线阵探头 电子凸阵探头 相控阵探头、机械扇扫探头 环阵探头、面阵探头 三维容积成像探头 单元多普勒探头 单元 M 模式探头 梅花式多普勒探头 穿刺探头	Ⅱ
	超声内窥镜专用水囊	超声内窥镜专用水囊	Ⅱ
	超声波冲洗仪	超声波冲洗仪	Ⅱ

注：1. 当设备所使用软件的管理类别与设备不同时，其管理类别应采用两者中的较高的。

2.《关于蓝域染色剂等产品分类界定的通知》（国食药监械〔2006〕166 号）中，超声波药浴器（不含药）：利用超声加速药物吸收达到治疗疾病的作用，作为Ⅱ类医疗器械管理。分类编码为 6823。

3.《关于胶原蛋白软骨载体等产品分类界定的通知》（国食药监械〔2008〕251 号）中，超声探头穿刺架（不含穿刺针）：与腔内或体外超声探头配套使用，用于固定穿刺针。该产品若为无菌医疗器械，作为Ⅱ类医疗器械管理；否则作为Ⅰ类医疗器械管理。分类编码为 6823。

4.《关于部分医疗器械产品分类界定问题的通知》（国药监械〔2003〕98 号）中，胃肠超声显像粉：用于超声检查对人体胃肠和胃周围器官疾病的诊断和鉴别诊断，作为Ⅲ类医疗器械管理。分类编码为 6823。

6824 医用激光仪器设备

序号	名称	品名举例	管理类别
1	激光手术和治疗设备	固体激光手术设备（Nd：YAG、Ho：YAG、Er：YAG、红宝石、蓝宝石、翠绿宝石）、气体激光手术设备（CO_2、金蒸汽、准分子、氩离子）、3B 类和 4 类半导体激光治疗仪、氮分子激光治疗仪、眼科激光光凝机、眼晶体激光乳化设备、激光血管焊接机	III
2	激光诊断仪器	激光眼科诊断仪、眼科激光扫描仪、	III
		激光肿瘤光谱诊断装置、激光荧光肿瘤诊断仪、2 类激光诊断仪、激光血液分析仪、激光检测仪、激光多普勒血流计	II
3	介入式激光诊治仪器	He－Ne 激光血管内照射治疗仪、其他激光源内照射治疗仪	III
4	激光手术器械	激光显微手术器、LASIK 用角膜板层刀	III
5	弱激光体外治疗仪器	氦氖激光治疗机（包括具有扩束装置的照射仪）、氦镉激光治疗机、3A 类半导体激光治疗机、激光针灸治疗仪	II
6	干色激光打印机		I
注	按 GB7247 激光辐射防护安全要求 1 类、2 类、3A 类激光为弱激光 3B、4 类为强激光		

6825 医用高频仪器设备

序号	名称	品名举例	管理类别
1	高频手术和电凝设备	高频电刀、高频扁桃体手术器、内窥镜高频手术器、后尿道电切开刀、高频眼科电凝器、高频息肉手术器、高频鼻甲电凝器、射频控温热凝器	III
		高频腋臭治疗仪、高频痔疮治疗仪、高频电灼器	II
2	高频电熨设备	高频妇科电熨器、高频五官科电熨器	II
3	微波治疗设备	微波手术刀、微波肿瘤热疗仪、微波前列腺治疗仪、微波治疗机	III
4	射频治疗设备	射频前列腺治疗仪、射频消融心脏治疗仪、射频消融前列腺治疗仪、内生物肿瘤热疗系统、肿瘤射频热疗机	III
		短波治疗机、超短波治疗机	II
5	高频电极	电凝钳、电凝镊、阴极板、手术电极	II

6826 物理治疗及康复设备

序号	名称	品名举例	管理类别
1	高压氧治疗设备	空气加压氧舱、氧气加压氧舱	III
2	电疗仪器	体内低频脉冲治疗仪、电化学癌症治疗机	III
		音频电疗机、差频电疗机、高压低频脉冲治疗机、场效应治疗仪（热垫式治疗仪）	II

续表

序号	名称	品名举例	管理类别
3	光谱辐射治疗仪器	光量子血液治疗机（加氧充磁光照）	Ⅲ
		光量子血液治疗机（紫外线照射）、紫外线治疗机、红外线治疗机、远红外辐射治疗机常规光源治疗机、光谱治疗仪、强光辐射治疗仪	Ⅱ
4	高压电位治疗设备	高压电位治疗仪	Ⅲ
5	理疗康复仪器	电动牵引装置、防打鼾器（正压呼吸治疗机）	Ⅱ
		简易防打鼾器、胸背部矫正装置、上肢综合训练器、肘关节运动器、下肢康复运动器、骨科牵引器	Ⅰ
6	生物反馈仪	肌电生物反馈仪、温度生物反馈仪、心率反馈仪	Ⅱ
7	磁疗仪器	磁疗机、磁感应电疗机、低频电磁综合治疗机、特定电磁波治疗机、磁疗器具	Ⅱ
8	眼科康复治疗仪器	视力训练仪、弱视治疗仪	Ⅱ
9	理疗用电极	中低频理疗用电极	Ⅰ

6827 中医器械

序号	名称	品名举例	管理类别
1	诊断仪器	中医专家系统、脉象仪、舌相仪、痛阈测量仪、经络分析仪	Ⅱ
2	治疗仪器	电子穴位测定治疗仪、综合电针仪、电麻仪、定量针麻仪、探穴针麻机穴位测试仪、耳穴探测治疗机	Ⅱ
3	中医器具	针灸针、小针刀、三棱针、梅花针	Ⅱ
		负压罐、刮痧板	Ⅰ

6828 医用磁共振设备

序号	名称	品名举例	管理类别
1	医用磁共振成像设备（MRI）	永磁型磁共振成像系统、常导型磁共振成像系统、超导型磁共振成像系统	Ⅲ

6830 医用 X 射线设备

序号	产品类别名称	品名举例	管理类别
1	医用 X 线治疗机	X 射线深部治疗机 X 射线浅部治疗机	Ⅲ
2	血管造影 X 射线设备	C 形臂血管造影机 血管造影介入治疗系统 血管造影系统 血管造影 X 射线机	Ⅲ
	医用 X 射线定位设备	体外冲击波碎石机用 X 射线机	Ⅲ
	泌尿 X 射线设备	泌尿 X 射线机 泌尿 X 射线设备	Ⅲ

续表

序号	产品类别名称	品 名 举 例	管理类别
2	乳腺 X 射线摄影设备	乳腺 X 射线机 乳腺 X 射线摄影系统	Ⅱ
	口腔 X 射线设备	口腔全景曲面体层 X 射线机 口腔颌面全景 X 射线机	Ⅲ
		口腔锥形束体层摄影设备	Ⅲ
		牙科 X 射线机 便携式牙科 X 射线设备	Ⅱ
	X 射线摄影设备	医用诊断 X 射线摄影设备 数字化 X 射线摄影设备	Ⅱ
	X 射线透视设备	遥控 X 射线透视机 医用诊断 X 射线透视设备 数字化 X 射线透视系统	Ⅱ
	X 射线透视、摄影设备	医用诊断 X 射线设备 数字化 X 射线系统	Ⅱ
	移动式 X 射线机	移动式 X 射线机 移动式 X 射线摄影机 床旁 X 射线机	Ⅱ
	携带式 X 射线机	便携式诊断 X 射线机 微型 X 射线机 手提式 X 射线透视仪	Ⅱ
	胃肠 X 射线设备	胃肠 X 射线设备 胃肠造影 X 线机 遥控胃肠 X 射线系统	Ⅱ
	X 射线骨密度仪	双能 X 射线骨密度仪 X 射线骨密度仪 全身骨密度测量仪	Ⅱ
	车载 X 射线机	车载 X 射线机	Ⅱ
3	X 射线计算机体层摄影设备（CT）	X 射线计算机体层摄影设备 头部 X 射线 CT 机 全身 CT 机	Ⅲ

注：当设备所使用软件的管理类别与设备不同时，其管理类别应采用两者中的较高的。

6831 医用 X 射线附属设备及部件

序号	产品类别名称	品 名 举 例	管理类别
1	高压发生器	高压发生器	II
	普通 X 射线管	X 射线管 固定阳极 X 射线管 旋转阳极 X 射线管	II
	X 射线计算机体层摄影设备用 X 射线管	CT 机 X 射线管	II
	栅极控制 X 射线管	栅极控制 X 射线管	II
	乳腺 X 射线管	钼靶 X 射线管	II
	治疗机用 X 射线管	治疗用 X 射线管	II
	X 射线管组件	X 射线管组件	II
	限束装置	限束器 缩光器 集光筒	II
	X 射线源组件	X 射线源组件	II
2	X 射线影像增强器	X 射线影像增强器	II
	X 射线影像增强器电视系统	医用 X 射线电视系统	II
	平板探测器及其影像系统	数字平板探测器 数字图像处理系统	II
	CCD、CCD 影像系统及其他数字化成像系统	CCD 平板探测器 CCD 影像系统	II
	医用 X 射线胶片	医用 X 射线胶片 乳腺用胶片 牙科用胶片 医用干式胶片	I
	医用增感屏	医用中速增感屏 医用高速增感屏 极光增感屏 增感纸 牙用增感屏	I
	医用透视荧光屏	医用透视荧光屏	I
	影像板	影像板 影像 IP 板	I
3	X 射线摄影用影像板成像装置（CR）	影像板扫描仪 X 射线摄影用影像板成像装置	II
	X 射线图像处理工作站	图像处理工作站 数字减影系统 计算机 X 线影像系统	II

续表

序号	产品类别名称	品名举例	管理类别
4	胃肠床	胃肠X射线床	Ⅱ
	导管床	导管床	Ⅱ
	计算机体层摄影系统（CT）用床	计算机体层摄影系统（CT）用患者床	Ⅱ
	X射线体层摄影装置	X射线直线体层摄影装置	Ⅱ
	摄影平床	电动摄影平床	Ⅱ
		摄影平床	Ⅰ
	悬吊、支撑装置	吊架 立柱/导轨	Ⅱ
		立式摄片架	Ⅰ
	图像硬拷贝装置	硬拷贝照相机 医用图像打印机	Ⅰ
5	X射线造影剂注射装置	高压注射器 造影液给药系统	Ⅱ
	防散射滤线栅	滤线栅 会聚栅	Ⅱ
	X射线摄影暗盒	暗盒 暗匣	Ⅰ
	X射线胶片显影剂、定影剂	X射线胶片显影液、定影液 显影粉（定影粉）	Ⅰ
	X射线胶片观察装置	X射线胶片观片灯 X射线胶片观片仪 X射线胶片观片灯箱	Ⅰ
	X射线胶片自动冲洗机	医用X射线自动洗片机 医用牙科X光胶片全自动冲洗机 全自动洗片机	Ⅰ
	患者体位固定装置	放疗用患者体位固定袋	Ⅰ
6	胃肠动力标记物胶囊	胃肠动力标记物胶囊	Ⅲ

注：1. 当设备所使用软件的管理类别与设备不同时，其管理类别应采用两者中的较高的。

2.《关于脑立体定位膜等产品分类界定的通知》（国食药监械〔2004〕605号）文件中 脑立体定位膜：用于脑部CT的定位，作为Ⅲ类医疗器械管理。分类编码为6831。

6832 医用高能射线设备

序号	名称	品名举例	管理类别
1	医用高能射线治疗设备	X-射线立体定向放射外科治疗系统、医用电子直线加速器、医用回旋加速器、医用中子治疗机、医用质子治疗机	Ⅲ
2	高能射线治疗定位设备	放射治疗模拟机、适形治疗多页光栏	Ⅲ

6833 医用核素设备

序号	名称	品名举例	管理类别
1	放射性核素治疗设备	钴60治疗机、其他远距离放射性核素治疗装置、核素后装近距离治疗机、植入放射源	Ⅲ
2	放射性核素诊断设备	ECT、正电子发射断层扫描装置（PECT）、单光子发射断层扫描装置（SPECT）、放射性核素扫描仪	Ⅲ
		骨密度仪、伽玛照相机、肾功能仪、甲状腺功能测定仪、核素听诊器、心功能仪、闪烁分层摄影仪、放射性核素透视机、γ射线探测仪	Ⅱ
3	核素标本测定装置	放射免疫测定仪	Ⅱ
4	核素设备用准直装置	放射性同位素设备准直器	Ⅱ

6834 医用射线防护用品、装置

序号	产品类别名称	品名举例	管理类别
1	医用射线防护用品	医用射线防护面罩	Ⅱ
		医用射线防护手套	I
		医用射线防护眼镜	
		防辐射背心	
		防辐射衣	
		防辐射帽	
		防辐射裙	
		防辐射围领	
		医用射线多用途防护帘	
		医用射线性腺防护帘防护玻璃板	
2	防护椅	射线防护椅	I
	防护屏等防护装置	医用射线立式摄片架防护装置 医用射线防护悬吊屏风	

注：《关于股动脉止血压迫器等产品分类界定的通知》（国食药监械〔2004〕471号）中医用射线防护喷剂：用于减轻、延缓放射治疗对皮肤的损伤，作为Ⅱ类医疗器械管理。分类编码为6834。

6840 临床检验分析仪器

序号	名称	品 名 举 例	管理类别
1	血液分析系统	血型分析仪、血型卡	Ⅲ
		全自动血细胞分析仪、全自动涂片机、半自动血细胞分析仪、半自动血栓、血凝分析仪、自动血库系统、血红蛋白测定仪、血小板聚集仪、血糖分析仪、血流变仪、血液黏度计、红细胞变形仪、血液流变参数测试仪、血栓弹力仪、流式细胞分析仪、全自动血栓止血分析系统、全自动凝血纤溶分析仪	Ⅱ
2	生化分析系统	全自动生化分析仪、全自动快速（干式）生化分析仪、全自动多项电解质分析仪、半自动生化分析仪、半自动单/多项电解质分析仪	Ⅱ
3	免疫分析系统	全自动免疫分析仪	Ⅲ
		酶免仪、半自动酶标仪、荧光显微检测系统、特定蛋白分析仪、化学发光测定仪、荧光免疫分析仪、	Ⅱ
4	细菌分析系统	结核杆菌分析仪、药敏分析仪	Ⅲ
		细菌测定系统、快速细菌培养仪、幽门螺旋杆菌测定仪	Ⅱ
5	尿液分析系统	自动尿液分析仪及试纸	Ⅱ
6	生物分离系统	全自动电泳仪、毛细管电泳仪、等电聚焦电泳仪、核酸提纯分析仪、低、中高压电泳仪、细胞电泳仪	Ⅰ
7	血气分析系统	全自动血气分析仪、组织氧含量测定仪、血气采血器、血氧饱和度测试仪、CO_2 红外分析仪、经皮血氧分压监测仪、血气酸碱分析仪、电化学测氧仪	Ⅱ
8	基因和生命科学仪器	全自动医用 PCR 分析系统	Ⅲ
		精子分析仪、生物芯片阅读仪、PCR 扩增仪	Ⅱ
10	临床医学检验辅助设备	超净装置、血球记数板、自动加样系统、自动进样系统、洗板机	Ⅱ

6841 医用化验和基础设备器具

序号	名称	品 名 举 例	管理类别
1	医用培养箱	CO_2 培养箱、超净恒温培养箱、厌氧培养装置	Ⅱ
2	医用离心机	冷冻超速离心机、血型专用离心机	Ⅰ
		冷冻高速离心机、高速离心机、低速离心机	
3	病理分析前处理设备	切片机、整体切片机、自动组织脱水机、染色机、包埋机、制片机、涂片机、组织处理机	Ⅰ
4	血液化验设备和器具	真空采血管、采血针、激光采血机	Ⅱ
		红白细胞吸管、微量血液搅拌器、微量血液振荡器、采血笔	Ⅰ

6845 体外循环及血液处理设备

序号	名称	品 名 举 例	管理类别
1	人工心肺设备	人工心肺机	III
2	氧合器	鼓泡式氧合器、膜式氧合器	III
3	人工心肺设备辅助装置	血泵、贮血滤血器、微栓过滤器、滤血器、滤水器（超滤）、气泡去除器、泵管、血路	III
		热交换器、水箱	II
4	血液净化设备和血液净化器具	血液透析装置、血液透析滤过装置、血液滤过装置、血液净化管路、透析血路、血路塑料泵管、动静脉穿刺器、多层平板型透析器、中空纤维透析器、中空纤维滤过器、吸附器、血浆分离器、血液解毒（灌流灌注）器、血液净化体外循环血路（管道）、术中自体血液回输机	III
5	血液净化设备辅助装置	滚柱式离心式输血泵、微量灌注泵	III
6	体液处理设备	单采血浆机、人体血液处理机、腹水浓缩机、血液成分输血装置、血液成分分离机	III
		腹膜透析机、腹膜透析管	II
7	透析粉、透析液		III

6846 植入材料和人工器官

序号	名称	品 名 举 例	管理类别
1	植入器材	骨板、骨钉、骨针、骨棒、脊柱内固定器材、结扎丝、聚髌器、骨蜡、骨修复材料、脑动脉瘤夹、银夹、血管吻合夹（器）、整形材料、心脏或组织修补材料、眼内充填材料、节育环、神经补片	III
2	植入性人工器官	人工食道、人工血管、人工椎体、人工关节、人工尿道、人工瓣膜、人工肾、义乳、人工颅骨、人工颌骨、人工心脏、人工肌腱、人工耳蜗、人工肛门封闭器	III
3	接触式人工器官	人工喉、人工皮肤、人工角膜	III
4	支架	血管支架、前列腺支架、胆道支架、食道支架	III
5	器官辅助装置	植入式助听器、人工肝支持装置	III
		助听器、外挂式人工喉	II

6854 手术室、急救室、诊疗室设备及器具

序号	名称	品 名 举 例	管理类别
1	手术及急救装置	手术机器人、手术导航系统、脑立体定向仪	III
		各种气压、电动气压止血带	I
2	呼吸设备	各种电动、气动呼吸机、同步呼吸机、高频喷射呼吸机	III
3	呼吸麻醉设备及附件	各种立式麻醉机、综合麻醉机、小儿麻醉机	III
		碱石灰	I

序号	名称	品名举例	管理类别
4	婴儿保育设备	各种早产儿培养箱、辐射式新生儿抢救台、新生儿运输培养箱	Ⅲ
5	输液辅助装置	胰岛素泵、一次性输液镇痛泵、化疗泵	Ⅲ
		输液泵、注射泵	Ⅱ
6	负压吸引装置	流产吸引器、负压吸引器	Ⅱ
7	呼吸设备配件	简易呼吸器	Ⅱ
		浮标式、墙式、手提式氧气吸入器	Ⅰ
8	医用制气设备	医用制氧机、手提式氧气发生器	Ⅱ
9	电动、液压手术台	电动综合手术台、治疗手术床、电动间隙牵引床、	Ⅱ
10	冲洗、通气、减压器具	各种胃肠减压器、电动洗胃机、自控洗胃机、胃脏冲洗器、输卵管通气机、灌肠机、洗肠机	Ⅱ
11	诊察治疗设备	耳鼻喉科检查治疗台	Ⅱ
13	手术灯	无影灯、医用冷光纤维导光手术灯	Ⅱ
		手术照明灯、手术反光灯	Ⅰ
14	手动手术台床	各种综合、普通、轻便、坐式、骨科整形床	Ⅰ

6855 口腔科设备及器具

序号	名称	品名举例	管理类别
1	口腔综合治疗设备	综合治疗台（机）	Ⅱ
2	牙钻机及配件	电动牙钻机、涡轮牙钻机	Ⅱ
3	牙科椅	液压牙科椅、电动牙科椅	Ⅱ
		机械牙科椅、医师椅	Ⅰ
4	牙科手机	电动手机、涡轮手机	Ⅱ
5	洁牙、补牙设备	医用洁牙机、牙髓活力测试仪、牙根管长度测定仪、根管治疗仪、光固化机（器）	Ⅱ
6	车针		Ⅱ
7	口腔综合治疗设备配件	强力吸引器、三用喷枪、吸唾器	Ⅱ
		电动抽吸系统、医用空压机、牙模测试仪、银汞调和器	Ⅰ
8	口腔灯	口腔手术灯、口腔照明灯	Ⅰ

6856 病房护理设备及器具

序号	名称	品名举例	管理类别
1	供氧系统	医院集中供氧系统、吸排氧三通阀箱、吸氧调节器、氧浓度监察仪、氧气减压装置、排氧装置	II
2	病床	电动多功能病床、电动防褥疮床垫	II
		手摇式病床、普通病床、充气防褥疮床垫	I
4	医用供气、输气装置	氧气袋、输氧面罩、鼻氧管	I

6857 消毒和灭菌设备及器具

序号	名称	品名举例	管理类别
1	辐射灭菌设备	医用伽马射线灭菌器	II
2	压力蒸汽灭菌设备	预真空蒸汽灭菌器、高压蒸汽灭菌器、自动高压蒸汽灭菌器、立式压力蒸汽灭菌器、卧式圆形压力蒸汽灭菌器、卧式矩形压力蒸汽灭菌器、脉动真空压力蒸汽灭菌器、手提式压力蒸汽灭菌器	II
3	气体灭菌设备	环氧乙烷灭菌器、轻便型自动气体灭菌器	II
4	干热灭菌设备	干热灭菌器、微波灭菌柜	II
5	高压电离灭菌设备	手术室用高压电离灭菌设备 病房用高压电离灭菌设备	II
6	专用消毒设备	超声消毒设备、口腔科消毒设备	II
		超声清洗器、超声干燥脱水设备	I
8	煮沸灭菌器具	煮沸消毒器、贮槽	I
5	煮沸消毒设备	电热煮沸消毒器、自动控制电热煮沸消毒器	I

6858 医用冷疗、低温、冷藏设备及器具

序号	名称	品名举例	管理类别
1	低温治疗仪器	体内肿瘤低温治疗仪、肝脏冷冻治疗仪、直肠癌低温治疗仪	III
		宫腔冷冻治疗仪、冷冻低温治疗机、低温变速降温仪、液氮冷疗机、压缩式冷冻治疗仪	II
2	医用低温设备	医用低温箱（－20℃、－40℃、－60℃、－80℃）、低温生物降温仪	II
3	医用冷藏设备	血液制品冷藏箱、脏器冷藏装置	II
4	医用冷冻设备	冷冻干燥血浆机、真空冷冻干燥箱	II
5	冷敷器具	冰袋、冰帽、冰垫、冰囊	I

6863 口腔科材料

序号	名称	品 名 举 例	管理类别
1	高分子义齿材料	合成树脂牙、义齿基托树脂、义齿软衬材料、造牙粉及造牙水	Ⅲ
2	齿科植入材料	齿科金属及合金植入材料、齿科陶瓷类植入材料、齿科高分子植入材料、齿科碳素植入材料、齿科复合植入材料	Ⅲ
3	根管充填材料	固体根充材料、根充糊剂、液体根充材料	Ⅲ
3	牙周塞治剂		Ⅲ
4	颌面部修复材料		Ⅲ
5	永久性充填材料及有关材料	银合金粉、复合树脂充填材料、水门汀类、牙本质粘合剂、洞衬剂、垫底材料、盖髓材料、美白胶	Ⅲ
		牙釉质粘合剂、窝沟封闭剂	Ⅱ
6	暂封性充填材料及有关材料	暂封补牙条、氧化锌水门汀	Ⅱ
7	金属、陶瓷类义齿材料	齿科铸造合金、齿科锻造合金、烤瓷合金、焊接合金、烤瓷粉、金属-烤瓷、瓷牙	Ⅱ
8	齿科预防保健材料	氟防龋材料	Ⅱ
9	充填辅助材料	齿科酸蚀剂、预处理剂、遮色剂	Ⅱ
10	正畸材料	正畸丝、矫治器、方丝弓矫治器、细丝弓矫治器、带环、橡皮圈	Ⅱ
11	印模材料	印模膏、氧化锌印模糊剂、琼脂印模材料、印模石膏、橡胶类印模材料、藻酸盐印模材料	Ⅱ
12	铸造包埋材料	硅酸乙酯结合剂包埋材料、磷酸盐结合剂包埋材料、石膏结合剂包埋材料、模型包埋材料	Ⅰ
13	模型材料	代型、石膏类模型材料、模型蜡、琼脂复制材料	Ⅰ
14	齿科辅助材料	清扫水、齿科分离剂、合金助焊剂、咬合纸	Ⅰ
15	研磨材料		Ⅰ

6864 医用卫生材料及敷料

序号	名称	品 名 举 例	管理类别
1	可吸收性止血、防粘连材料	明胶海绵、胶原海绵、生物蛋白胶、透明质酸钠凝胶、聚乳酸防粘连膜	Ⅲ
2	敷料、护创材料	止血海绵、医用脱脂棉、医用脱脂纱布	Ⅱ
		纱布绷带、弹力绷带、石膏绷带、创可贴	Ⅰ
4	手术用品	手术衣、手术帽、口罩、手术垫单、手术洞巾	Ⅰ
5	粘贴材料	橡皮膏、透气胶带	Ⅰ

6865 医用缝合材料及粘合剂

序号	名称	品名举例	管理类别
1	医用可吸收缝合线（带针/不带针）	各种聚乙二醇缝合线、聚乳酸缝合线、胶原缝合线、羊肠线	III
2	不可吸收缝合线（带针/不带针）	各种锦纶、丙纶、涤纶缝合线、不锈钢缝线、蚕丝线	II
3	医用粘合剂	骨水泥等凝固粘合材料、医用 α 氰基丙烯酸脂类、输卵管粘堵剂、血管吻合粘合剂、表皮粘合剂、粘合带、生物胶、医用几丁糖	III
4	表面缝合材料	皮肤缝合钉、医用拉链	II

6866 医用高分子材料及制品

序号	名称	品名举例	管理类别
1	输液、输血器具及管路	一次性使用输液器、输血器、静脉输液（血）针、血袋、采血器、血液成分分离器材、连接管路、与血路接触的开关、血液滤网、药液过滤滤膜、空气过滤滤膜、麻醉导管、一次性使用血液过滤器	III
2	妇科检查器械	一次性使用阴道扩张器及润滑液	II
3	避孕器械	避孕套、避孕帽	II
4	导管、引流管	胸腔引流管、腹腔引流管、脑积液分流管	III
		一次性使用导尿管、一次性使用单腔导尿管、双腔气囊导尿管、胆管引流管	II
5	呼吸麻醉或通气用气管插管	经口（鼻）气管插管、气管切开插管、支气管插管、麻醉机用呼吸囊、麻醉呼吸机管路及接头、	II
6	肠道插管	鼻饲管、胃管、十二指肠管、肛门管	II
7	手术手套	无菌医用手套	II
8	引流容器	肛门袋、集尿袋、引流袋	I
9	一般医疗用品	检查手套，指套、洗耳球、阴道洗涤器、气垫、肛门袋，圈、集尿袋、引流袋	I

6870 软件

序号	名称	品名举例	管理类别
1	功能程序化软件	X－射线立体定向放射外科治疗系统 局部网络放射治疗系统、 放射治疗计划系统、	III
2	诊断图像处理软件	数字影像接收系统、 X 射线影像处理系统、 X 射线计算机断层摄影设备成像用软件、 血管内超声成像系统（IVUS）、 核医学成像 医用磁共振成像系统	III

续表

序号	名称	品 名 举 例	管理类别
2	诊断图像处理软件	CR/DR 病理图像分析系统 显微分析系统 红外热像处理 数字化超声工作站、 超声三维成像系统、 舌象仪	Ⅱ
3	诊断数据处理软件	24 小时全信息动态心电分析系统 24 小时全信息动态脑电记录分析系统 脉象仪 脑电（肌电）诊断分析系统 睡眠监护系统、 血流变数据处理软件 激光（血液分析仪、激光全息检测仪 数据分析软件	Ⅱ
4	影像档案传输、处理系统软件	PACS 远程诊断	Ⅱ
5	人体解剖学测量软件		Ⅱ

6877 介入器材

序号	名称	品 名 举 例	管理类别
1	血管内导管	血管内造影导管、球囊扩张导管、中心静脉导管、套针外周导管、微型漂浮导管、动静脉测压导管、造影导管、球囊导管、PTCA 导管、PTA 导管、微导管、溶栓导管、指引导管、消融导管、追踪球囊	Ⅲ
2	导丝和管鞘	硬导丝、软头导丝、肾动脉导丝、微导丝、推送导丝、超滑导丝、动脉鞘、静脉血管鞘、微穿刺血管鞘	Ⅲ
3	栓塞器材	滤器、弹簧栓子、栓塞微球、铂金微栓子、封堵器	Ⅲ

附录五

世界医学大会赫尔辛基宣言
人体医学研究的伦理准则

通过：第 18 届世界医学大会，赫尔辛基，芬兰，1964 年 6 月
修订：第 29 届世界医学大会，东京，日本，1975 年 10 月
第 35 届世界医学大会，威尼斯，意大利，1983 年 10 月
第 41 届世界医学大会，香港，1989 年 9 月
第 48 届世界医学大会，SomersetWest，南非，1996 年 10 月
第 52 届世界医学大会，爱丁堡，苏格兰，2000 年 10 月

一、前言

1. 世界医学大会起草的赫尔辛基宣言，是人体医学研究伦理准则的声明，用以指导医生及其他参与者进行人体医学研究。人体医学研究包括对人体本身和相关数据或资料的研究。

2. 促进和保护人类健康是医生的职责。医生的知识和道德正是为了履行这一职责医学教育网搜集整理。

3. 世界医学大会的日内瓦宣言用"病人的健康必须是我们首先考虑的事"这样的语言对医生加以约束。医学伦理的国际准则宣告："只有在符合病人的利益时，医生才可提供可能对病人的生理和心理产生不利影响的医疗措施"。

4. 医学的进步是以研究为基础的，这些研究在一定程度上最终有赖于以人作为受试者的试验。

5. 在人体医学研究中，对受试者健康的考虑应优先于科学和社会的兴趣。

6. 人体医学研究的主要目的是改进预防、诊断和治疗方法，提高对疾病病因学和发病机理的认识。即使是已被证实了的最好的预防、诊断和治疗方法都应不断的通过研究来检验其有效性、效率、可行性和质量。

7. 在目前的医学实践和医学研究中，大多数的预防、诊断和治疗都包含有风险和负担医学教育网搜集整理。

8. 医学研究应遵从伦理标准，对所有的人加以尊重并保护他们的健康和权益。有些受试人群是弱势群体需加以特别保护。必须认清经济和医疗上处于不利地位的人的特殊需要。要特别关注那些不能做出知情同意或拒绝知情同意的受试者、可能在胁迫下才做出知情同意的受试者、从研究中本人得不到受益的受试者及同时接受治疗的受

试者。

9. 研究者必须知道所在国关于人体研究方面的伦理、法律和法规的要求，并且要符合国际的要求。任何国家的伦理、法律和法规都不允许减少或取消本宣言中对受试者所规定的保护。

二、医学研究的基本原则

10. 在医学研究中，保护受试者的生命和健康，维护他们的隐私和尊严是医生的职责。

11. 人体医学研究必须遵从普遍接受的科学原则，并基于对科学文献和相关资料的全面了解及充分的实验室试验和动物试验（如有必要）。

12. 必须适当谨慎地实施可能影响环境的研究，并要尊重用于研究的实验动物的权利。

13. 每项人体试验的设计和实施均应在试验方案中明确说明，并应将试验方案提交给伦理审批委员会进行审核、评论、指导，适当情况下，进行审核批准。该伦理委员会必须独立于研究者和申办者，并且不受任何其他方面的影响。该伦理委员会应遵从试验所在国的法律和制度。委员会有权监督进行中的试验。研究人员有责任向委员会提交监查资料，尤其是所有的严重不良事件的资料。研究人员还应向委员会提交其他资料以备审批，包括有关资金、申办者、研究机构以及其它对受试者潜在的利益冲突或鼓励的资料。

14. 研究方案必须有关于伦理方面的考虑的说明，并表明该方案符合本宣言中所陈述的原则。

15. 人体医学研究只能由有专业资格的人员并在临床医学专家的指导监督下进行。必须始终是医学上有资格的人员对受试者负责，而绝不是由受试者本人负责，即使受试者已经知情同意参加该项研究。

16. 每项人体医学研究开始之前，应首先认真评价受试者或其他人员的预期风险、负担与受益比。这并不排除健康受试者参加医学研究。所有研究设计都应公开可以获得。

17. 医生只有当确信能够充分地预见试验中的风险并能够较好地处理的时候才能进行该项人体研究。如果发现风险超过可能的受益或已经得出阳性的结论和有利的结果时医生应当停止研究。

18. 人体医学研究只有试验目的的重要性超过了受试者本身的风险和负担时才可进行。这对受试者是健康志愿者时尤为重要。

19. 医学研究只有在受试人群能够从研究的结果中受益时才能进行。

20. 受试者必须是自愿参加并且对研究项目有充分的了解。

21. 必须始终尊重受试者保护自身的权利。尽可能采取措施以尊重受试者的隐私、病人资料的保密并将对受试者身体和精神以及人格的影响减至最小医学教育网搜集整理。

22. 在任何人体研究中都应向每位受试候选者充分地告知研究的目的、方法、资金来源、可能的利益冲突、研究者所在的研究附属机构、研究的预期的受益和潜在的风险以及可能出现的不适。应告知受试者有权拒绝参加试验或在任何时间退出试验并且不会受到任何报复。当确认受试者理解了这些信息后，医生应获得受试者自愿给出的知情同意，以书面形式为宜。如果不能得到书面的同意书，则必须正规记录非书面同意的获得过程并要有见证。

23．在取得研究项目的知情同意时，应特别注意受试者与医生是否存在依赖性关系或可能被迫同意参加。在这种情况下，知情同意的获得应由充分了解但不参加此研究与并受试者也完全无依赖关系的医生来进行。

24．对于在法律上没有资格，身体或精神状况不允许给出知情同意，或未成年人的研究受试者，研究者必须遵照相关法律，从其法定全权代表处获得知情同意。只有该研究对促进他们所代表的群体的健康存在必需的意义，或不能在法律上有资格的人群中进行时，这些人才能被纳入研究。

25．当无法定资格的受试者，如未成年儿童，实际上能作出参加研究的决定时，研究者除得到法定授权代表人的同意，还必须征得本人的同意。

26．有些研究不能从受试者处得到同意，包括委托人或先前的同意，只有当受试者身体/精神状况不允许获得知情同意是这个人群的必要特征时，这项研究才可进行。应当在试验方案中阐明致使参加研究的受试者不能作出知情同意的特殊原因，并提交伦理委员会审查和批准。方案中还需说明在继续的研究中应尽快从受试者本人或法定授权代理人处得到知情同意。

27．作者和出版商都要承担伦理责任。在发表研究结果时，研究者有责任保证结果的准确性。与阳性结果一样，阴性结果也应发表或以其它方式公之于众。出版物中应说明资金来源、研究附属机构和任何可能的利益冲突。与本宣言中公布的原则不符的研究报告不能被接受与发表。

三、医学研究与医疗相结合的附加原则

28．医生可以将医学研究与医疗措施相结合，但仅限于该研究已被证实具有潜在的预防、诊断和治疗价值的情况下。当医学研究与医疗措施相结合时，病人作为研究的受试者要有附加条例加以保护。

29．新方法的益处、风险、负担和有效性都应当与现有最佳的预防、诊断和治疗方法作对比。这并不排除在目前没有有效的预防、诊断和治疗方法存在的研究中，使用安慰剂或无治疗作为对照。

30．在研究结束时，医学教育网搜集整理每个入组病人都应当确保得到经该研究证实的最有效的预防、诊断和治疗方法。

31．医生应当充分告知病人其接受的治疗中的那一部分与研究有关。病人拒绝参加研究绝不应该影响该病人与医生的关系。

32．在对病人的治疗中，对于没有已被证明的预防、诊断和治疗方法，或在使用无效的情况下，若医生判定一种未经证实或新的预防、诊断和治疗方法有望挽救生命、恢复健康和减轻痛苦，在获得病人的知情同意的前提下，应不受限制地应用这种方法。在可能的情况下，这些方法应被作为研究对象，并有计划地评价其安全性和有效性。记录从所有相关病例中得到的新资料，适当时予以发表。同时要遵循本宣言的其他相关原则。

第一章

（一）　1. A　2. A　3. A　4. C

（二）　1. AB　2. ABCD　3. ABCD　4. AB

第二章

（一）　1. B　2. D

（二）　1. ACD　2. ABC　3. ABCD

（三）　1. A　2. B　3. C　4. D

第三章

（一）　1. D　2. C　3. C　4. C　5. C

（二）　1. ABCDE　2. ABCDE　3. AB　4. ABCD

第四章

（一）　1. D　2. D　3. A　4. B

（二）　1. ABCD　2. ABCD　3. ABCD

第五章

（一）　1. B　2. B　3. D

（二）　1. ABCD　2. ABCDE　3. ABCDE

第六章

（一）　1. A　2. D　3. B

（二）　1. ABCD　2. ABCD　3. ABCDE

第七章

（一）　1. B　2. D　3. D　4. B　5. C　6. B　7. B　8. A　9. B　10. B　11. C　12. C　13. B　14. B　15. A　16. D　17. A　18. B　19. C　20. C　21. A

第八章

（一）　1. A　2. B　3. C

（二）　1. ABCDE　2. ABC　3. ABCD

第九章

（一）　1. D　2. B　3. D

（二）　1. ABCD　2. ABCDE

第十章

（一）　1. A　2. C　3. C　4. D

（二）　1. ABC　2. ABCD　3. ABCD

第十一章

（一）　1. C　2. A

（二）　1. ABCD　2. ABCDE

第十二章

（一）　1. C　2. A　3. C

（二）　1. ABCD　2. ABCD　3. ABCD

第十三章

（一）　1. B　2. C　3. A

（二）　1. ABCD　2. ABCD　3. ABCD

参考文献

[1] GB/T1.1-2009《标准化工作导则 第1部分：标准的结构和编写规则》. 中国标准出版社

[2] GB/T191-2008《包装 储运 图示 标志》. 中国标准出版社

[3] GB/T2828.1-2003《计数抽样检验程序 第1部分：按接收质量限（AQL）检索的逐批检验抽样计划》. 中国标准出版社

[4] GB5023.2-2008《额定电压450/750V及以下聚氯乙烯绝缘电缆》. 中国标准出版社

[5] GB9706.1-2007《医用电气设备 第1部分：安全通用要求》. 中国标准出版社

[6] GB9706.15-1999《医用电气设备 第1部分：安全通用要求1. 并列标准医用电气系统安全要求》. 中国标准出版社

[7] GB9706.9-2008《医用电气设备 超声治疗设备专用安全要求》. 中国标准出版社

[8] GB10152-1997《B型超声诊断设备》. 中国标准出版社

[9] GB/T14710-1993《医用电气设备环境要求及试验方法》. 中国标准出版社

[10] GB16846-1997《医用超声诊断设备声输出公布要求》. 中国标准出版社

[11] YY/T0287-2003/ISO13485：2003《医疗器械 质量管理体系用于法规的要求》. 国家食品药品监督管理局

[12] YY/T0316-2008/ISO14971：2007《医疗器械 风险管理对医疗器械的应用》. 国家食品药品监督管理局

[13] YY0466-2003/ISO15223：2000《医疗器械 用于医疗器械标签、标记和提供信息的符号》. 国家食品药品监督管理局

[14] YY/T0467-2003/ISO/TR16142：1999《医疗器械 保证医疗器械安全和性能公认基本原则的标准选用指南》. 国家食品药品监督管理局

[15] YY/T0468-2003/ISO15223：2000《命名 用于管理资料交流的医疗器械命名系统规范》. 国家食品药品监督管理局

[16]《医疗器械监督管理条例》中华人民共和国国务院令 第276号

[17]《医疗器械临床试验规定》国家食品药品监督管理局令 第5号

[18]《医疗器械说明书、标签和包装标识管理规定》国家食品药品监督管理局令 第10号

[19]《医疗器械生产监督管理办法》国家食品药品监督管理局令 第12号

［20］《医疗器械分类规则》国家药品监督管理局令 第 15 号

［21］《医疗器械注册管理办法》. 国家食品药品监督管理局令 第 16 号

［22］《医疗器械经营企业许可证管理办法》. 国家食品药品监督管理局令 第 19 号

［23］《医疗器械生产企业质量体系考核办法》. 国家药品监督管理局令 第 22 号

［24］《医疗器械标准管理办法》（试行）. 国家药品监督管理局局令 第 31 号

［25］《医疗器械广告审查发布标准》中华人民共和国卫生部 国家工商行政管理总局
    令 第 40 号. 国家食品药品监督管理局

［26］《医疗器械广告审查办法》中华人民共和国卫生部. 国家工商行政管理总局令
    第 65 号. 国家食品药品监督管理局

［27］《医疗器械临床使用安全管理规范》（试行）. 卫生部 卫医管发［2010］4 号文

［28］《医疗器械生产质量管理规定（试行）》. 国家食品药品监督管理局. 国食药监械
    ［2009］833 号文

［29］医用电子仪器质量检测与监管. 陈仿富主编. 中国矿业大学出版社

［30］稽查工作手册——药品监督管理法规汇编 江苏省食品药品监督管理局编